Reabilitação paliativa

CIP-BRASIL. CATALOGAÇÃO NA PUBLICAÇÃO
SINDICATO NACIONAL DOS EDITORES DE LIVROS, RJ

R22

Reabilitação paliativa : terapia ocupacional e interprofissionalidade / organização Marysia Prado De Carlo, Cristiane Aparecida Gomes-Ferraz, Gabriela Rezende. – 1. ed. – São Paulo : Summus, 2025.
344 p. ; 24 cm.

Inclui bibliografia
ISBN 978-65-5549-163-0

1. Terapia ocupacional. 2. Cuidados paliativos. 3. Doentes terminais – Psicologia.
I. De Carlo, Marysia Prado. II. Gomes-Ferraz, Cristiane Aparecida. III. Rezende, Gabriela.

25-97429.0 CDD: 616.029
CDU: 616-036.8

Gabriela Faray Ferreira Lopes – Bibliotecária – CRB-7/6643

www.summus.com.br

Marysia Prado De Carlo
Cristiane Aparecida Gomes-Ferraz
Gabriela Rezende
(orgs.)

Reabilitação paliativa

Terapia ocupacional e interprofissionalidade

summus editorial

REABILITAÇÃO PALIATIVA
Terapia ocupacional e interprofissionalidade

Editora executiva: **Soraia Bini Cury**
Preparação: **Samara dos Santos Reis**
Revisão: **César Carvalho**
Capa: **Delfin [Studio Del Rey]**
Projeto gráfico: **Crayon Editorial**
Diagramação: **Natalia Aranda e Carlos Mendes Rosa**

Summus Editorial
Departamento editorial
Rua Itapicuru, 613 – 7º andar
05006-000 – São Paulo – SP
Fone: (11) 3872-3322
http://www.summus.com.br
e-mail: summus@summus.com.br

Atendimento ao consumidor
Summus Editorial
Fone: (11) 3865-9890

Vendas por atacado
Fone: (11) 3873-8638
e-mail: vendas@summus.com.br

Impresso no Brasil

O correr da vida embrulha tudo, a vida é
assim: esquenta e esfria, aperta e daí
afrouxa, sossega e depois desinquieta.
O que ela quer da gente é coragem.

— João Guimarães Rosa, *Grande sertão: veredas*

SUMÁRIO

PREFÁCIO

A REABILITAÇÃO PALIATIVA SURGE como campo essencial e emergente na busca de um cuidado integral e humanizado para pessoas com doenças graves, potencialmente limitantes e ameaçadoras da vida. A reabilitação paliativa é muitas vezes cercada por mitos e mal-entendidos que podem prejudicar o acesso das pessoas aos cuidados necessários. Desmistificar esse tema é fundamental; é preciso compreender que essa modalidade de cuidado é uma abordagem multidimensional que visa melhorar a qualidade de vida em qualquer estágio de uma condição ameaçadora de vida, e não somente no fim dela.

Ao educar a sociedade sobre os benefícios da reabilitação paliativa — como o alívio da dor, a boa comunicação, o suporte emocional e a melhoria na capacidade funcional —, reduziremos o estigma e promoveremos um cuidado mais humano e eficaz. Isso beneficia não apenas os pacientes, mas também suas famílias e seus cuidadores, proporcionando um suporte abrangente e compassivo que respeita a dignidade e as preferências individuais.

Fonte abrangente de conhecimento, este livro aborda a complexidade e a importância da interprofissionalidade no cuidado paliativo. Por meio das diversas contribuições de especialistas, mostra como a reabilitação pode ser implementada, destacando os princípios fundamentais que orientam as práticas de reabilitação em cuidados paliativos.

Um dos temas centrais é a compreensão e o manejo da dor total, conceito que abarca não apenas a dor física, mas também o sofrimento emocional, social e espiritual. A capacidade de comunicação também é algo vital para profissionais que atuam na área, e esta obra oferece *insights* valiosos sobre como ter essas conversas sensíveis com empatia e clareza. Além disso, discute o desafio de cuidar das emoções dos pacientes e de seus familiares, promovendo a autonomia e observando e cuidando do risco da codependência emocional.

A reabilitação paliativa não se restringe aos cuidados hospitalares, sendo igualmente relevante na atenção primária à saúde. As interfaces entre esses níveis de atenção são exploradas, demonstrando a importância da continuidade do cuidado em rede e a atuação interprofissional para um atendimento eficiente, cujo foco é potencializar a vida com qualidade até o fim dela.

A vulnerabilidade de populações específicas é um tema recorrente, e discute-se como a privação e o engajamento ocupacional são abordados na reabilitação paliativa. A dependência é frequentemente uma fonte de sofrimento, e demanda estratégias para intervir e oferecer suporte adequado. A reabilitação, também nesse contexto, desempenha papel crucial no manejo de sintomas, no alívio destes e na prevenção do sofrimento.

Os idosos e sua família têm necessidades particulares que são discutidas em profundidade, destacando-se a importância da reabilitação paliativa. Os enfoques nutricional e fonoaudiológico constituem componentes essenciais para um cuidado integral, sendo abordados com destaque. Além disso, tecnologias inovadoras e assistivas são apresentadas como ferramentas que podem melhorar significativamente a qualidade de vida das pessoas.

Por fim, o livro aborda a construção de projetos fantásticos por meio da terapia ocupacional e da integralidade do cuidado, destacando as interfaces entre as Práticas Integrativas e Complementares em Saúde (Pics) e a reabilitação paliativa. Cada capítulo oferece uma visão detalhada e prática, guiada pela experiência e pelo conhecimento dos autores, o que contribui para enriquecer a prática dos profissionais envolvidos no cuidado paliativo.

Reabilitação paliativa é um convite para que todos os profissionais mergulhem nas múltiplas — e por vezes desconhecidas — facetas dessa área, sempre com o objetivo de valorizar a vida, promover o bem-estar e garantir que cada momento seja vivido com dignidade. Que este livro seja uma fonte de inspiração e um guia prático para aqueles que dedicam a vida a cuidar dos outros com compaixão.

Alexandre Ernesto Silva
Mestre e doutor em Cuidados Paliativos
Professor da Universidade Federal de São João del-Rei

APRESENTAÇÃO

EM *MORTAIS — Nós, a medicina e o que realmente importa no final* (Objetiva, 2015), Atul Gawande, médico e professor da Harvard School of Public Health e da Harvard Medical School, fala sobre a experiência da mortalidade. Ele afirma que a morte é inerente à vida e que o final da vida pode ser menos sofrido para o doente e sua família se houver tempo e oportunidade de se preparar para ela, o que depende de conversas difíceis e de escolhas, bem como da aceitação de que somos mortais.

O medo da morte, das doenças limitadoras da vida e da velhice é também o medo do declínio funcional, da perda da autonomia, da dependência, do isolamento, das perdas e da morte, simbólica ou real. Os profissionais de saúde são preparados científica e tecnicamente para manter a vida e adiar a morte, mas não para compreender e respeitar as vontades e necessidades das pessoas que enfrentam a finitude. Assim, as formas de assistência à saúde são comumente desprovidas de sentido e, muitas vezes, não conseguem evitar ou minimizar sofrimentos.

Então, como garantir a autonomia e a independência diante da possibilidade da morte?

Os cuidados paliativos são uma forma de assegurar um final de vida com mais qualidade e menos sofrimento. Trazem alívio e conforto para aqueles que vivem com uma doença limitadora da vida. Para isso, os profissionais devem estar dispostos a ter conversas difíceis, que ajudem os pacientes e suas famílias a fazer escolhas, tomar decisões e a se preparar para os momentos finais, para reconhecer quais são suas prioridades e preservar uma boa qualidade de vida. Não há impotência. Existe espaço para ação, para construir histórias e manter o sentido da vida.

Essa visão holística dos cuidados paliativos considera, além da dimensão física, as dimensões psicológica, social e espiritual da pessoa adoecida, reafirmando que vários fatores podem interferir no tratamento e contribuir para sua melhora ou piora. Ela precisa se sentir integrada ao seu cuidado; suas limitações devem ser respeitadas a fim de favorecer a tomada de decisões, a melhora da comunicação e da qualidade de vida, de acordo com suas possibilidades.

Lutar por políticas que apoiem essa prática é lutar por um sistema de saúde mais compassivo, justo e humanizado. É exigir que os recursos sejam alocados para garantir que cada pessoa possa viver plenamente até sua morte, com conforto, autonomia, respeito e dignidade. É reconhecer que a morte é uma parte intrínseca da vida e que, até o último suspiro, o paciente está vivo e tem o direito de viver plenamente, da melhor forma possível.

Em 22 maio de 2024 foi publicada no *Diário Oficial da União* a Portaria GM/MS n. 3.681, de 7 de maio de 2024, que estabelece a Política Nacional de Cuidados Paliativos (PNCP) no Brasil. Essa política visa integrar os cuidados paliativos ao sistema de saúde e regulamentá-los.

A inserção da reabilitação paliativa no sistema de saúde e no atendimento de pessoas que apresentam necessidades paliativas é uma pauta que deve ser defendida com vigor no âmbito da PNCP. Só assim será possível garantir a sustentabilidade e a acessibilidade a esses serviços por todos os cidadãos brasileiros, reconhecendo a reabilitação como componente essencial dos cuidados paliativos.

A reabilitação paliativa mostra-se bastante difundida em países da Europa, da América do Norte e da Oceania, porém ainda é pouco conhecida no Brasil. São necessários mais serviços assistenciais, pesquisas e publicações que demonstrem evidências científicas e deem suporte à eficácia dessa modalidade de atendimento.

Em um sistema de saúde frequentemente orientado pelo modelo biomédico e focado na cura, a reabilitação paliativa (ou reabilitação em cuidados paliativos, ou cuidados paliativos reabilitadores, como preferem alguns autores) oferece uma forma de cuidado que valoriza a qualidade de vida e a dignidade humana. É uma abordagem que reconhece a inevitabilidade da morte e, ao mesmo tempo, celebra a vida.

É fundamental que a atenção interprofissional ao paciente e sua família seja efetivamente praticada. Que seja realizada com a finalidade de possibilitar o manejo da dor, de sintomas e sofrimentos e promova a vivência de situações saudáveis, com maior participação e inclusão social.

Para tanto, a equipe deve ser integrada e baseada em relações interprofissionais equilibradas e respeitosas em relação aos diferentes saberes, formas de cuidado, valores, crenças e espiritualidade. Assim, é preciso destacar as contribuições de terapeutas ocupacionais, assistentes sociais, enfermeiros, fisioterapeutas, fonoaudiólogos, médicos, nutricionistas, odontólogos, psicólogos e capelães à equipe de cuidados paliativos.

Porém, ainda faltam profissionais de todas as categorias da saúde com formação e treinamento específicos para oferecer reabilitação paliativa de qualidade e baseada nas melhores evidências científicas. É preciso implementar programas de formação para profissionais de saúde que abordem as competências e habilidades necessárias tanto em cuidados paliativos quanto em reabilitação — que devem ser oferecidos de forma integrada, com a máxima qualidade e atentando para as especificidades de cada caso.

Ao suprir a carência de conhecimentos sobre reabilitação paliativa e interprofissionalidade, este livro preenche uma lacuna na literatura brasileira e nas práticas clínicas. Oferece uma visão abrangente e interdisciplinar sobre a reabilitação no contexto dos cuidados paliativos. Ao enfatizar a importância de uma abordagem holística que prioriza a qualidade de vida, a dignidade e a autonomia dos pacientes, esperamos contribuir para uma prática mais humanizada, que contemple a multidimensionalidade humana.

É um chamado à ação, para que possamos unir forças, multiplicar conhecimentos e possibilidades em prol de uma prática que preconiza a vida em sua plenitude enquanto se prepara para as perdas inerentes ao avanço da doença e para a finitude. Ao unir teoria e prática, este livro nos permite enfrentar os desafios inerentes ao oferecimento de serviços integrados de reabilitação e cuidados paliativos, promovendo uma abordagem centrada na pessoa, que valoriza a dignidade e a qualidade de vida até o fim e apoia familiares e cuidadores durante essa trajetória.

Esperamos que todos se beneficiem desses conhecimentos inovadores e possam contribuir para a qualidade do cuidar prestado a pessoas que enfrentam condições crônicas avançadas e a possibilidade da finitude da vida, pois a reabilitação paliativa é assunto de todos.

Marysia Prado De Carlo
Cristiane Aparecida Gomes-Ferraz
Gabriela Rezende

1. REABILITAÇÃO PALIATIVA E INTERPROFISSIONALIDADE

Marysia Prado De Carlo
Gabriel Morais Xavier dos Santos
Grazielle Keile Xavier
Gabriela Rezende

INTRODUÇÃO

Doenças ameaçadoras da vida são quaisquer doenças agudas ou crônicas graves que acarretam elevado grau de mortalidade, ocasionando uma variedade de prejuízos ao bem-estar, à qualidade de vida e à funcionalidade. Os prejuízos decorrem dos próprios sintomas da doença e dos variados tratamentos aos quais a pessoa é submetida (Kelley, 2014).

O aumento da ocorrência de doenças crônicas associadas ao envelhecimento da população, tendo ou não perspectivas reversíveis ou curativas, traz a necessidade de oferta de um cuidado que possa abranger o indivíduo e seus familiares em sua integralidade (Clark *et al.*, 2020; Knaul *et al.*, 2020).

De acordo com a Organização Mundial da Saúde (OMS), os cuidados paliativos (CP) são uma abordagem que melhora a qualidade de vida de pacientes adultos, crianças e seus familiares que enfrentam problemas associados a doenças limitadoras da vida. Previne e alivia o sofrimento por meio da identificação precoce, da avaliação correta, do tratamento da dor e outros problemas, sejam eles físicos, psicossociais ou espirituais. Oferece um sistema de apoio para que os pacientes vivam o mais ativamente possível até a morte (WHO, 2018, 2020).

Algumas das doenças ameaçadoras da vida e que requerem cuidados paliativos são câncer, HIV/aids, doenças cardíacas, cerebrovasculares e demenciais. Muitas vezes, são diagnosticadas em estágio avançado, com sintomas de difícil controle, requerendo cuidados qualificados e de alta complexidade. Contudo, os cuidados paliativos também podem ser oferecidos pela atenção primária à saúde (APS), pois pessoas com necessidades paliativas podem ser atendidas em quaisquer níveis de complexidade da atenção à saúde e rede social de suporte.

O cuidado paliativo (CP) é um direito humano, uma abordagem humanizada e sem obstinação terapêutica que confere acolhimento e significado à existência das pessoas que apresentam doenças limitadoras da vida (WHO, 2018; Gwyther, Brennan e Harding, 2009).

Os CP preconizam uma abordagem integral e integrada. Respeitam as singularidades de cada indivíduo e compreendem a importância das equipes interprofissionais, nas quais diferentes saberes, práticas e procedimentos resultam na execução de um plano de cuidados efetivo (De Carlo, Kebbe e Palm, 2018; Parola *et al.*, 2020).

A INTERPROFISSIONALIDADE NOS CUIDADOS PALIATIVOS

Um dos aspectos mais singulares dos cuidados paliativos é sua natureza interprofissional. Pessoas com doenças ameaçadoras da vida e suas famílias devem ser compreendidas em sua complexidade e requerem cuidados integrados baseados nas melhores evidências científicas.

A colaboração interprofissional se dá por meio do trabalho em equipe, quando os profissionais de saúde de diferentes categorias trabalham juntos, de forma integrada. Essa equipe apoia o cuidado centrado na pessoa, identifica necessidades, resolve problemas, apoia a tomada de decisões conjuntas sobre a melhor forma de proceder e avalia os resultados coletivamente (MacDougall *et al.*, 2001; McDonald e McCallin, 2010).

Todos os membros da equipe interprofissional são atores fundamentais no processo de cuidado e agregam conhecimentos para atender às necessidades da pessoa adoecida de forma holística e oportuna, melhorando a comunicação e a responsabilidade compartilhada entre todos os envolvidos no cuidado. Profissionais como terapeutas ocupacionais, fisioterapeutas, fonoaudiólogos, psicólogos, enfermeiros e médicos, entre outros, compõem uma equipe capaz de melhorar os cuidados durante a vida e os cuidados de final de vida (Henshaw e Winstead, 2023).

De acordo com Hui *et al.* (2018), as necessidades de cuidados de suporte devem ser tratadas considerando-se as dimensões física, emocional, social e espiritual; acrescenta-se aqui a dimensão ocupacional, como demonstrado na Figura 1.

Figura 1. Equipe interdisciplinar de cuidados paliativos

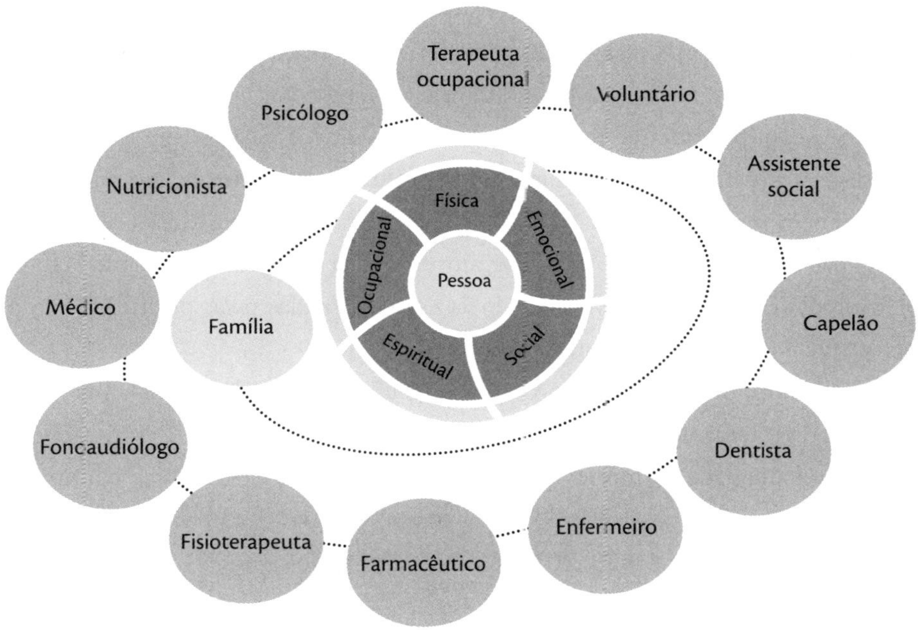

Fonte: adaptado de Hui *et al.* (2018).

Essa figura destaca a interligação dos cuidados de suporte e a necessidade de avaliações e intervenções multidimensionais com equipe interprofissional. Uma abordagem integrativa, dinâmica e repleta de significados confere igual importância aos aspectos físicos, psicológicos, sociais e espirituais da pessoa adoecida, valoriza suas capacidades remanescentes e reconhece seu direito de autodeterminação e os impactos do adoecimento na vida e no desempenho ocupacional. A perda da funcionalidade, por exemplo, por vezes contribui para a depressão, podendo ainda impactar a tomada de decisão do paciente, seu bem-estar espiritual e suas interações sociais.

Como membro da equipe de cuidados paliativos, o terapeuta ocupacional (TO) ajuda o paciente a se sentir ativo, ainda que dentro das limitações que sua condição lhe impõe, e o apoia para que descubra quem ele é e o que pode fazer para que sua vida se torne plena de significados.

> O desejo de participar de ocupações valorizadas e essenciais não diminui no fim da vida; na verdade, é intensificado. Os terapeutas ocupacionais desempenham papel fundamental ao permitir a participação contínua, otimizando a função e o gerenciamento dos sintomas. Os terapeutas ocupacionais que trabalham com pessoas que recebem cuidados paliativos reconhecem a dupla realidade de viver e morrer e atuam nesse contexto. Portanto, o foco ocupacional também pode incluir a facilitação da participação em ocupações relacionadas especificamente à morte. O ato de morrer é uma atividade ocupacional única e, como tal, todas as intervenções do TO são orientadas pelas prioridades do paciente e do cuidador naquele momento [...].
>
> Os terapeutas ocupacionais que trabalham com cuidados paliativos e pesquisam o tema apoiam a vida diante do processo de morrer. Eles reconhecem a inevitabilidade da morte, a perda de funcionalidades e o esforço contínuo de ser o mais ativo possível pelo maior tempo possível. (Statewide Occupational Therapy Advisory Group, 2015, p. 13; tradução dos autores)

A intervenção do terapeuta ocupacional em reabilitação paliativa deve estar sempre baseada numa abordagem holística e centrada no cliente. O profissional observa, escuta e trabalha para que cada indivíduo alcance seus objetivos particulares, assegurando-lhe melhor qualidade de vida. Os terapeutas ocupacionais podem auxiliar as pessoas em cuidados paliativos na renúncia a seus velhos papéis ocupacionais e aceitar novos papéis como indivíduos com doença avançada. A terapia ocupacional tem um papel único ao permitir que a pessoa viva plenamente até a morte, desfrutando da oportunidade de ser quem é e participando das atividades que lhe são significativas (Gammage, McMahon e Shanahan, 1976; Armitage e Crowther, 1999).

Entretanto, ainda não há profissionais e serviços de reabilitação paliativa em número suficiente para suprir as demandas da população que apresenta necessidades paliativas (Arantes, 2012). O acesso aos serviços e a capacidade das equipes para fornecer intervenções de reabilitação baseadas em evidências são variáveis e bastante desiguais no Brasil e no mundo. A falta de abordagens educativas interprofissionais em CP e reabilitação paliativa constitui uma das barreiras na evolução desse processo. É necessário incrementar a capacitação dos profissionais e a criação de serviços para garantir assistência interprofissional, com cuidados adequados e dignos, com respeito aos sofrimentos que emergem em cada etapa da evolução da doença e do tratamento (Coelho *et al.*, 2023).

REABILITAÇÃO PALIATIVA

A criação de serviços e equipes interprofissionais de cuidados paliativos, que consideram a multidimensionalidade das demandas físicas, psicossociais, espirituais e ocupacionais em todas as fases da doença, deve incluir a reabilitação paliativa como parte fundamental do processo do cuidado. Ela pode reverter ou retardar a perda funcional, melhorar a qualidade de vida e reduzir custos com internações e complicações decorrentes do isolamento social e da inatividade.

Os CP e a reabilitação paliativa otimizam a assistência prestada às pessoas desde o diagnóstico, constituindo abordagens que se voltam para o alívio e o enfrentamento de sintomas, concentrando-se na ampliação da funcionalidade e na oferta de conforto segundo uma perspectiva holística, promovendo a possibilidade de independência, controle de sintomas e manejo do declínio funcional, considerando sempre as preferências individuais de cada pessoa (Parola *et al.*, 2020).

O que é "reabilitação paliativa" ou "cuidado paliativo reabilitador"?

> É um paradigma que integra reabilitação, habilitação, autogerenciamento e autocuidado ao modelo holístico de cuidado paliativo. É uma abordagem interdisciplinar na qual todos os membros da equipe trabalham em colaboração

> com o paciente, seus familiares e cuidadores para ajudá-los a atingir suas metas e prioridades pessoais. O cuidado paliativo reabilitador tem como objetivo otimizar a função e o bem-estar das pessoas e permitir que elas vivam da forma mais independente e completa possível, com escolha e autonomia, dentro das limitações do avanço da doença. É uma abordagem que capacita as pessoas a se adaptarem ao seu novo estado de ser com dignidade e fornece um sistema de apoio ativo para ajudá-las a antecipar e lidar de forma construtiva com as perdas resultantes da deterioração da saúde. Os cuidados paliativos reabilitadores ajudam as pessoas a viver plenamente a vida até a morte. (Tiberini e Richardson, 2015; Tiberini e Hayes, 2024)

A reabilitação e os CP compartilham um objetivo comum: adotar abordagens multimodais para gerenciar dores e sintomas que podem ser debilitantes para os enfermos e seus cuidadores (Montagnini e Mitchinson, 2020; Padgett, Asher e Cheville, 2018). Essa integração, particularmente na população oncológica, encontrou sua expressão mais completa na recente aplicação de um novo termo: "reabilitação paliativa".

A reabilitação paliativa é uma abordagem pautada no atendimento direcionado à funcionalidade, oferecida em parceria com outras disciplinas e alinhada com os valores das pessoas com doenças graves e incuráveis, em contextos marcados por sintomas intensos e dinâmicos, respeitando o avanço da doença. Objetiva maximizar função e independência, reduzindo a dependência nas atividades de mobilidade e autocuidado; além disso, fornece conforto e apoio emocional perante a incapacidade (Padgett, Asher e Cheville, 2018; Harding, Hall e Lloyd, 2019).

Assim, a reabilitação paliativa pode ser definida como um paradigma que integra reabilitação, capacitação, autogestão e autocuidado no modelo holístico de CP, capacitando as pessoas a se adaptarem com dignidade ao seu novo estado de ser e a lidarem de forma construtiva com as perdas resultantes da saúde (Nottelmann *et al.*, 2021; Runacres, Gregory e Ugalde, 2017).

Na prática da reabilitação paliativa, é necessário respeitar as condições da doença, garantindo que sejam traçadas metas realistas. Pessoas com doenças gravemente avançadas apresentarão perdas funcionais decorrentes da própria progressão da doença, e insistir em abordagens restaurativas não deve ser objetivo prioritário no plano de cuidados (De Carlo, Kebbe e Palm, 2018).

A progressão da doença está associada ao declínio funcional. Isso pode acarretar problemas secundários relacionados à inatividade física progressiva, perda de condicionamento cardiovascular, atrofia e fraqueza musculares, dificuldade de mobilidade, quedas mais frequentes e lesões por pressão. Além do impacto funcional, as incapacidades podem ter impactos psicossociais, econômicos e espirituais, o que causa sofrimento e prejudica a qualidade de vida da pessoa adoecida (Cheville, Kornblith e Basford, 2011; Santiago-Palma e Payne, 2001).

A reabilitação implica intervenções que abordam a perda funcional, promovendo atividades, preservando funcionalidade e participação social. É caracterizada por ciclos de tratamento alinhados, revisados e refinados ao longo do tempo, normalmente realizados por uma equipe multiprofissional. Maddocks *et al.* (2024) definem perda funcional como limitações na realização de tarefas significativas, das atividades de autocuidado às relacionadas com a participação social, ao lazer e outras. A reabilitação paliativa inclui o desafio de avaliar potenciais benefícios e encargos do tratamento, alinhando cuidados conforme as prioridades dos indivíduos a fim de aliviar, reduzir ou minimizar o impacto de sintomas angustiantes ou perturbadores.

A reabilitação paliativa permite que a pessoa participe o mais plenamente possível de todos os aspectos de sua vida diária, representando um caminho importante para que ela cumpra objetivos significativos, mantenha sua dignidade e se adapte construtivamente à incerteza e às perdas, que muitas vezes são intrínsecas à experiência vivida com o avanço da doença. Em seu sentido mais simples, a reabilitação paliativa consiste em permitir que as pessoas vivam plenamente até sua morte (Tiberini e Richardson, 2015; Tiberini, Turner e Talbot-Rice, 2018).

Enfermos e profissionais devem estar conscientes de que a reabilitação física intervém nas perdas funcionais, enquanto o enfoque da reabilitação paliativa está na manutenção da vida ativa, independentemente das perdas reais ou futuras. Assim, otimiza-se o nível funcional da pessoa em vez de retornar a um estado funcional pré-mórbido. A falha nessa distinção pode criar expectativas irreais para a reabilitação, gerando insatisfação com os resultados, tanto por parte dos pacientes quanto dos profissionais.

A reabilitação paliativa tem recebido maior atenção mundialmente, e estudos sobre esse tema buscam comprovar sua efetividade. Intervenções projetadas para o alívio da dor e de sintomas como dispneia, fadiga, edema, contraturas, ansiedade, alterações de humor e afins são exemplos do que pode ser considerado durante o processo de reabilitação paliativa. Assim, mesmo com a ocorrência de sintomas desagradáveis, é possível alcançar bem-estar e aumentar a qualidade de vida em geral (Ramanjulu, 2020).

Pessoas com um quadro grave, progressivo e sem perspectiva de modificação da doença necessitam de reabilitação paliativa, o que demanda a apreciação da situação clínica, psicossocial e espiritual da pessoa adoecida, seus desejos e perspectivas futuras referentes ao prognóstico. Os profissionais envolvidos empenham-se em reduzir a dor, a carga de sintomas e os sofrimentos, bem como em ampliar o apoio aos pacientes e a seus familiares (Runacres, Gregory e Ugalde, 2016).

A reabilitação paliativa oferece um cuidado multidimensional, que considera as limitações decorrentes do adoecimento passíveis de tratamento por meio de uma ampla gama de intervenções, promovendo maior adaptabilidade à condição clínica avançada. Busca potencializar a funcionalidade a fim de garantir o bem-estar do paciente, permitindo que ele viva da maneira mais independente e plena possível, respeitando os limites trazidos pelo avanço da doença (Tiberini e Richardson, 2015; Tiberini, Turner e Talbot-Rice, 2018). A reabilitação paliativa pode aumentar a chance de que as pessoas voltem para casa com o maior nível de independência possível, oferecendo ainda uma rede de suporte que as auxilie a viver ativamente até a morte (Parola *et al.*, 2020).

Deve estar alinhada aos valores das pessoas com doenças graves e incuráveis em contextos marcados por sintomas intensos, dinâmicos e estressantes. Permite que os pacientes exerçam sua identidade e compreendam que, apesar da existência de uma doença, é possível ressignificar a vida. Aqueles que recebem cuidados de reabilitação paliativa apontam uma sensação de alívio, bem-estar e confiança pela possibilidade de continuar vivendo seus papéis e suas histórias de vida até o fim (Waldron *et al.*, 2011; Krishna, Yong e Koh, 2014; Kanach, Brown e Campbell, 2014; Harding, Hall e Lloyd, 2019; Padgett, Asher e Cheville, 2018; Rezende, 2022).

Trata-se de uma abordagem enraizada em quatro princípios:

1 metas centradas na pessoa;
2 foco na função;
3 autogestão apoiada;
4 equipe especializada.

Para estabelecer metas viáveis e facilitar o planejamento dos cuidados, é necessário considerar também a fase de evolução da doença e do tratamento na qual se encontra a pessoa adoecida. Cinco fases distintas são clinicamente significativas em cuidados paliativos, como vemos no Diagrama 1.

Diagrama 1. Adoecimento e suas fases em CP

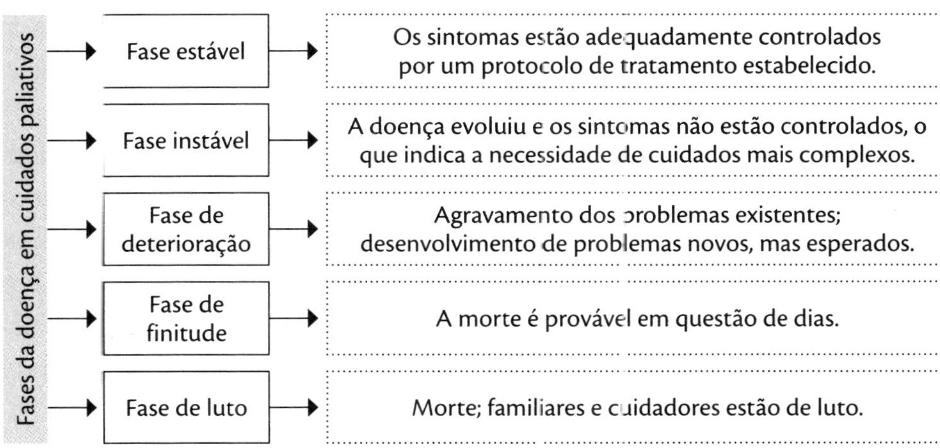

Fonte: adaptado de Josephine *et al.* (2021).

Na fase estável, os sintomas do paciente estão adequadamente controlados pelo tratamento. A fase instável se caracteriza pelo surgimento de novos problemas e pelo agravo de sintomas já existentes e antes controlados. Na deterioração, todos os problemas se agravam e novos problemas esperados surgem, causando piora funcional significativa. A fase de finitude surge a partir da iminência da morte e, por fim, a fase de luto é marcada pela ocorrência da morte e pelo momento de luto dos cuidadores. Essas etapas não seguem necessariamente um curso linear, e a pessoa acometida e sua família podem transitar entre fases diferentes conforme o curso da doença (Currow *et al.*, 2015; Masso *et al.*, 2015; Josephine *et al.*, 2021).

REABILITAÇÃO PALIATIVA EM CONDIÇÕES ONCOLÓGICAS E NÃO ONCOLÓGICAS

O câncer é considerado o principal problema de saúde pública no mundo e está entre as quatro principais causas de morte prematura (antes dos 70 anos de idade) na maioria dos países (Bray *et al.*, 2018; Instituto Nacional de Câncer, 2018). É frequentemente associado a dor e sintomas complexos como fadiga, fraqueza generalizada, dispneia, *delirium*, náuseas, vômitos, depressão, ansiedade e limitações físicas decorrentes tanto da doença como dos tratamentos. Essa alta carga de sintomas resulta em sofrimento físico, emocional e espiritual, o que leva à perda da qualidade de vida (Tsai *et al.*, 2006; Peters e Sellick, 2006; Vanbutsele *et al.*, 2019; Wæhrens *et al.*, 2020).

Muitas vezes, o câncer é diagnosticado já em estágio avançado, com sintomas de difícil controle. Esses pacientes têm maior incidência de consultas de emergência, internações não planejadas e de mais longa permanência, além do aumento da sobrecarga do cuidador (Cheville, Kornblith e Basford, 2011). Em todo o mundo, as pessoas com câncer precisam receber cuidados paliativos de forma precoce, não exclusivamente quando estão em estágios avançados da doença.

Uma doença letal e com percurso debilitador, como o câncer, reforça a necessidade de elaborar modelos de reabilitação para essa população. A reabilitação paliativa busca capacitar os indivíduos e suas famílias para serem participantes ativos dos cuidados, melhorando seu funcionamento geral e promovendo qualidade de vida por meio da promoção de autonomia, independência e participação. Assim, minimiza-se o impacto da doença e se oferece tratamento com objetivos reais e individualizados.

A reabilitação paliativa também pode ser oferecida no tratamento de pessoas com doenças não oncológicas, como quadros neurológicos (Turner-Stokes *et al.*, 2007; Turner-Stokes *et al.*, 2008; Nair *et al.*, 2023), demências (Ravn, Petersen e Thuesen, 2019; Schmidt *et al.*, 2022; Graff, Timm e Thuesen, 2023); doenças cardiovasculares e respiratórias (Higginson *et al.*, 2014; Man *et al.*, 2016; Oriani *et al.*, 2019; Spruit *et al.*, 2019; Hansen *et al.*, 2020; Janssen *et al.*, 2023) e doenças hepáticas e renais (Kane, Vinen e Murtagh, 2013; Davison, Jhangri e Koffman, 2016; Hernaez *et al.*, 2020; Handelzalts *et al.*, 2022; Collins *et al.*, 2023).

Embora possam beneficiar pessoas com câncer ou com quadros não oncológicos múltiplos, os serviços de reabilitação paliativa ainda são limitados, falta uma avaliação rigorosa de necessidades e da relação custo-eficácia e são desconhecidas as formas ideais de integrar o melhor da reabilitação paliativa no final da vida.

Assim, é importante valorizar a reabilitação em cuidados paliativos como prática importante, capaz de transformar a qualidade de vida das pessoas. Trata-se de uma abordagem fundamental quanto à oferta de melhores possibilidades de cuidados hoje e no futuro (Tiberini, Turner e Talbot-Rice, 2018).

CONSIDERAÇÕES FINAIS

A introdução precoce dos cuidados paliativos e da reabilitação paliativa diante de uma doença grave melhora a qualidade de vida e viabiliza o exercício da autonomia e da independência das pessoas acometidas (Eva e Payne, 2014). Ambas as abordagens valorizam seu desejo de manter-se ativas até quando isso seja plausível, destacando as potencialidades dos indivíduos e permitindo que vivam com dignidade.

A reabilitação paliativa não se restringe ao tratamento de pacientes no final de vida e pode reduzir a sobrecarga de familiares e cuidadores, melhorando também a qualidade de vida e a satisfação das pessoas em CP. Por meio do manejo da dor e de sintomas angustiantes e de difícil controle, permite que as pessoas participem de forma plena e ativa de suas atividades diárias, mantendo significados e dignidade.

Destaca-se a importância de um cuidado holístico, que vai além da gestão dos sintomas físicos, integrando as necessidades emocionais, psicossociais e espirituais dos pacientes e de seus familiares. A abordagem interprofissional se revela crucial nesse contexto e proporciona suporte abrangente e personalizado.

REFERÊNCIAS

Arantes, A. C. de L. Q. "Indicação de cuidados paliativos". *In:* Carvalho, R. T.; Parsons, H. A (orgs.). *Manual de cuidados paliativos ANCP*. 2 ed. São Paulo: ANCP, 2012.

Armitage, K.; Crowther, L. "The role of occupational therapist in palliative care". *European Journal of Palliative Care*, v. 6, p. 154-157, 1999.

Bray, F. *et al.* "Global cancer statistics 2018 — GLOBOCAN estimates of incidence and mortality worldwide for 36 cancers in 185 countries". *CA: A Cancer Journal for Clinicians*, v. 68, n. 6, p. 394-424, 12 set. 2018. Disponível em: https://doi.org/10.3322/caac.21492.

Cheville, A. L.; Kornblith, A. B.; Basford, J. R. "An examination of the causes for the underutilization of rehabilitation services among people with advanced cancer". *American Journal of Physical Medicine & Rehabilitation*, v. 90, n. 5, suppl. 1, p. 27-37, 2011. Disponível em: https://doi.org/10.1097/phm.0b013e31820be3be.

Clark, D. *et al.* "How are palliative care services developing worldwide to address the unmet need for care?" *In:* Connor, S. (org.). *Global atlas of palliative care*. 2. ed. [*S. l.*]: Worldwide Hospice Palliative Care Alliance, 2020.

Collins, A. *et al.* "Referral criteria to specialist palliative care for people with advanced chronic kidney disease — A systematic review". *Journal of Pain and Symptom Management*, v. 66, n. 5, p. 541-550, 2023. Disponível em: https://doi.org/10.1016/j.jpainsymman.2023.07.013.

Coelho, F. P. *et al.* "Cuidados paliativos — Um panorama". *In:* D'Alessandro, M. P. S. *et al. Manual de cuidados paliativos*. 2. ed. São Paulo: Hospital Sírio-Libanês; Brasília: Ministério da Saúde, 2023.

Currow, D. C. *et al.* "Double-blind, placebo-controlled, randomized trial of octreotide in malignant bowel obstruction". *Journal of Pain and Symptom Management*, v. 49, n. 5, p. 814-821, maio 2015. Disponível em: https://doi.org/10.1016/j.jpainsymman.2014.09.013.

Davison, S. N.; Jhangri, G. S.; Koffman, J. "Knowledge of and attitudes towards palliative care and hospice services among patients with advanced chronic kidney disease". *BMJ*

Supportive & Palliative Care, v. 6, n. 1, p. 66-74, mar. 2016. Disponível em: https://doi.org/10.1136/bmjspcare-2013-000610.

De Carlo, M. M. R. P; Kebbe, L. M.; Palm, R. D. C. M. "Fundamentação e processos da terapia ocupacional em contextos hospitalares e cuidados paliativos". *In:* De Carlo, M. M. R. P.; Kudo, A. M (orgs.). *Terapia ocupacional em contextos hospitalares e cuidados paliativos*. São Paulo: Payá, 2018.

Eva, G.; Payne, C. "Developing research capital in palliative rehabilitation — A ten point manifesto". *Progress in Palliative Care*, v. 22, n. 6, p. 311-312, 12 nov. 2014. Disponível em: https://doi.org/10.1179/0969926014z.000000000138.

Gammage, S. L.; McMahon, P. S.; Shanahan, P. M. "The occupational therapy and terminal illness — Learning to cope with death". *American Journal of Occupational Therapy*, v. 30, n. 5, p. 294-299, 1976.

Graff, L.; Timm, H.; Thuesen, J. "Organizational narratives in rehabilitation-focused dementia care — Negotiating identities, interventions and personhood". *Dementia* (Londres), v. 22, n. 4, p. 709-726, 2023. Disponível em: https://www.ncbi.nlm.nih.gov/pmc/articles/PMC10088340/. Acesso em: 3 mar. 2025.

Gwyther, L.; Brennan F.; Harding, R. "Advancing palliative care as a human right". *Journal of Pain and Symptom Management*, v. 38, n. 5, p. 767-774, 2009.

Handelzalts, S. *et al.* "Physical activity patterns in frail and nonfrail patients with end-stage liver disease". *Journal of Clinical and Experimental Hepatology*, v. 12, n. 3, p. 887-892, maio-jun. 2022. Disponível em: https://doi.org/10.1016/j.jceh.2021.10.013.

Hansen, V. B. *et al.* "The first steps taken to implement palliative care in advanced heart disease — A position statement from Denmark". *Journal of Palliative Medicine*, v. 23, n. 9, p. 1159-1166, set. 2020. Disponível em: https://doi.org/10.1089/jpm.2019.0566.

Harding, Z.; Hall, C.; Lloyd, A. "Rehabilitation in palliative care — A qualitative study of team professionals". *BMJ Supportive & Palliative Care*, v. 12, n. 1, 2019. Disponível em: https://doi.org/10.1136/bmjspcare-2019-002008.

Henshaw, A. M.; Winstead, S. R. "Building bridges in palliative rehabilitation — An evidence-based toolkit to promote collaboration". *American Journal of Hospice and Palliative Medicine*, 18 jul. 2023. Disponível em: https://doi.org/10.1177/10499091231184621.

Hernaez, R. *et al.* "Considerations for prognosis, goals of care, and specialty palliative care for hospitalized patients with acute-on-chronic liver failure". *Hepatology*, v. 72, n. 3, p. 1109-1116, set. 2020. Disponível em: https://doi.org/10.1002/hep.31316.

Higginson, I. J. *et al.* "An integrated palliative and respiratory care service for patients with advanced disease and refractory breathlessness: a randomised controlled trial". *The Lancet Respiratory Medicine*, v. 2, n. 12, p. 979-987, dez. 2014. Disponível em: https://doi.org/10.1016/S2213-2600(14)70226-7.

Hui, D. *et al.* "Improving patient and caregiver outcomes in oncology — Team-based, timely, and targeted palliative care". *A Cancer Journal for Clinicians*, v. 68, n. 5, p. 356-376, set. 2018. Disponível em: https://doi.org/10.3322/caac.21490.

Inca (Instituto Nacional de Câncer). Incidência de câncer no Brasil. Rio de Janeiro: Inca, 2018.

Janssen, D. J. A. *et al.* "European Respiratory Society clinical practice guideline — Palliative care for people with COPD or interstitial lung disease". *European Respiratory Journal*, v. 62, n. 2, art. 2202014, ago. 2023. Disponível em: https://doi.org/10.1183/13993003.02014-2022.

Josephine, N. C. F. *et al.* (orgs.). *Rehabilitation in palliative care — A reference guide for occupational therapists*. Singapura: Singapore Association of Occupational Therapists, 2021.

Kanach, F. A.; Brown, L. M.; Campbell, R. R. "The role of rehabilitation in palliative care services". *American Journal of Physical Medicine & Rehabilitation*, v. 93, n. 4, p. 342-345, abr. 2014. Disponível em: https://doi.org/10.1097/phm.0000000000000005.

Kane, P. M.; Vinen, K.; Murtagh, F. E. M. "Palliative care for advanced renal disease: a summary of the evidence and future direction". *Palliative Medicine*, v. 27, n. 9, p. 817-821, out. 2013. Disponível em: https://doi.org/10.1177/0269216313491796.

Kelley, A. S. "Defining 'serious illness'". *Journal of Palliative Medicine*, v. 17, n. 9, p. 985, set. 2014. Disponível em: https://doi.org/10.1089/jpm.2014.0164.

Knaul, F. *et al.* "How many adults and children are in need of palliative care worldwide?" *In:* Connor, S. R (org.). *Global atlas of palliative care*. 2 ed. [*S. l.*]: Worldwide Hospice Palliative Care Alliance, 2020.

Krishna, L. K. R.; Yong, C. Y. L.; Koh, S. M. C. "The role of palliative rehabilitation in the preservation of personhood at the end of life". *Case Reports*, 2014. Disponível em: https://doi.org/10.1136/bcr-2014-204780.

MacDougall, G. *et al.* "An evaluation of an interprofessional palliative care education programme". *International Journal of Palliative Nursing*, v. 7, n. 1, p. 24-29, 2001. https://doi.org/10.12968/ijpn.2001.7.1.12614.

Maddocks, M. *et al.* "Establishing a research partnership to investigate functional loss and rehabilitation towards the end of life". *Health Technology Assessment*, v. 1, p. 1-12, abr. 2024. Disponível em: https://doi.org.10.3310/PTHC7598.

Man, W. D. *et al.* "Building consensus for provision of breathlessness rehabilitation for patients with chronic obstructive pulmonary disease and chronic heart failure". *Chronic Respiratory Disease*, v. 13, n. 3, p. 229-239, 2016. Disponível em: https://doi.org/10.1177/1479972316642363.

Masso, M. *et al.* "Palliative care phase — Inter-rater reliability and acceptability in a national study". *Palliative Medicine*, v. 29, n. 1, p. 22-30, 23 set. 2015. Disponível em: https://doi.org/10.1177/0269216314551814.

McDonald, C.; McCallin, A. "Interprofessional collaboration in palliative nursing — What is the patient-family role?" *International Journal of Palliative Nursing*, v. 16, n. 6, p. 285-288, 2010.

Montagnini, J. N. M.; Mitchinson, A. "The role of rehabilitation in patients receiving hospice and palliative care". *Rehabilitation Oncology*, v. 38, n. 1, p. 2-21, jan. 2020. Disponível em: https://journals.lww.com/rehabonc/Fulltext/2020/01000/The_Role_of_Rehabilitation_in_Patients_Receiving.5.aspx. Acesso em: 16 abr. 2025.

Nair, K. P. S. *et al.* "Rehabilitation medicine in palliative care of chronic neurological conditions". *BMJ Supportive & Palliative Care*, v. 13, n. 2, p. 154-160, 2023. Disponível em: https://doi.org/10.1136/bmjspcare-2020-002415.

NOTTELMANN, L. *et al.* "Early, integrated palliative rehabilitation improves quality of life of patients with newly diagnosed advanced cancer — The Pal-Rehab randomized controlled trial". *Palliative Medicine*. v. 35, n. 7, p. 1344-1355, 2021. Disponível em: https://pubmed.ncbi.nlm.nih.gov/34000886/. Acesso em 16 abr. 2025.

ORIANI, A. *et al.* "What are the main symptoms and concerns reported by patients with advanced chronic heart failure? A secondary analysis of the Palliative care Outcome Scale (POS) and Integrated Palliative care Outcome Scale (IPOS)". *Annals of Palliative Medicine*, v. 8, n. 5, p. 775-780, nov. 2019. Disponível em: https://doi.org/10.21037/apm.2019.08.10.

PADGETT, L. S.; ASHER, A.; CHEVILLE, A. "The intersection of rehabilitation and palliative care — Patients with advanced cancer in the inpatient rehabilitation setting". *Rehabilitation Nursing*, v. 43, n. 4, p. 219-228, 2018. Disponível em: https://pubmed.ncbi.nlm.nih.gov/29957699/. Acesso em: 16 abr. 2025.

PAROLA, V. *et al.* "Palliative rehabilitation interventions in palliative care: a scoping review protocol". *JBI Evidence Synthesis*, v. 18, n. 11, p. 2349-2356, 10 set. 2020. Disponível em: https://doi.org/10.11124/jbies-20-00024.

PETERS, L.; SELLICK, K. "Quality of life of cancer patients receiving inpatient and home-based palliative care". *Journal of Advanced Nursing*, v. 53, n. 5, p. 524-533, mar. 2006. Disponível em: https://doi.org/10.1111/j.1365-2648.2006.03754.x.

RAMANJULU, R. "Palliative rehabilitation — The essence of personalized care". *Indian Journal of Palliative Care*, v. 25, n. 4, p. 399-400, out.-dez. 2020.

RAVN, M. B.; PETERSEN, K. S.; THUESEN, J. "Rehabilitation for people living with dementia — A scoping review of processes and outcomes". *Journal of Aging Research*, 2 jun. 2019. Disponível em: https://doi.org/10.1155/2019/4141050.

REZENDE, G. *Cuidados paliativos e reabilitação para a população oncológica adulta — Um estudo qualitativo multicêntrico com enfermeiros e terapeutas ocupacionais do Brasil e da Inglaterra*. Tese (doutorado em Enfermagem) — Universidade de São Paulo, Ribeirão Preto, 2022.

RUNACRES, F.; GREGORY, H.; UGALDE, A. "'The horse has bolted I suspect' — A qualitative study of clinicians' attitudes and perceptions regarding palliative rehabilitation". *Palliative Medicine*, v. 31, n. 7, p. 642-650, 26 set. 2016. Disponível em: https://doi.org/10.1177/0269216316670288. Acesso em: 31 jan. 2025.

SANTIAGO-PALMA, J.; PAYNE, R. "Palliative care and rehabilitation". *Cancer*, v. 92, p. 1049-1052, 2001. Disponível em: https://doi.org/10.1002/1097-0142(20010815)92:4+%3C1049::aid-cncr1418%3E3.0.co;2-h.

SCHMIDT, T. *et al.* "Study design of an interdisciplinary and participatory nature-based palliative rehabilitation intervention in a Danish nursing home for people with severe dementia". *BMC Geriatrics*, v. 22, n. 1, p. 819, 2022. Disponível em: https://doi.org/10.1186/s12877-022-03513-6.

SPRUIT, M. A. *et al.* "Pulmonary rehabilitation, physical activity, respiratory failure and palliative respiratory care". *Thorax*, v. 74, n. 7, p. 693-699, jul. 2019. Disponível em: https://doi.org/10.1136/thoraxjnl-2018-212044.

STATEWIDE OCCUPATIONAL THERAPY ADVISORY GROUP. *Advanced scope of practice framework — Occupational therapy in palliative care framework paper*. Adelaide: *SA Health*, 2015.

TIBERINI, R.; HAYES, A. "How to adopt a rehabilitative palliative care approach". *Nursing Times* [online], v. 120, n. 7, 2024. Disponível em: https://www.nursingtimes.net/clinical-archive/end-of-life-and-palliative-care/how-to-adopt-a-rehabilitative-palliative-care-approach-01-07-2024/. Acesso em: 16 abr. 2025.

TIBERINI, R.; RICHARDSON, H. *Rehabilitative palliative care — Enabling people to live fully until they die: a challenge for the 21st century*. *Hospice UK*, 3 jul. 2015. Disponível em: https://www.hospiceuk.org/publications-and-resources/rehabilitative-palliative-care-enabling-people-live-fully-until-they-die. Acesso em: 16 abr. 2025.

TIBERINI, R.; TURNER, K.; TALBOT-RICE, H. "Rehabilitation in palliative care". *In:* MACLEOD, R. D.; VAN DEN BLOCK, L (orgs.). *Textbook of palliative care*. Cham: Springer, 2018. p. 1-16.

TSAI, J.-S. *et al.* "Symptom patterns of advanced cancer patients in a palliative care unit". *Palliative Medicine*, v. 20, n. 6, p. 617-622, set. 2006. Disponível em: https://doi.org/10.1177/0269216306071065.

TURNER-STOKES, L. *et al.* "From diagnosis to death — Exploring the interface between neurology, rehabilitation and palliative care in managing people with long-term neurological conditions". *Clinical Medicine* (Londres), v. 7, n. 2, p. 129-136, 2007. Disponível em: https://doi.org/10.7861/clinmedicine.7-2-129.

______. "Long-term neurological conditions — Management at the interface between neurology, rehabilitation and palliative care". *Clinical Medicine*, v. 8, n. 2, p. 186-191, abr. 2008. Disponível em: https://doi.org/10.7861/clinmedicine.8-2-186.

VANBUTSELE, G. *et al.* "Use and timing of referral to specialized palliative care services for people with cancer: a mortality follow-back study among treating physicians in Belgium". PLOS One, v. 14, n. 1, 2019. Disponível em: https://doi.org/10.1371/journal.pone.0210056.

WÆHRENS *et al.* "Everyday activities when living at home with advanced cancer — A cross-sectional study". *European Journal of Cancer Care*, v. 29, n. 5, 2020. Disponível em: https://doi.org/10.1111/ecc.13258.

WALDRON, M. *et al.* "Allied health professional's views on palliative care for people with advanced Parkinson's disease". *International Journal of Therapy and Rehabilitation*, v. 18, n. 1, p. 48-57, jan. 2011. Disponível em: https://doi.org/10.12968/ijtr.2011.18.1.48.

WHO (World Health Organization). "10 facts on palliative care". [*S. l.*]: WHO, 23 fev. 2018. Disponível em: https://www.who.int/news-room/facts-in-pictures/detail/palliative-care. Acesso em: 16 abr. 2025.

______. "Palliative care — Key facts". [*S. l.*]: WHO, 5 ago. 2020. Disponível em: https://www.who.int/news-room/fact-sheets/detail/palliative-care. Acesso em: 16 abr. 2025.

2. PRINCÍPIOS DE REABILITAÇÃO EM CUIDADOS PALIATIVOS

Rebecca Tiberini

[...] a transformação do morrer em viver;
a restauração do paciente em pessoa [...]
— Doyle *et al.*, 2004

INTRODUÇÃO

A terapia ocupacional se concentra em como as pessoas participam da "ocupação" — as atividades cotidianas que fazem como indivíduos, em família e com a comunidade para ocupar seu tempo e dar sentido e propósito à sua vida e, para aqueles com doenças que limitam a vida ou velhice, até a sua morte (WFOT, 2012). A reabilitação constitui o núcleo da prática da terapia ocupacional em cuidados paliativos. Seu objetivo é melhorar a qualidade de vida de quem tem doença avançada, tornando-o tão ativo e produtivo quanto possível, com mínima dependência dos outros, seja qual for a expectativa de vida (Nice, 2004).

Os terapeutas ocupacionais que atuam em cuidados paliativos são especialistas em reabilitação paliativa; ajustam suas avaliações holísticas para explorar e otimizar os diferentes aspectos da individualidade. Essa abordagem pode abranger a forma de o indivíduo com doença avançada lidar com seu autocuidado, as atividades da vida diária, os relacionamentos, a participação no lazer e no trabalho, a sobrecarga de sintomas complexos, o declínio funcional e as preocupações sociais e existenciais à medida que a morte se aproxima. A melhor conduta deve se fundamentar nos princípios de reabilitação quanto à definição de metas centradas na pessoa e à otimização de funções, capacitação e autogestão apoiada, oferecendo a cada indivíduo oportunidades de participar ao máximo de atividades significativas.

Os terapeutas ocupacionais especializados em cuidados paliativos costumam trabalhar em parceria com outros profissionais de reabilitação, entre eles fisioterapeutas, fonoaudiólogos e nutricionistas. Essas profissões têm também um papel importante no direcionamento da prática interdisciplinar em cuidados paliativos reabilitativos, na qual todos os membros da equipe adotam uma perspectiva de capacitação no provimento de cuidados paliativos (Tiberini e Richardson, 2015). A integração das abordagens especializadas e interdisciplinares de reabilitação propicia a melhor assistência ao paciente com doença avançada, preservando assim o seu senso de individualidade e satisfazendo as suas metas pessoais.

A reabilitação em cuidados paliativos é também um caminho primordial para permitir que os pacientes conservem a própria dignidade e se adaptem construtivamente à incerteza e à perda, em geral intrínseca à vivência de uma doença avançada. Trata-se de um aspecto crucial para terapeutas ocupacionais que trabalham em estreita colaboração com os pacientes a fim de ampliar sua independência e, ao mesmo tempo, prever, planejar e apoiá-los e a suas famílias para enfrentar as mudanças à medida que o fim da vida se aproxima. Esse delicado equilíbrio de fomentar a esperança e a qualidade de vida enquanto se prepara o paciente para a inevitabilidade da morte é que faz a reabilitação em cuidados paliativos emergir como um campo único, desafiador e gratificante. Em seu sentido mais simples, ela objetiva permitir que as pessoas vivam plenamente até a morte (Tiberini e Richardson, 2015).

A contribuição da reabilitação e o papel do terapeuta ocupacional nos cuidados paliativos são mais importantes que nunca na sociedade atual, em que a autonomia do indivíduo é primordial e a possibilidade de escolha e a independência representam aspectos indissociáveis da dignidade em meio à doença avançada e à velhice. Este capítulo apresenta os princípios fundamentais da reabilitação em cuidados paliativos.

O QUE É REABILITAÇÃO EM CUIDADOS PALIATIVOS?

Diferentes expressões são usadas na literatura específica para denominar práticas e características da reabilitação em cuidados paliativos. Uma força-tarefa da Associação Europeia de Cuidados Paliativos (EAPC) vem trabalhando para criar definições consensuais, que possibilitem uma compreensão mais ampla e compartilhada. A seção a seguir apresenta a terminologia corrente e um modelo que descreve o espectro desde as intervenções especializadas de reabilitação até as abordagens interdisciplinares de reabilitação em cuidados paliativos.

Reabilitação paliativa

É um termo utilizado para designar a reabilitação que tem lugar no contexto dos cuidados paliativos para pessoas que vivem com doenças avançadas, graves e limitadoras da vida. É o termo frequentemente adotado pelos profissionais de reabilitação que trabalham em cuidados paliativos — incluindo os terapeutas ocupacionais — para descrever sua prática de reabilitação especializada (Tiberini e Richardson, 2015).

À primeira vista, o termo pode parecer contraditório por conter conceitos um tanto paradoxais — o de reabilitação, quase sempre associada à recuperação, e o de cuidados paliativos, frequentemente ligado à morte (Leslie, Sandsund e Roe, 2014). Contudo, em análise mais aprofundada, os domínios da reabilitação e dos cuidados paliativos são complementares e partilham metas, princípios éticos e valores (Figura 1, p. 36). Tanto a reabilitação quanto os cuidados paliativos são abordagens holísticas, multidisciplinares, centradas na pessoa, o que coloca o paciente e sua família no centro do paradigma do tratamento (Padgett, Asher e Cheville, 2018; Zhu, 2018). Ambos têm na qualidade de vida um objetivo global (Timm, Thuesen e Clark, 2021).

A Organização Mundial da Saúde (OMS; WHO, em inglês) recomenda a incorporação da reabilitação em cuidados paliativos como melhor conduta para melhorar a qualidade, a acessibilidade, a eficácia e a relação custo-benefício dos serviços de saúde para as pessoas que se aproximam do fim da vida (WHO, 2023). Isso abrange intervenções de especialistas em reabilitação paliativa realizadas por terapeutas ocupacionais, fisioterapeutas, fonoaudiólogos e nutricionistas, bem como abordagens de reabilitação praticadas por toda a equipe multiprofissional.

Figura 1. Relação entre reabilitação e cuidados paliativos

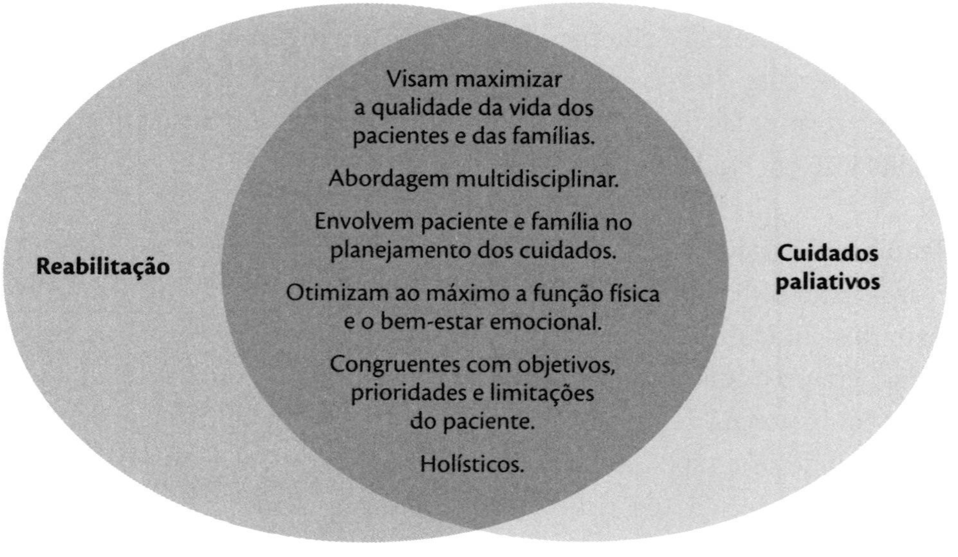

Fonte: Tiberini e Richardson (2015).

Cuidados paliativos reabilitativos

Representam as melhores práticas, nas quais os valores de reabilitação compõem uma visão global em todos os níveis de organização, e as abordagens de reabilitação são implementadas por todos os integrantes da equipe interdisciplinar (Tiberini e Richardson, 2015).

DEFINIÇÃO DE CUIDADOS PALIATIVOS REABILITATIVOS

Cuidado paliativo reabilitativo é um paradigma que integra reabilitação, habilitação, autogestão e autocuidado em um modelo holístico de cuidado paliativo. Trata-se de uma abordagem interdisciplinar na qual todos os membros da equipe — inclusive enfermeiros, médicos, profissionais da área psicossocial e profissionais de saúde afins — trabalham em colaboração com o paciente, seus familiares e cuidadores, a fim de ajudá-los a atingir seus objetivos e prioridades. Esses cuidados paliativos procuram aprimorar a funcionalidade e o bem-estar dos pacientes e permitir que vivam independentemente e o mais plenamente possível, com resolução e autonomia, em meio às limitações da doença que avança.

É uma abordagem que dá aos pacientes condições para que se adaptem com dignidade à sua nova situação e viabiliza um sistema operacional de assistência que os ajude a prever e enfrentar construtivamente as perdas resultantes da saúde em degeneração. Assim, os cuidados paliativos reabilitativos auxiliam-nos a viver de forma plena até sua morte. (Tiberini e Richardson, 2015)

Nesse contexto interdisciplinar mais amplo, as intervenções especializadas abrangem as avaliações e os tratamentos de reabilitação fornecidos por profissionais de reabilitação — terapeutas ocupacionais, fisioterapeutas, fonoaudiólogos e nutricionistas —, que precisam ter um nível especializado de conhecimento e experiência. A seguir, o modelo de Harding, Hall e Lloyd (2022) exemplifica a inter-relação dessas abordagens de reabilitação em cuidados paliativos (Figura 2).

Figura 2. Cuidados paliativos reabilitativos

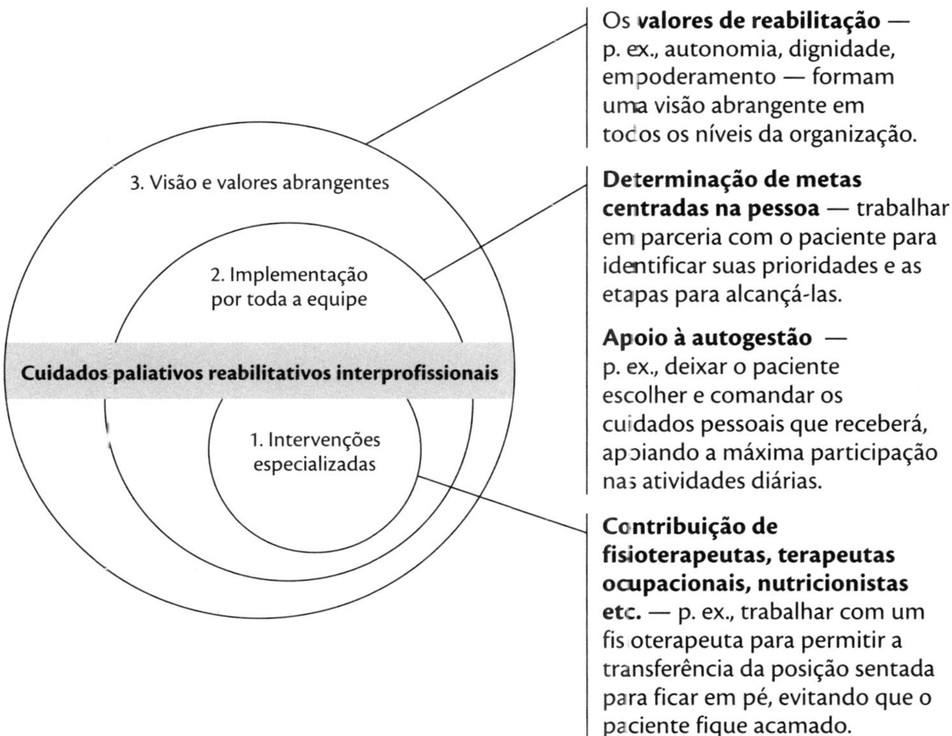
3. Visão e valores abrangentes
2. Implementação por toda a equipe
Cuidados paliativos reabilitativos interprofissionais
1. Intervenções especializadas
Os **valores de reabilitação** — p. ex., autonomia, dignidade, empoderamento — formam uma visão abrangente em todos os níveis da organização.
Determinação de metas centradas na pessoa — trabalhar em parceria com o paciente para identificar suas prioridades e as etapas para alcançá-las.
Apoio à autogestão — p. ex., deixar o paciente escolher e comandar os cuidados pessoais que receberá, apoiando a máxima participação nas atividades diárias.
Contribuição de fisioterapeutas, terapeutas ocupacionais, nutricionistas etc. — p. ex., trabalhar com um fisioterapeuta para permitir a transferência da posição sentada para ficar em pé, evitando que o paciente fique acamado.

Fonte: baseado em Harding, Hall e Lloyd (2022).

Na prática, a reabilitação abrange um conjunto de objetivos que proporcionam um sistema de apoio aos pacientes em qualquer etapa da doença. Tais objetivos visam melhorar a funcionalidade naquilo que o paciente é capaz, preservá-la onde os efeitos da doença e o seu tratamento ameaçam piora ou facilitar a transição para o declínio funcional quando a degradação é inevitável (Maddocks e Payne, 2017). Cada um desses tipos de meta de reabilitação é relevante e conveniente para pacientes sob cuidados paliativos, como ilustra a Tabela 1 (p. 39).

POR QUE A REABILITAÇÃO NOS CUIDADOS PALIATIVOS É IMPORTANTE?

No âmbito do paciente — A reabilitação ajuda a manter a individualidade, a independência e a escolha

A reabilitação nos cuidados paliativos ajuda os indivíduos a manter ou reconstruir sua individualidade — os recursos dinâmicos exclusivos e inter-relacionados que "fazem de você você mesmo" (Radha Krishna, Yong e Koh, 2014), frequentemente ameaçadas por doenças avançadas e limitadoras da vida, na medida em que a incapacidade e as crescentes necessidades de cuidado minam o senso de identidade do paciente.

Revisões sistemáticas demonstraram que os pacientes priorizavam uma vida significativa, que consistia em preservar o senso de si mesmo e de individualidade, realizar atividades prazerosas, participar de relacionamentos relevantes e manter a esperança no futuro (Sandsdalen *et al.*, 2015). Viver uma vida com valor implica continuar a se engajar de forma independente nas atividades escolhidas, como "manter-se o mais ativo possível", "ter contato com a natureza e caminhar diariamente" e "aproveitar meus passatempos" (Pakenham e Martin, 2024).

A reabilitação paliativa pretende capacitar pessoas que vivem com condições paliativas a serem o mais independentes possível e participar de atividades relevantes para elas. Desse modo, representa um caminho importante para apoiar as prioridades do paciente e "reabilitá-lo" ou restituí-lo à

Tabela 1. Conjunto de objetivos da reabilitação

Metas da reabilitação	Exemplo de meta de reabilitação nas práticas de cuidados paliativos com paciente acometido de compressão maligna da medula espinhal recente.	
	Contexto	**Meta**
Restauradoras: visam levar os pacientes ao nível anterior de função.	Paciente tem bom potencial para recuperar força e equilíbrio, a ponto de fazer transferências de forma independente.	Recuperar a capacidade de ficar em pé e passar sozinho da cama para uma cadeira em uma semana.
Preventivas: tentativa de prevenir a deterioração evitável na funcionalidade decorrente da doença ou do tratamento.	O paciente corre o risco de descondicionamento e fraqueza adicional devido à inatividade.	Participar ativamente de atividades da vida diária até seu nível ideal de funcionalidade.
Suportivas: foco na maximização da funcionalidade, da independência e da participação em atividades significativas, apesar da incapacidade.	O paciente tem equilíbrio insuficiente para andar até o banheiro de forma independente, mas consegue fazê-lo com um apoio auxiliar de marcha.	Andar sozinho até o banheiro de forma independente com um andador, em vez de depender do auxílio de um cuidador, em duas semanas.
Paliativas: implicam ajudar as pessoas a se adaptarem e aceitarem mudanças irreversíveis na funcionalidade e perdas associadas ou a se "habilitarem" para sua nova realidade.	O paciente não consegue subir escadas e não recupera esse grau de funcionalidade.	Transitar em segurança pelos andares da casa por meio de uma plataforma de acessibilidade para escadas, em três semanas.

Fonte: Dietz (1981).

sua individualidade, permitindo-lhe manter um forte sentido de quem ele é e do que lhe é importante até a sua morte.

No âmbito das evidências — Evidências crescentes apoiam a eficácia da reabilitação paliativa em uma série de quadros avançados

Há um crescente conjunto de evidências que sustentam que abordagens integradas de reabilitação e cuidados paliativos são viáveis, aceitáveis e eficazes e podem ter benefícios de grande alcance.

No âmbito da população — A reabilitação oferece soluções para as necessidades populacionais variáveis

Para responder às crescentes necessidades de uma população envelhecida, os serviços de cuidados paliativos reabilitativos têm muito a oferecer, como a prevenção e a redução da incapacidade e da fragilidade (Crocker *et al.*, 2013), além da perspectiva da economia em saúde. Quanto mais as pessoas conseguirem manter-se funcionalmente independentes e capazes de se cuidar, menos recorrerão a serviços hospitalares e menores serão os custos de tratamento prolongado para as famílias e a sociedade. O acesso oportuno à reabilitação de pessoas com diagnóstico paliativo melhora e restaura as perdas funcionais, o que tem sido associado à redução de internações hospitalares, tempo de internação, uso de serviços de emergência e oferta de cuidados (Long *et al.*, 2019; Smith *et al.*, 2020; Neo *et al.*, 2021).

PRINCÍPIOS FUNDAMENTAIS DA REABILITAÇÃO EM CUIDADOS PALIATIVOS

A prática da reabilitação em cuidados paliativos, tanto a especializada quanto a interdisciplinar, sempre tem como foco central a prioridade e as metas pessoais do paciente. A *definição de metas pessoais* é a análise do que

BENEFÍCIOS DA REABILITAÇÃO PARA PESSOAS COM DOENÇA PALIATIVA

Benefícios da reabilitação foram observados em pessoas que vivem com câncer avançado, doença respiratória, doença cardíaca, doença renal crônica, fragilidade e demência, entre eles:

- manter ou melhorar a capacidade física para atividades diárias funcionais;
- reduzir a angústia relacionada a fadiga, dispneia e dor;
- reduzir o impacto dos sintomas nas atividades diárias e nos papéis ocupacionais;
- ter experiências positivas e benefícios além das melhoras nas funções físicas;
- melhorar o bem-estar psicológico, inclusive confiança, segurança, esperança e depressão;
- receber apoio social significativo.

Fontes: WHO (2023); Hall *et al.* (2019).

mais importa para cada indivíduo e a identificação das atividades de que ele gostaria de participar por serem fundamentais para a sua qualidade de vida. Como os fatores que criam a "individualidade" de cada paciente são únicos, essa abordagem requer atenção e curiosidade genuínas para descobrir as particularidades do paciente, a fim de atualizar suas metas pessoais. Nos cuidados paliativos, em que o tempo é curto e os pacientes talvez defrontem uma série de sintomas complexos que impactem a sua capacidade de participar da reabilitação, é primordial concentrar os esforços de reabilitação no que é mais importante para cada indivíduo.

Quando os objetivos centrados na pessoa são conhecidos, a avaliação da reabilitação passa a *enfocar a funcionalidade*, para descobrir o que o paciente domina no momento e onde enfrenta dificuldade. Nesse sentido,

QUATRO PRINCÍPIOS-CHAVE DOS CUIDADOS PALIATIVOS PARA REABILITAÇÃO

1. *Estabelecimento de metas centradas na pessoa* — Trabalhar em parceria com o paciente para realmente identificar as suas prioridades e metas significativas centradas na pessoa, moldando o nosso apoio interdisciplinar para abordá-las.
2. *Foco na funcionalidade* — Para garantir que todos os membros da equipe interdisciplinar examinem o impacto dos sintomas na capacidade funcional do indivíduo, reconheçam previamente mudanças em sua capacidade funcional e tomem as medidas adequadas para aprimorar a funcionalidade e a participação dele.
3. *Autogestão de apoio* — Para habilitar os pacientes a manter o controle da sua saúde e do seu bem-estar, com apoio "apenas suficiente" dos profissionais para conservar a eficiência pessoal. Criar conjuntamente planos de apoio e cuidados.
4. *Capacitação* — Dar condições aos indivíduos para escolherem o que querem fazer, realizarem o que conseguirem realizar e assumirem decisões e riscos seguros visando aos objetivos pessoais e à melhor qualidade de vida.

Fonte: Tiberini e Richardson (2015).

uma avaliação holística da funcionalidade é essencial para identificar quaisquer disfunções físicas e/ou cognitivas e fatores psicológicos, sociais e ambientais que impactam o seu bem-estar ou contribuem para a incapacidade. Em cuidados paliativos, só se compreende o impacto da incapacidade funcional tendo em vista as metas pessoais de cada paciente. As disfunções que atingem diretamente as metas individuais são fundamentais e integrarão as prioridades do programa de reabilitação paliativa.

Apenas seguindo esses dois passos decisivos é que será criado um plano de reabilitação personalizado pelo profissional e pelo paciente — e, no que for relevante, pela sua família. Os planos enfocam qualquer combinação de metas de reabilitação restaurativa, preventiva, de suporte ou paliativa que, enfim, visam permitir que o paciente conquiste seus objetivos centrados na pessoa. Os planos de reabilitação fundam-se numa combinação de princípios de *autogestão* e na *capacitação* assistida, que aprimoram a independência e a resolução do paciente.

Determinação dos objetivos individuais

Embora a definição de metas seja reconhecida como um componente importante dos cuidados paliativos, os profissionais tendem a se concentrar em problemas e sintomas, que representam algo que podemos consertar ou gerenciar, enquanto os pacientes se concentram no que querem "fazer". Se os profissionais não conseguem determinar explicitamente as prioridades e metas dos pacientes, as equipes de cuidados paliativos podem fornecer cuidados centrados no profissional, com base no que podemos influenciar ou no que percebemos ser importante para o paciente (Boa *et al.*, 2014).

Quanto a oferecer cuidados paliativos ajustados às prioridades do paciente, um ponto de partida essencial é estabelecer o que mais importa para ele. A determinação de objetivos conforme essas prioridades proporciona um foco significativo para o planejamento de uma atuação colaborativa entre paciente, família e toda a equipe multidisciplinar, pondo o indivíduo efetivamente no centro dos cuidados. Proporciona também um quadro ímpar às profissões presentes na equipe multidisciplinar para que contribuam com o seu conhecimento sobre controle de sintomas, reabilitação, apoio psicológico, social e espiritual e, coletivamente, ajudem melhor o paciente a atingir seus objetivos.

A reformulação da prática multidisciplinar de cuidados paliativos com maior colaboração voltada para os objetivos do paciente pode ajudá-lo a:

- sentir-se ouvido e perceber que suas prioridades são primordiais;
- encontrar um foco de atenção e um sentido na vida;
- aumentar a motivação e o empenho para obter o que é importante para ele;
- desenvolver resiliência e capacidade de superação, permitindo a reformulação das metas à medida que a doença progride e o luto pelas metas inatingíveis como um aspecto importante da adaptação à doença;
- viver com vontade à medida que convive com o declínio irreversível.

Determinar objetivos centrados no paciente não significa criar um ambiente de falsa esperança. As pesquisas indicam que, ao mesmo tempo que se deve buscar metas realistas, sua definição e o trabalho para atingi-las são mais importantes do que concretizá-los, o que pode ajudar os pacientes a compreender o que é viável e o que não é e a se conformarem com isso.

Planejamento paralelo

Um ramo importante dos cuidados paliativos reabilitativos é o planejamento paralelo — o reconhecimento e o delineamento dinâmicos de duas ou mais possibilidades ao mesmo tempo. Pode-se pensar isso na circunstância de esperar pelo melhor e ao mesmo tempo se preparar para o pior, o que é um modelo útil para validar uma esperança realista. Por exemplo, a meta do paciente é conseguir caminhar sozinho até a mercearia — esse é o plano A. Na discussão sobre a determinação de metas, exploram-se "dias bons e dias ruins", e a necessidade de idealizar alternativas para os dias em que o paciente se sinta muito mal e não consiga andar é apresentada e pactuada. Pode-se então programar o uso de uma cadeira de rodas como segunda opção, a qual pode ou não vir a ser necessária, mas ajudará a 1) introduzir o assunto e aventar o possível declínio de modo seguro e 2) contribuir para prevenir situações críticas que ponham o paciente em risco.

Foco na funcionalidade (além dos sintomas)

A manutenção da capacidade funcional tem alta prioridade para os pacientes com doença avançada, pois representa uma via para preservar a independência, a autonomia e a participação em atividades significativas, que proporcionem maior qualidade de vida.

A funcionalidade exige atenção redobrada com pessoas mais velhas e aquelas com doenças paliativas sob risco aumentado de declínio funcional e fragilidade. Para elas, as pequenas pioras na funcionalidade podem impactar desproporcionalmente sua capacidade de viver com independência e suas necessidades de cuidado.

A avaliação sistemática e rotineira da funcionalidade, parte central da avaliação dos cuidados paliativos holísticos, é essencial para identificar fatores que impactem a capacidade funcional de cada paciente para cumprir suas metas pessoais. Aí se incluem sintomas como dispneia, fadiga, dor ou linfedema, ou disfunções físicas, como dificuldade de equilíbrio, força muscular, tônus ou coordenação. Pode abranger também fatores psicológicos e sociais, como depressão, baixa motivação, confusão ou problemas de memória, isolamento social e solidão. É ainda importante identificar fatores que possam comprometer a funcionalidade do indivíduo no futuro, como descondicionamento e fraqueza, a fim de possibilitar a inserção de estratégias preventivas no programa de reabilitação.

Autogestão apoiada

O direito de exercer escolha e controle, mesmo quando extremamente doente, é importante para os pacientes e em geral está relacionado à preservação de sua dignidade e à manutenção da normalidade.

No contexto dos cuidados paliativos, a autogestão apoiada e o autocuidado não significam necessariamente permanecer totalmente autossustentável ou totalmente funcional. Ao contrário, implicam "manter as práticas habituais de autocuidado; aquelas coisas que são importantes e únicas para si mesmo na manutenção do senso de identidade e na capacidade de dominar ou lidar com problemas, em vez de delegá-los a outros" (Corner, 2002).

A autogestão assistida se baseia nos pontos fortes e nas estratégias de enfrentamento das pessoas para permitir que elas sejam o mais ativas possível no gerenciamento de sua saúde e seu bem-estar. Aí se inclui permitir que as pessoas discutam e planejem abertamente o futuro à medida que se aproximam do fim da vida e utilizem tratamentos não farmacológicos para o manejo de sintomas, o que lhes dará um conjunto de estratégias para viver bem com sintomas refratários.

Capacitação

A capacitação na assistência de saúde é um paradigma ou processo terapêutico que visa reconhecer, apoiar e enfatizar a capacidade do paciente de agir sobre sua doença e sua vida.

Uma cultura de capacitação em cuidados paliativos abrange a criação de um ambiente de riscos seguros, com os pacientes assistidos e encorajados a buscar o que mais importe para eles. Na prática, implica fornecer oportunidades para que realizem atividades e ocupações cotidianas com a independência possível e sondar se gostariam ou precisariam de assistência, e qual seria ela. Isso é fundamental para respeitar suas prioridades em relação à independência e à escolha, além de preservar sua dignidade.

CONSIDERAÇÕES FINAIS

A reabilitação em cuidados paliativos visa otimizar a escolha, a independência, a autonomia e a dignidade dos pacientes e fornece um sistema de suporte ativo para que as pessoas vivam a vida plenamente até morrerem. Os terapeutas ocupacionais têm papel primordial no fornecimento de reabilitação especializada e na liderança da equipe interdisciplinar mais ampla para adotar e implementar as melhores práticas de cuidados paliativos reabilitativos. A reabilitação em cuidados paliativos é um *caminho* importante para transformar a qualidade de vida das pessoas e representa *um elemento fundamental* para a prestação de cuidados paliativos, tanto agora quanto no futuro.

REFERÊNCIAS

BOA, S. *et al.* "Goal setting in palliative care — A structured review". *Progress in Palliative Care*, v. 22, n. 6, p. 326-333, 2014.

CORNER, J. "Self-management in palliative care". *International Journal of Palliative Nursing*, v. 8, n. 11, nov. 2002.

CROCKER, T. *et al.* "Physical rehabilitation for older people in long-term care". *Cochrane Database of Systematic Reviews*, n. 2, fev. 2013.

DIETZ, J. H. *Rehabilitation oncology*. Reino Unido: John Wiley and Sons, 1981.

DOYLE, D. *et al.* (orgs.). *Oxford Textbook of Palliative Medicine*. Oxford: Oxford University Press, 2004.

HALL, C. C. *et al.* "Combined exercise and nutritional rehabilitation in outpatients with incurable cancer — A systematic review". *Supportive Care in Cancer*, v. 27, n. 7, p. 2371-2384, jul. 2019.

HARDING, Z.; HALL, C.; LLOYD, A. "Rehabilitation in palliative care — A qualitative study of team professionals". *BMJ Support Palliative Care*, v. 12, n. e1, p. e28-e38, maio 2022.

LESLIE, P.; SANDSUND, C.; ROE, J. "Researching the rehabilitation needs of patients with life-limiting disease — Challenges and opportunities". *Progress in Palliative Care*, v. 22, n. 6, p. 313-318. abr. 2014.

LONG, L. *et al.* "Exercise-based cardiac rehabilitation for adults with heart failure". *Cochrane Database of Systematic Reviews*, v. 1, n. 1, jan. 2019.

MADDOCKS, M.; PAYNE, S. "Rehabilitation — Additional palliative care approaches". *In:* MICHEL, Jean-Pierre *et al.* (orgs.). *Oxford Textbook of Geriatric Medicine*. 3. ed. Oxford: Oxford University Press, 2017.

NEO, H.-Y. *et al.* "Palliative rehabilitation improves health care utilization and function in frail older adults with chronic lung diseases". *Journal of the American Medical Directors Association*, v. 22, n. 12, p. 2478-2485, dez. 2021.

NICE (National Institute for Clinical Excellence). *Guidance on cancer services: improving supportive and palliative care for adults with cancer — The Manual*. Londres: NICE, 2004. Disponível em: https://www.nice.org.uk/guidance/csg4/resources/improving-supportive-and-palliative-care-for-adults-with-cancer-pdf-773375005. Acesso em: 22 jan. 2025.

PADGETT, L.; ASHER, A., CHEVILLE, A. "The intersection of rehabilitation and palliative care — Patients with advanced cancer in the inpatient rehabilitation setting". *Rehabilitation Nursing Journal*, v. 43, n. 4, p. 219-228, jul.-ago. 2018.

PAKENHAM, K.; MARTIN, C. L. "Psychosocial palliative care — Patients' preferred intervention medium, target domains, and well-being priorities". *Palliative & Supportive Care*, v. 22, n. 4, p. 742-750, ago. 2024.

RADHA KRISHNA, L.; YONG, C.; KOH, S. "The role of palliative rehabilitation in the preservation of personhood at the end of life". *BMJ Case Reports*, jul. 2014.

SANDSDALEN, T. *et al.* "Patients' preferences in palliative care — A systematic mixed studies review". *Palliative Medicine*, v. 29, n. 5, p. 399-419, maio 2015.

SMITH, S. *et al.* "Managing palliative patients in inpatient rehabilitation through a short stay family training program". *The American Journal of Hospice and Palliative Medicine*, v. 37, n. 3, p. 172-178, mar. 2020. Disponível em: https://doi.org/10.1177/1049909119867293.

TIBERINI, R.; RICHARDSON, H. *Rehabilitative palliative care — Enabling people to live fully until they die. A challenge for the 21st century*. Londres: Hospice UK, 2015.

TIMM, H.; THUESEN, J.; CLARK, D. "Rehabilitation and palliative care — Histories, dialectics and challenges", *Wellcome Open Research*, p. 6-171, jul. 2021. Disponível em: https://doi.org/10.12688/wellcomeopenres.16979.1.

WHO (World Health Organization). *Policy brief on integrating rehabilitation into palliative care services*. Copenhague: WHO Regional Office for Europe, 2023.

WFOT (World Federation of Occupational Therapy). *About us*. 2012. Disponível em: https://wfot.org/about/about-occupational-therapy. Acesso em: 22 jan. 2025.

ZHU, Y. "Value-based practice — Integration of cancer rehabilitation and palliative care in oncology services". *Journal of Chinese Medical Science*, v. 33, n. 4, p. 204-209, 30 dez. 2018

3. O *CONTINUUM* DE CUIDADOS ENTRE REABILITAÇÃO ONCOLÓGICA E REABILITAÇÃO PALIATIVA

Gabriela Rezende
Gabriel Morais Xavier dos Santos
Mario Lozano-Lozano
Marysia Prado De Carlo

INTRODUÇÃO

A integração entre reabilitação e cuidados paliativos (CP) no curso de condições crônicas limitadoras da vida é um tema relevante e necessário. Foi reconhecido por Dame Cicely Saunders, precursora do movimento *hospice* moderno, por permitir que a pessoa adoecida viva com autonomia e independência até sua morte, conforme suas possibilidades (Runacres, Gregory e Ugalde, 2017).

Além de contribuir para o controle dos sintomas, a integração entre reabilitação e CP, por meio da assistência interprofissional, pode maximizar o bem-estar físico, emocional e espiritual do paciente, aumentar sua participação social e minimizar o estresse e a sobrecarga de seus cuidadores. Ela favorece a manutenção da qualidade de vida e da dignidade humana mesmo nos estágios avançados da doença. Além disso, auxilia a pessoa a se adaptar às consequências da doença e do tratamento, aumentar seu senso de controle, reduzir o sofrimento existencial, viver de forma significativa e encontrar sentido e propósito na vida (Rezende, 2022; Rezende *et al.*, 2023).

Documentos com diretrizes para a prática clínica publicados no Reino Unido defendem que a reabilitação é um componente dos CP e que os CP reabilitativos devem ser uma abordagem de capacitação adotada por todos os membros da equipe multiprofissional. Assim, a reabilitação em CP combina a contribuição especializada dos profissionais de saúde com a prática interprofissional de CP reabilitativos (Tiberini e Richardson, 2015; Harding, Hall e Lloyd, 2019).

Em 2017, a Organização Mundial da Saúde (OMS) publicou o documento *Rehabilitation in health systems*, que defende a necessidade de disseminar a reabilitação entre a população mundial. Recomendou que ela seja integrada aos sistemas de saúde, contribuindo para a prestação de cuidados centrados na pessoa em todo o *continuum* de cuidados (WHO, 2017).

Em 2023, o documento *Policy brief on integrating rehabilitation into palliative care services*, da mesma instituição, afirmou que, juntas, reabilitação e CP podem melhorar a qualidade, a acessibilidade e a eficácia do tratamento, gerando melhor custo-benefício nos serviços de saúde. Esse modelo de atendimento deve ser capaz de favorecer a identificação precoce dos sintomas, melhorando a qualidade de vida durante a trajetória da doença, mantendo a vida ativa pelo maior tempo possível e incentivando a participação social do paciente, mesmo que ele tenha necessidades paliativas (Rezende *et al.*, 2023).

REABILITAÇÃO ONCOLÓGICA E REABILITAÇÃO PALIATIVA NO *CONTINUUM* DE CUIDADOS

A cobertura universal de saúde foi definida pela Organização Mundial da Saúde como um objetivo prioritário para a reforma dos sistemas de saúde em muitos países, a fim de garantir que todas as pessoas tenham acesso aos serviços de saúde necessários, independentemente da renda, do tipo de doença ou da idade.

Os sistemas de saúde devem vincular os programas de prevenção, detecção precoce, tratamento, reabilitação e paliação num *continuum* de cuidados a pessoas com doenças crônicas e com risco de morte, incluindo os seguintes componentes (WHO, 2020):

- políticas que integrem os serviços de cuidados paliativos à estrutura e ao financiamento dos sistemas nacionais de saúde em todos os níveis de atendimento;

- políticas para fortalecer e expandir o número de serviços e recursos humanos, com o treinamento contínuo dos profissionais de saúde e a incorporação dos cuidados paliativos nos currículos de todas as profissões do campo da saúde, bem como pela educação de voluntários e do público em geral;
- políticas que garantam a disponibilidade de medicamentos essenciais para o controle dos sintomas, em especial analgésicos opioides para o alívio da dor e do desconforto respiratório.

Os avanços tecnológicos resultaram no aumento da sobrevida em diversas condições crônicas. No entanto, também trouxeram novos desafios em todos os estágios da doença. Durante todo o tratamento e a fase final de vida, ocorrem declínios funcionais e/ou cognitivos, dor total, sintomas de difícil controle e sofrimentos múltiplos.

O diálogo entre a reabilitação e os cuidados paliativos não ocorre de forma linear, mas configura um *continuum* que contribui para a cobertura universal de qualidade (Timm, Thuesen e Clark, 2021; WHO, 2020). As duas abordagens são mais eficazes quanto mais precocemente forem incluídas no curso da doença e no *continuum* de cuidados; não apenas melhoram a qualidade de vida relacionada à saúde da pessoa adoecida e de sua família, como também reduzem as hospitalizações e os procedimentos desnecessários.

A reabilitação e os CP compartilham o uso de abordagens multimodais para gerenciar a dor, os sintomas e os sofrimentos decorrentes de uma ampla gama de condições crônicas — cardiovasculares, respiratórias, neurodegenerativas e oncológicas, entre outras. Todas podem ser debilitantes e estressantes tanto para os enfermos como para seus familiares e cuidadores (Montagnini, Javier e Mitchinson, 2020; Padgett, Asher e Cheville, 2018). Essa integração encontrou sua expressão mais completa na aplicação do termo "reabilitação paliativa".

A abordagem da reabilitação paliativa desperta crescente interesse por auxiliar no manejo dos impactos relacionados à doença desde o diagnóstico, e seus benefícios podem superar os do tratamento-padrão. Os programas de reabilitação oncológica e paliativa devem incluir não somente intervenções físicas de forma condizente com a fase da doença, mas também abordar a dor total em sua multidimensionalidade. Baseado no modelo de reabilitação oncológica proposto por Dietz (1981), a avaliação tem de considerar todas as dimensões do ser humano e ser feita de forma contínua e sistemática, em todas as fases do tratamento, como se vê na Tabela 1 (p. 53).

De acordo com a American Society of Clinical Oncology (Asco), o oferecimento de cuidados paliativos por uma equipe multiprofissional é recomendado para todos os pacientes com câncer e deverá ser iniciado dentro de oito semanas após o diagnóstico (Smith, Phillips e Smith, 2017). Assim, fica claro que os cuidados paliativos não são recomendados apenas na fase de terminalidade.

PROTOCOLO DE REABILITAÇÃO ONCOLÓGICA E PALIATIVA

Para que os serviços de reabilitação oncológica e paliativa sejam consolidados e integrados, é preciso criar protocolos que subsidiem esses serviços de forma eficaz, a fim de que atendam às necessidades de reabilitação de pacientes com câncer em todas as fases da doença. A criação de protocolos que norteiam as equipes favorece o percurso do tratamento oncológico e sua eficácia.

Os protocolos permitem maior integração e coesão da equipe, melhorando a comunicação e promovendo um ambiente de cuidado que respeite os valores e desejos dos pacientes e de seus familiares. Esse aspecto contribui para decisões informadas e alinhadas com as preferências individuais, melhorando a assistência prestada durante toda a trajetória da doença.

Destaque-se que os protocolos não devem restringir o tratamento, mas guiar a equipe quanto à tomada de decisão compartilhada, visando ao plano de cuidados mais adequado e centrado na pessoa, com treinamento, estruturação e capacitação para todos os profissionais envolvidos.

A seguir, será apresentada uma proposta de protocolo de reabilitação oncológica e paliativa no *continuum* de cuidados (Diagrama 1, p. 54), cujo fluxo, do diagnóstico à sobrevivência ou ao fim da vida, deve ser capaz

Tabela 1. Definição e intervenções nas fases da reabilitação oncológica

Fase	Definição e Foco das Intervenções
Preventiva ou de pré-reabilitação	Cuidados preventivos: a reabilitação é iniciada logo após o diagnóstico e envolve a prevenção de agravos e do sofrimento, numa condição em que ainda não há comprometimento funcional e ocupacional significativos. Objetivos: prevenir o aparecimento/reduzir a gravidade das deficiências previstas que podem causar incapacidade significativa. A pessoa está na fase de diagnóstico oncológico, com proposta de tratamento modificador da doença e *performance* funcional. Intervenções que visam melhorar o funcionamento físico e o nível geral de saúde, a manutenção da força e da flexibilidade. Intervenção nutricional precoce, uso de tecnologia para educação e monitoramento da saude.
Restaurativa	Cuidados restaurativos: observam-se incapacidades funcionais e ocupacionais, mas que podem ser restauradas. Objetivos: promover a recuperação e/ou manutenção da função para minimizar incapacidades significativas. A pessoa está na fase ativa da doença e se encontra em tratamento modificador da doença e com *performance* funcional. Intervenções que buscam a recuperação da função física, a reabilitação cognitiva e o controle da fadiga e da dor por meio de terapias físicas, psicossociais e ocupacionais. Oferece-se apoio psicológico para ajuste pós-tratamento e uso de telemedicina para monitoramento contínuo.
Suportiva	Cuidados de apoio ou suporte: doença em progressão, com incapacidades progressivas. Objetivos: fornecer apoio para preservar a autonomia e a independência tanto quanto possível, apesar do declínio funcional. A pessoa apresenta doença de longo curso, cuidado continuado ou de transição, manutenção funcional e ocupacional. Intervenções destinadas a educação para o autocuidado, uso de tecnologias assistivas, terapias não farmacológicas para o controle da dor e de sintomas (fisioterapia e terapia ocupacional específica, exercícios terapêuticos, acupuntura etc.), apoio emocional para gerenciar depressão, ansiedade e angústia existencial, estímulo à autonomia e ao planejamento antecipado de cuidados.
Paliativa	Cuidados de conforto: doença progressiva que causa crescente incapacidade funcional e ocupacional. Transição dos cuidados de longo curso para os cuidados de fim de vida, com destaque para os cuidados dos sofrimentos multidimensionais. Objetivos: minimizar ou eliminar complicações, proporcionar conforto, apoio, bem-estar e qualidade de vida; manter a funcionalidade dentro do possível. Intervenções que minimizem ou eliminem complicações, com controle da dor e dos sintomas refratários, prevenção de contraturas e lesões por pressão, gerenciamento do *delirium* e de outros sintomas cognitivos, apoio espiritual e psicológico ao paciente e à família, uso de ferramentas tecnológicas para acompanhamento e comunicação eficaz com a equipe de saúde.

Fonte: adaptado de Dietz (1981).

de acolher pessoas com todos os tipos de câncer e em qualquer estágio de evolução da doença.

Por meio das avaliações realizadas de forma integrada pela equipe multiprofissional, as pessoas adoecidas podem ser alocadas nos programas considerando a fase de evolução da doença: pré-reabilitação, preventiva, restaurativa, suportiva e paliativa. Cada profissional deverá fazer suas

Diagrama 1. Protocolo de reabilitação oncológica e paliativa no *continuum* de cuidados

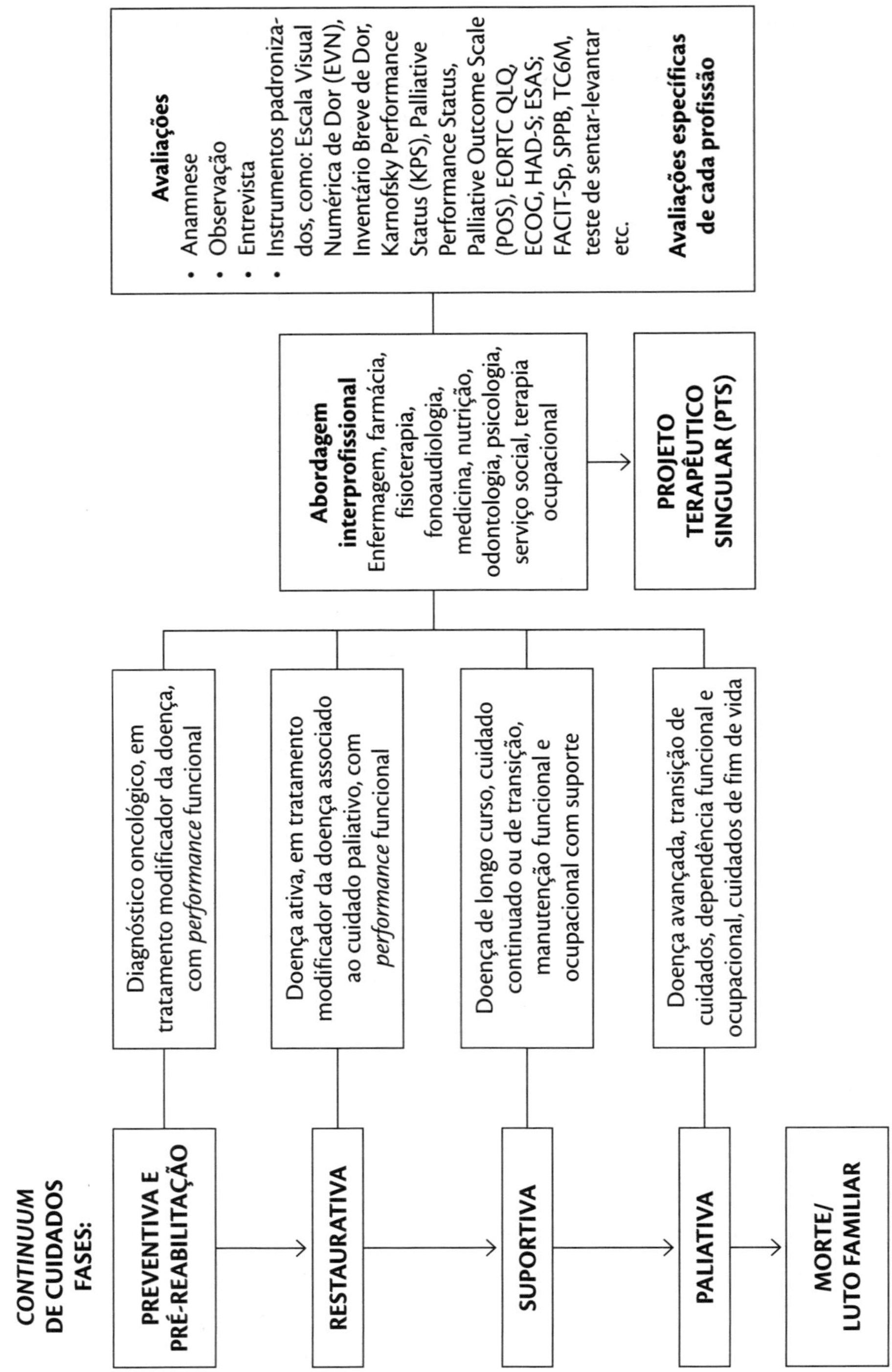

avaliações específicas, conhecer a biografia da pessoa, buscar compreender o impacto da doença e o tratamento no seu cotidiano, compreender aspectos do sofrimento nas dimensões física (habilidades, capacidade, funcionalidade e sintomas), emocional (ansiedade, depressão, luto, angústia, desejos, medo, enfrentamento), social (redes de apoio, trabalho, políticas e acesso) e espiritual (sentido de vida).

Para uma avaliação mais aprofundada e abrangente, considerando as especificidades de cada indivíduo, podem ser utilizados diferentes instrumentos, como escalas ou questionários validados para avaliação de dor. Além daqueles mencionados no Diagrama 1 (Cleeland e Ryan, 1994; Karcioglu *et al.*, 2018; Serlin *et al.*, 1995), citamos a Escala Visual Analógica de Dor (EVA) (Hauser e Walsh, 2008; Price *et al.*, 1983). Há também instrumentos para a avaliação de sintomas, como o Edmonton Symptom Assessment Scale (ESAS) (Bruera *et al.*, 1991; Paiva *et al.*, 2015) e a Hospital Anxiety and Depression Scale (HAD-S) (Zigmond e Snaith, 1983).

Além disso, estão disponíveis escalas de qualidade de vida, como a da European Organisation for Research and Treatment of Cancer (EORTC-QLQ-C30) (Campos *et al.*, 2018; Paiva *et al.*, 2014) e a Palliative Outcome Scale (POS-Br) (Hearn e Higginson, 1999; Rugno, 2017). Entre as escalas de *performance* estão a Karnofsky Performance Status (KPS) (Schag, Heinrich e Ganz, 1984), a Eastern Cooperative Oncology Group (ECOG) (Oken *et al.*, 1982), o Teste de Caminhada de 6 Minutos (TC6M) (Neder, 2011), a Short Physical Performance Battery (SPPB) (Guralnik *et al.*, 1994; Marchon, Cordeiro e Nakano, 2010) e o teste de sentar-levantar e suas variações (Bohannon, 2006). Também podem ser utilizados instrumentos com foco na dimensão da espiritualidade, como a Functional Assessment of Chronic Illness Therapy-Spiritual Well-Being Scale (FACIT-Sp) (Peterman *et al.*, 2002).

O planejamento e a implementação do projeto terapêutico singular (PTS) são conduzidos por uma equipe interprofissional, focada no acompanhamento de casos específicos individuais ou de uma comunidade. O PTS é desenvolvido com base nas necessidades de cada sujeito, em sua visão de vida, subjetividade e em suas particularidades. Por meio de uma interação horizontal entre profissionais da equipe e destes com os pacientes e seus familiares, o PTS deve ser fundamentado nas tecnologias das relações — como acolhimento, escuta e vínculo —, promovendo novos métodos de cuidado em saúde em diferentes níveis de complexidade (Brasil, 2009; Hori e Nascimento, 2014; Jorge *et al.*, 2015).

Nesse sentido, o trabalho em equipe é um elemento essencial para a elaboração pactuada e distribuída do PTS, implicando o compartilhamento de percepções, conhecimentos e reflexões entre profissionais de diversas áreas e visando a uma compreensão mais completa da situação. A construção de um PTS demanda a colaboração de profissionais comprometidos com propostas e ações terapêuticas integradas, com compartilhamento de metas e de responsabilidades (Brasil, 2009; Hori e Nascimento, 2014; Jorge *et al.*, 2015).

Portanto, o PTS é baseado na história do paciente e de sua família, na avaliação de seus problemas, vulnerabilidades e possibilidades, na divisão de responsabilidades e na periodicidade das reavaliações e dos resultados obtidos. A condução do PTS é de responsabilidade da equipe multiprofissional, mas precisa reconhecer o papel ativo do paciente e de sua família, que devem participar da definição de objetivos ou metas sempre que possível (Brasil, 2009; Hori e Nascimento, 2014; Jorge *et al.*, 2015).

As avaliações e reavaliações auxiliam no encaminhamento do paciente para diferentes programas assistenciais na continuidade do protocolo, como: programa de promoção ou manutenção da saúde, da funcionalidade e do desempenho ocupacional; manejo de dor, sintomas e sofrimentos; educação em saúde; humanização em saúde; preparação para desospitalização e preparação para os cuidados de final de vida.

Os programas de acompanhamento precisam conter metas flexíveis e realistas, que devem ser constantemente revistas, considerando as múltiplas necessidades de cada pessoa e a progressão rápida e incerta da doença. Para maior efetividade do plano de cuidados, as intervenções podem ser individuais ou grupais e utilizar diferentes abordagens, recursos terapêuticos e técnicas baseadas em evidências. Após um período previamente estabelecido para tais intervenções, uma reavaliação permitirá a decisão pela alta, pelo encaminhamento ou pelo seguimento, conforme for necessário.

A seguir, apresentaremos modalidades dos programas em cada fase da doença: fases preventiva e de pré-reabilitação (Diagrama 2), fase restaurativa (Diagrama 3), fase suportiva (Diagrama 4) e, por fim, fase paliativa (Diagrama 5).

Diagrama 2. Intervenções para as fases preventiva e de pré-reabilitação da doença oncológica

Fases preventiva e de pré-reabilitação

Promoção/manutenção da saúde, da independência funcional e do desempenho ocupacional. O paciente realiza atividade física regular, manutenção do desempenho ocupacional, exercícios terapêuticos, estratégias de fortalecimento/resistência muscular, exercícios de amplitude de movimento e flexibilidade e treino aeróbico. Tais intervenções estão associadas às ocupações e visam à manutenção do *status* funcional. Utilizam-se estratégias cognitivo-comportamentais, como técnicas de respiração, relaxamento e *mindfulness*, objetivando desenvolver o senso de autoeficácia, o controle e o senso de propósito.

Manejo de dor e sintomas. Nessa fase, o paciente recebe o diagnóstico oncológico, em geral caracterizado por dor, astenia, perda de peso e redução do apetite. Logo, é preciso estabelecer cuidados para a autogestão de sintomas, bem como estratégias de manejo da dor, além de otimizar uma alimentação saudável e favorecer o uso da suplementação e de dietas por meio de grupos interprofissionais.

Educação em saúde. O paciente recebe informações sobre o câncer e o percurso de tratamento. Recomenda-se o uso de cartilhas de orientação geral e gerenciamento de sintomas, a implantação de estratégias para favorecer a aderência ao tratamento, a manutenção da capacidade funcional e o desempenho ocupacional, estimulando hábitos saudáveis (alimentação, prática de exercícios etc.). Implantam-se cuidados para a autogestão dos sintomas, bem como para o manejo da dor. A alimentação saudável é otimizada por meio de grupos multiprofissionais, bem como de suplementação e dietas no que tange a atividades da vida diária (AVD) de alimentação, controle de vícios relacionados ao álcool, tabagismo e outras substâncias. Por fim, faz-se o controle de outras comorbidades.

Diagrama 3. Sugestões de intervenções para a fase restaurativa da doença oncológica

Fase restaurativa

Promoção/manutenção da saúde, da independência funcional e do desempenho ocupacional. Além dos conteúdos apresentados no Diagrama 2, deve-se planejar estratégias como o retorno ao trabalho, a implementação de um programa de exercícios contínuos e o gerenciamento da mobilidade, garantindo que a pessoa retome suas atividades de forma gradual e segura. Além disso, é fundamental incentivar a prática regular de atividade física e mudanças no estilo de vida (dieta equilibrada, abandono do tabagismo e do álcool, boas rotinas de sono etc.). O paciente utiliza ferramentas digitais, como aplicativos móveis e plataformas *online*, para realizar exercícios e reabilitação em casa, o que permite o monitoramento remoto e a personalização dos exercícios. Por fim, introduz-se a reabilitação baseada na comunidade para melhora funcional e ocupacional integrada, especialmente na fase de retorno ao trabalho e às atividades diárias.

Manejo da dor e dos sintomas. Além dos conteúdos citados no Diagrama 2, é preciso lidar com as sequelas do câncer e do tratamento (dispneia, fadiga, edema, astenia, ansiedade, depressão, alterações do sono, constipação, náusea, alterações do apetite, caquexia e neuropatia periférica, entre outras). O paciente recebe apoio psicossocial e espiritual para lidar com as mudanças corporais após o tratamento (por exemplo, atividades para melhorar a autoestima) e ressignificar o sentido de vida.

Educação em saúde. Além dos conteúdos citados no Diagrama 2, o paciente recebe informações sobre o manejo de sintomas associados à doença e/ou ao seu tratamento (por exemplo, problemas de memória ou concentração, alterações de humor, alteração da estrutura e da função do corpo, entre outros), bem como sobre a identificação precoce de problemas de adaptação (por exemplo, choque e descrença, medo e ansiedade, evitação, raiva, culpa e culpabilidade, sentimento de solidão). A terapia cognitivo-comportamental (TCC) digital é introduzida para a redução do estresse e a melhoria da qualidade de vida. A educação interativa *online* por plataformas de educação ou módulos interativos do autogerenciamento do câncer colabora com o processo.

O processo de desospitalização implica o treinamento de uso e higienização de dispositivos em domicílio (traqueostomia, cateter nasal, ostomias, gastrostomia, cateter *port-a-cath*, sonda vesical, sonda nasoenteral, dietas, suplementos, organização de rotina de medicamentos, cuidados com curativos, posicionadores, cuidados com lesão por pressão, indicação e treino de dispositivos de locomoção, uso de tecnologias assistivas e órtese). O paciente recebe orientações para a continuidade do tratamento, a autogestão de sintomas e a acessibilidade domiciliar, além de encaminhamentos para centros de saúde, assistência social e centros comunitários. Telemedicina e dispositivos de monitoramento remoto ajudam a monitorar os sinais vitais, o nível de atividade e a adesão ao tratamento, detectando ainda complicações precoces em domicílio.

Diagrama 4. Sugestões de intervenções para a fase suportiva da doença oncológica

Fase suportiva

Promoção/manutenção da saúde, da independência funcional e do desempenho ocupacional. Além dos conteúdos citados nos Diagramas 2 e 3, os objetivos são identificar e maximizar a capacidade física, a função e a tolerância, prevenindo o desuso e a deterioração muscular. O paciente recebe orientação sobre autocuidado e sobre o uso de dispositivos para aumentar a capacidade de autocuidado e a mobilidade. Reforça-se a utilização de tecnologias assistivas que assegurem função e mobilidade, mesmo que de forma adaptada. Também realiza treino de força e resistência, com exercícios personalizados de acordo com suas capacidades individuais, e telerreabilitação, com exercícios supervisionados remotamente. Implementam-se tecnologias assistivas.

Manejo de dor e sintomas. Além dos conteúdos citados nos Diagramas 2 e 3, utilizam-se estratégias e apoio psicossocial e espiritual, como terapias de grupo baseadas em *mindfulness*, para auxiliar o paciente a lidar com possíveis quadros depressivos, ansiedade, medos, angústias, sofrimentos, sensação de fardo e sobrecarga de cuidados, além de lutos advindos do adoecimento. A ressignificação do sentido de vida é discutida.

Educação em saúde. Além dos conteúdos citados nos Diagramas 2 e 3, treina-se o cuidador (por exemplo, para auxiliar a pessoa nas AVD, a usar os equipamentos, a desenvolver rotinas ocupacionais diárias). Todos os envolvidos recebem informações sobre treinamento de mobilidade, boa mecânica corporal e uso de dispositivos de tecnologia assistiva. Em plataformas de educação digital, têm início programas de suporte estruturado para cuidadores, com treinamento de habilidades específicas e suporte psicológico para reduzir seu estresse e melhorar o bem-estar do paciente.

Desospitalização. Além dos conteúdos citados no Diagrama 3, também se deve ofertar mais informações e cartilhas para prevenir os riscos de acidentes domésticos, buscar grupos de apoio e preparar a família e os cuidadores para o uso de tecnologias assistivas e manobras de transferência ou acompanhamento digital pós-alta, por meio de aplicativos móveis ou ligações telefônicas regulares — o que melhora a continuidade do atendimento e a satisfação do paciente.

Diagrama 5. Sugestões de intervenções para a fase paliativa da doença oncológica

Fase paliativa

Promoção/manutenção da saúde, da independência funcional, do desempenho ocupacional e da autonomia. Visa minimizar/eliminar complicações e facilitar a realização das atividades do cotidiano conforme a escolha e a vontade da pessoa, por meio de estratégias compensatórias e de tecnologias assistivas (facilitação do desempenho ocupacional e da comunicação). Outros objetivos são proporcionar conforto e apoio e manter a função do paciente dentro do possível, considerando o prognóstico, os sintomas e a trajetória da doença. É importante que o planejamento de cuidados avançados seja um processo contínuo, que alinhe os cuidados recebidos e os valores do paciente — isso é essencial para garantir que as preferências dele sejam respeitadas.

Manejo da dor e de outros sintomas. Além dos fatores mencionados nos Diagramas 3 e 4, é essencial prevenir desconfortos, como contraturas articulares, lesões por pressão e deformidades, além de manejar adequadamente o comprometimento sensorial. Assim, é fundamental garantir a posição correta no leito e, quando necessário, utilizar órteses para evitar complicações. O *delirium* também precisa ser cuidadosamente monitorado e tratado, e a equipe deve minimizar o uso de técnicas invasivas — usando tanto abordagens farmacológicas quanto não farmacológicas. Estratégias como a musicoterapia e a arteterapia são benéficas na redução da dor, da ansiedade e do sofrimento emocional.

Educação em saúde. Além dos conteúdos citados nos Diagramas 3 e 4, deve-se rever as possibilidades de autogestão de sintomas desconfortáveis, bem como o apoio e a capacitação de familiares e cuidadores nos cuidados de fim de vida. É fundamental a indicação de grupos de suporte e enfrentamento do luto e de orientação acerca da construção/implementação de projetos de vida e de morte.

Desospitalização. Além dos conteúdos mencionados nos Diagramas 3 e 4, é preciso treinar familiares e cuidadores visando à continuidade dos cuidados no domicílio, bem como de uma comunicação efetiva e acolhedora, em acordo com as demandas do paciente.

Preparação para os cuidados de final de vida. Nessa etapa, procura-se melhorar o bem-estar e a qualidade de vida do paciente por meio do lazer e da realização de atividades significativas, considerando a redução do nível de consciência e da capacidade física e cognitiva. Outras medidas são: proporcionar distração da dor, conforto e controle de sintomas desagradáveis; fornecer apoio emocional e espiritual, resgatando atividades empoderadoras e de ressignificação do sentido de vida; incentivar a construção de mecanismos para a elaboração de perdas e lutos advindos da deterioração do corpo e da finitude da vida. Caso seja de interesse do paciente, é possível obter o apoio de serviços de capelania, respaldando a possibilidade de uma morte digna. É importante que toda a equipe seja continuamente treinada em comunicação compassiva e decisões de fim de vida.

A criação e implementação de protocolos é um importante passo para viabilizar a oferta de serviços de reabilitação oncológica e de reabilitação paliativa no *continuum* de cuidados. Novas pesquisas são necessárias para estabelecer diretrizes baseadas nas melhores evidências científicas para a prática clínica.

CONSIDERAÇÕES FINAIS

A reabilitação paliativa é uma abordagem inovadora que redefine a qualidade de vida de pessoas com doenças crônicas avançadas e necessidades paliativas. Este capítulo explorou seus princípios fundamentais, sua importância na interprofissionalidade dos cuidados e a criação de protocolos para implementá-la no sistema de saúde. Ressalta-se que essa prática deve ser ampliada além da oncologia e de contextos de alta complexidade.

Diversos fatores dificultam sua implementação. O termo "reabilitação" pode gerar expectativas irrealistas de cura entre pacientes, familiares e profissionais, expectativas estas frustradas pelo avanço da doença. Além disso, quando as pessoas estão em cuidados paliativos, é difícil avaliar o impacto da reabilitação, devido às perdas funcionais que elas sofrem. Outras barreiras incluem: ausência de protocolos claros; falta de compreensão, por alguns profissionais de saúde, sobre os benefícios da reabilitação; dificuldades de encaminhamento; falta de acessibilidade a esses serviços; implicações financeiras adversas; expectativas limitadas sobre seus resultados (Rezende *et al.*, 2023); e a escassez de profissionais capacitados, reflexo das lacunas na formação acadêmica nessa área.

Por fim, embora haja desafios e barreiras para a reabilitação paliativa, é preciso desenvolver continuamente pesquisas e melhores práticas, bem como políticas de saúde que apoiem a integração dessa abordagem nos sistemas de saúde no Brasil e no mundo. A implementação de protocolos nos serviços de saúde é um passo importante para que a reabilitação seja de fato oferecida às pessoas com doenças crônicas e avançadas, representando um avanço significativo na forma como entendemos e oferecemos cuidados humanizados e cientificamente fundamentados.

REFERÊNCIAS

BOHANNON, R. W. "Reference values for the five-repetition sit-to-stand test — A descriptive meta-analysis of data from elders". *Perceptual and Motor Skills*, v. 103, n. 1, p. 215-222, 2006. Disponível em: https://doi.org/10.2466/pms.103.1.215-222.

BRASIL. Ministério da Saúde. Secretaria de Atenção à Saúde. Política Nacional de Humanização da Atenção e Gestão do SUS. Clínica ampliada e compartilhada. Brasília: Ministério da Saúde, 2009. Disponível em: http://bvsms.saude.gov.br/bvs/publicacoes/clinica_ampliada_compartilhada.pdf. Acesso em: 4 fev. 2025.

BRUERA, E. *et al.* "The Edmonton Symptom Assessment System (ESAS) — A simple method for the assessment of palliative care patients". *Journal of Palliative Care*, v. 7, n. 2, p. 6-9, 1991.

CAMPOS, J. A. D. B. *et al.* "European Organization for Research and Treatment of Cancer Quality of Life Questionnaire Core 30 — Factorial models to Brazilian cancer patients". *Einstein*, v. 16, n. 1, 2018. Disponível em: https://doi.org/10.1590/S1679-45082018AO4132.

CLEELAND, C. S.; RYAN, K. M. "Pain assessment — Global use of the Brief Pain Inventory". *Annals of the Academy of Medicine, Singapore*, v. 23, n. 2, p. 129-138, 1994.

DIETZ, J. H. *Rehabilitation oncology*. Nova York: John Wiley, 1981.

GURALNIK, J. M. *et al.* "A short physical performance battery assessing lower extremity function — Association with *self*-reported disability and prediction of mortality and nursing home admission". *Journal of Gerontology*, v. 49, n. 2, p. 85-94, 1994.

HARDING, Z.; HALL, C.; LLOYD, A. "Rehabilitation in palliative care — A qualitative study of team professionals". *BMJ Supportive & Palliative Care*, v. 12, n. 1, 2019. Disponível em: https://spcare.bmj.com/content/early/2019/12/29/bmjspcare-2019-002008.info. Acesso em: 31 jan. 2025.

HAUSER, K.; WALSH, D. "Visual analogue scales and assessment of quality of life in cancer". *Journal of Supportive Oncology*, v. 6, n. 6, p. 277-282, jul.-ago. 2008. Disponível em: https://pubmed.ncbi.nlm.nih.gov/18724538/. Acesso em: 4 fev. 2025.

HEARN, J.; HIGGINSON, I. J. "Development and validation of a core outcome measure for palliative care — The palliative care outcome scale. Palliative Care Core Audit Project Advisory Group". *Quality in Healthcare*, v. 8, n. 4, p. 219-227, 1999.

HORI, A. A.; NASCIMENTO, A. F. "O projeto terapêutico singular e as práticas de saúde mental nos Núcleos de Apoio à Saúde da Família (Nasf) em Guarulhos (SP), Brasil". *Ciência & Saúde Coletiva*, v. 19, n. 8, p. 3561-3571, 2014. Disponível em: https://doi.org/10.1590/1413-81232014198.11412013.

JORGE, M. S. B. *et al.* Apoio matricial, projeto terapêutico singular e produção do cuidado em saúde mental". *Texto & Contexto Enfermagem*, v. 24, n. 1, p. 112-120, 2015. Disponível em: https://doi.org/10.1590/0104-07072015002430013.

KARCIOGLU, O. *et al.* "A systematic review of the pain scales in adults — Which to use?" *American Journal of Emergency Medicine*, v. 36, n. 4, p. 707-714, abr. 2018. Disponível em: https://doi.org/10.1016/j.ajem.2018.01.008.

MONTAGNINI, M; JAVIER, N. M.; MITCHINSON, A. "The role of rehabilitation in patients receiving hospice and palliative care". *Rehabilitation Oncology*, v. 38, n. 1, p. 9-21, 2020. Disponível em: https://doi.org/ 10.1097/01.REO.0000000000000196.

MARCHON, R. M; CORDEIRO, R. C.; NAKANO, M. M. "Capacidade funcional — Estudo prospectivo em idosos residentes em uma instituição de longa permanência". *Revista Brasileira de Geriatria e Gerontologia*, v. 13, n. 2, p. 203-214, 2010. Disponível em: https://doi.org/10.1590/S1809-98232010000200005.

NEDER, J. A. "Teste da caminhada de seis minutos na doença respiratória crônica — Simples de realizar, nem sempre fácil de interpretar". *Jornal Brasileiro de Pneumologia*, v. 37, n. 1, p. 1-3, 2011.

OKEN, M. M. *et al.* "Toxicity and response criteria of the Eastern Cooperative Oncology Group". *American Journal of Clinical Oncology*, v. 5, n. 6, p. 649-655, 1982.

PADGETT, L. S.; ASHER, A.; CHEVILLE, A. "The intersection of rehabilitation and palliative care — Patients with advanced cancer in the inpatient rehabilitation setting". *Rehabilitation Nursing*, v. 43, n. 4, p. 219-228, 2018. Disponível em: https://pubmed.ncbi.nlm.nih.gov/29957699/. Acesso em: 31 jan. 2025.

PAIVA, C. E. *et al.* "Further evaluation of the EORTC QLQ-C30 psychometric properties in a large Brazilian cancer patient cohort as a function of their educational status". *Supportive Care in Cancer*, v. 22, n. 8, p. 2151-2160, 2014. Disponível em: https://doi.org/10.1007/s00520-014-2206-3.

_______. "The Brazilian version of the Edmonton Symptom Assessment System (ESAS) is a feasible, valid and reliable instrument for the measurement of symptoms in advanced cancer patients". *PLOS One*, v. 10, n. 7, p. e0132073, 2015. Disponível em: https://doi.org/10.1371/journal.pone.0132073.

PETERMAN, A. H. *et al.* "Measuring spiritual well-being in people with cancer — The Functional Assessment of Chronic Illness Therapy-Spiritual Well-Being Scale (FACIT-Sp)". *Annals of Behavioral Medicine*, v. 24, n. 1, p. 49-58, 2002.

PRICE, D. D. *et al.* "The validation of visual analogue scales as ratio scale measures for chronic and experimental pain". *Pain*, v. 17, n. 1, p. 45-56, 1983.

REZENDE, G. *Cuidados paliativos e reabilitação para a população oncológica adulta — Um estudo qualitativo multicêntrico com enfermeiros e terapeutas ocupacionais do Brasil e da Inglaterra*. Tese (doutorado em Enfermagem em Saúde Pública) — Universidade de São Paulo, Ribeirão Preto, 2022.

REZENDE, G. *et al.* "The importance of a continuum of rehabilitation from diagnosis of advanced cancer to palliative care". *Disability and Rehabilitation*, v. 45, n. 24, p. 3978-3988, dez. 2023. Disponível em: https://doi.org/10.1080/09638288.2022.2140456.

RUGNO, F. C. *Validação da versão adaptada para o português do Brasil da Palliative Care Outcome Scale (POS)*. Tese (doutorado em Ciências) — Universidade de São Paulo, Ribeirão Preto, 2017.

RUNACRES, F.; GREGORY, H.; UGALDE, A. "The horse has bolted I suspect — A qualitative study of clinicians' attitudes and perceptions regarding palliative rehabilitation". *Palliative Medicine*, v. 31, n. 7, p. 642-650, 2017.

SERLIN, R. C. *et al.* "When is cancer pain mild, moderate or severe? Grading pain severity by its interference with function". *Pain*, v. 61, n. 2, p. 277-284, maio 1995. Disponível em: https://doi.org/10.1016/0304-3959(94)00178-H.

SCHAG, C.; HEINRICH, R.; GANZ, P. "Karnofsky Performance Status revisited — Reliability, validity, and guidelines". *Journal of Clinical Oncology*, v. 2, n. 3, p. 187-193, 1984.

SMITH, C. B.; PHILLIPS, T.; SMITH, T. J. "Using the new Asco clinical practice guideline for palliative care concurrent with oncology care using the TEAM approach". *American Society of Clinical Oncology Educational Book*, v. 37, p. 714-723, 2017.

TIBERINI, R.; RICHARDSON, H. *Rehabilitative palliative care — Enabling people to live fully until they die — A challenge for the 21st century*. Londres: Hospice UK, 2015. Disponível em: https://www.hospiceuk.org/publications-and-resources/rehabilitative-palliative-care-enabling-people-live-fully-until-they-die. Acesso em: 30 jan. 2025.

TIMM, H.; THUESEN, J.; CLARK, D. "Rehabilitation and palliative care — Histories, dialectics and challenges". *Welcome Open Research*, v. 6, 2021. Disponível em: https://doi.org/10.12688/wellcomeopenres.16979.1.

WHO (World Health Organization). *Declaration of Alma-Ata*. International Conference on Primary Health Care, Alma-Ata, União Soviética, 6-12 set. 1978. Disponível em: https://cdn.who.int/media/docs/default-source/documents/almaata-declaration-en.pdf?sfvrsn=7b3c2167_2. Acesso em: 12 fev. 2025.

_______. *Policy brief on integrating rehabilitation into palliative care services*. 2023. [*S. l.*]: WHO, 2023. Disponível em: https://www.who.int/europe/publications/i/item/WHO-EURO-2023-5825-45590-68173. Acesso em: 12 fev. 2025.

ZIGMOND, A. S.; SNAITH, R. P. "The hospital anxiety and depression scale". *Acta Psychiatrica Scandinavica*, v. 67, n. 6, p. 361-370, 1983.

4. DOR TOTAL E REABILITAÇÃO PALIATIVA

Cristiane Aparecida Gomes-Ferraz
Rodolfo Moraes Silva
Marysia Prado De Carlo

Se você tratar uma doença, você ganha ou perde. Se você tratar uma pessoa, garanto que você vai ganhar, não importa o resultado.

— *Patch Adams*

INTRODUÇÃO

A dor é uma experiência sensitiva e emocional desagradável associada, ou semelhante àquela associada, a uma lesão tecidual real ou potencial (Santana *et al.*, 2020). Muito além da sensação física, portanto, a dor é uma percepção moldada pela personalidade de quem a sente e varia de acordo com as crenças e os valores individuais de cada um, sendo muitas vezes uma das principais fontes de sofrimento para quem a vivencia.

Segundo a International Association on the Study of Pain (Iasp), a dor é um fenômeno multidimensional composto pelas esferas física, emocional, social e espiritual (Iasp, 2020; Melo e Gomes, 2023). Essa definição de dor veio acompanhada de seis definições:

- A dor é sempre uma experiência pessoal influenciada, em graus variáveis, por fatores biológicos, psicológicos e sociais.
- Dor e nocicepção são fenômenos diferentes. A dor não pode ser determinada exclusivamente pela atividade dos neurônios sensitivos.
- Por meio de suas experiências de vida, as pessoas aprendem o conceito de dor.

- O relato de uma pessoa a respeito de uma experiência de dor deve ser respeitado.
- Embora a dor geralmente cumpra um papel adaptativo, ela pode ter efeitos adversos na função e no bem-estar social e psicológico.
- A descrição verbal é apenas um dos vários comportamentos para expressar a dor; a incapacidade de comunicação não invalida a possibilidade de um ser humano ou um animal sentir dor.

A classificação da dor pode ser definida com base em fatores como localização, gravidade e determinação temporal/duração, sendo dor aguda (inferior a 30 dias) ou crônica (maior que 12 semanas) e, pela fisiopatologia, como dor nociceptiva, dor neuropática e dor nociplástica (mista) (Iasp, 2020; Basbaum, 2009).

A dor nociceptiva é caracterizada pela preservação e segurança da pessoa. É produzida por qualquer tecido que não seja nervoso, a partir da estimulação dos nociceptores, que são receptores de perigo. Em geral, serve para alertar o corpo de que algo está errado.

Já a dor neuropática resulta da lesão das vias nociceptivas ascendentes e moduladoras descendentes. É ocasionada por dano ou doença no sistema nervoso central ou periférico e normalmente relatada como sensação de queimação, choque e latejamento (Galhardoni *et al.*, 2015). Pode derivar da compressão do nervo próximo à sua saída na coluna vertebral (radiculopatia), de parte do seu trajeto (caso de doenças como a hanseníase) ou de um nervo mais central. Na disfunção do sistema nervoso central e/ou periférico, surge dor porque as vias lesadas reagem de forma anormal aos estímulos (Riedel e Neeck, 2001).

Por sua vez, a dor nociplástica provém do aumento da sensibilidade do sistema nervoso central e está mais associada a dores de longa duração. É como se a lesão inicial já tivesse cicatrizado e o sistema nervoso central continuasse produzindo dor. Tem característica mais desproporcional, mais difícil de ser explicada e, geralmente, se caracteriza por localizações dolorosas múltiplas e variáveis no tempo, por vezes consideradas muito antigas pelo paciente (Varandas, 2013).

As síndromes dolorosas relacionadas ao câncer podem ser agudas ou crônicas, com origem nociceptiva (somática ou visceral), neuropática ou mista. Na maioria dos casos, têm características de dor crônica e origem mista. Essas síndromes podem ser recorrentes, episódicas ou ambas, incluindo a dor de ruptura (*breakthrough pain*) ou dor incidental, associada ao movimento (Subi *et al.*, 2017).

O componente fisiológico da dor é chamado de nocicepção. Ele abrange os processos de transdução, transmissão e modulação de sinais neurais gerados em resposta a um estímulo nocivo externo. Além disso, envolve o reconhecimento de sinais dolorosos pelo sistema nervoso, que formula informações relacionadas à lesão (Basbaum e Jessel, 2000; Tazawa, 2006; Klaumann, Wouk e Sillas, 2008). Porém, a nocicepção, por si só, não é capaz de explicar a sensação dolorosa, sendo fundamental considerar também a modulação por meio dos aspectos cognitivo, emocional e espiritual (Fuchs e Vannmacher, 2017). Estudos neuroanatômicos indicam que regiões do cérebro responsáveis pela cognição e pela emoção (sistema límbico, tálamo e córtex, entre outros) modulam positiva e negativamente a percepção e a interpretação da dor pelo ser humano (Pimenta e Ferreira, 2006).

Apesar do crescimento observado nas últimas décadas de estudos sobre os processos de diagnóstico e tratamento da dor e do desenvolvimento de novas opções analgésicas, muitos pacientes têm dor mal controlada, o que resulta em pior qualidade de vida. No caso das doenças crônicas, a dor se faz frequente e configura uma experiência penosa para a maioria das pessoas.

A experiência da dor é individual e única para cada pessoa. Ela está intrinsecamente relacionada às concepções de dor e seu manejo adquiridos na convivência social e em experiências anteriores, além de ser influenciada pelo conhecimento prévio de um dano, seja ele real ou presumido (Arantes e Maciel, 2008). Além disso, o sofrimento doloroso é um fenômeno multidimensional e subjetivo, no qual os aspectos fisiológicos, emocionais, sociais e espirituais perfazem a representação de fatores que influenciam a expressão e a vivência da nocicepção (Nascimento *et al.*, 2011).

De acordo com a abordagem biopsicossocial, o ser humano é um ser multidimensional (biológico, emocional, social e espiritual) que organiza, armazena e atribui significados aos processos vivenciados, produzindo diferentes formas de se portar perante o adoecimento. Na experiência da dor, cognição, humor, ambiente e comportamento estão diretamente conectados ao papel que a dor e o sofrimento desempenham na vida da pessoa (Flores e Costa Jr., 2008; Sardá Jr. *et al.*, 2012). Assim, são necessárias abordagens multidimensionais e humanistas no tratamento da dor. Esta deve ser avaliada de forma holística e manejada por meio do trabalho de uma equipe interprofissional (Gomes-Ferraz *et al.*, 2022; Gomes-Ferraz, 2022).

DOR TOTAL E CUIDADOS PALIATIVOS

Cicely Saunders, pioneira nos cuidados paliativos nascida na Inglaterra, graduou-se assistente social, enfermeira e médica e dedicou a vida a cuidar de pacientes sem possibilidade de tratamento curativo. Considerava que, mesmo quando não é possível curar, ainda é possível cuidar. Ela implementou os cuidados paliativos e a reabilitação da pessoa com necessidades paliativas de forma que ela possa viver com dignidade até a sua morte (Runacres, Gregory e Ugalde, 2016).

Saunders propôs a definição de "dor total" em 1964. Trata-se de um conceito multidimensional que amplia o olhar sobre as relações saúde-doença e sobre seu impacto em todos os domínios da vida do ser humano (Hennemann-Krause, 2012). Em 1967, Saunders fundou em Londres o St. Christopher's Hospice com o objetivo de cuidar de pessoas em cuidados paliativos com uma equipe multiprofissional (Saunders, 1990).

A definição de dor total emergiu de sua prática de acompanhamento de pessoas com doenças potencialmente fatais, que lhe permitiu constatar que os tratamentos tradicionais da época para o alívio da dor crônica eram insuficientes. Saunders percebeu que os pacientes apresentavam um complexo estado de sentimentos dolorosos que incluíam não apenas a dor física (nocicepção), mas também a dor psíquica (medo do sofrimento, da morte, raiva, tristeza, insegurança, desespero, depressão), a dor social (rejeição, dependência, sentimento de inutilidade, perda de papéis ocupacionais) e a dor espiritual (falta de sentido na vida e na morte, medo do pós-morte, culpas diante de Deus) (Saunders, 1990; Clark, 1999).

A dor total está ligada à narrativa e à biografia de cada indivíduo, o que pressupõe a necessidade de ouvir a sua história e compreender sua experiência de forma subjetiva e multifacetada (Saunders, 1990). Avaliar e entender a dor total da pessoa com doença crônica potencialmente fatal é fundamental para o estabelecimento do plano de cuidados paliativos.

A persistência da dor tem influência decisiva tanto na diminuição da qualidade de vida como em atitudes mal adaptativas perante a doença. A forma como a pessoa sente, relata e tolera a dor reflete suas crenças e atitudes, que, por sua vez, estão intimamente atreladas a sua vivência e experiências prévias. Conhecer o comportamento e as expectativas da pessoa acometida e de seus familiares no tratamento da dor é importante para estabelecer a meta terapêutica e analisar e interpretar corretamente a dor desse indivíduo (Pimenta e Ferreira, 2006).

O estresse gerado pela dor, por exemplo, contribui para a redução da capacidade funcional, o aumento da dependência e a lentificação dos processos de reabilitação e de recuperação de danos. Pode levar a alterações do humor, isolamento social, distúrbio do sono, alterações de apetite, dificuldade de movimentação e deambulação, prejuízo da autoavaliação de saúde, aumento da necessidade de gastos médicos e comprometimento da qualidade de vida (Kanematsu *et al.*, 2022).

O manejo efetivo da dor começa com uma avaliação apropriada, que implica documentar suas características, determinar seus mecanismos, identificar fatores moduladores e definir um tratamento objetivo e personalizado da dor, realizando-se reavaliações regulares ao longo do tempo (Hui e Bruera, 2014; Wiermann *et al.*, 2014).

Como a dor não identificada não pode ser tratada, os dados colhidos na avaliação são a base da identificação de componentes que possam estar interferindo no processo de cuidado, sejam eles cognitivos, emocionais, espirituais e/ou sociais. A avaliação e a compreensão da dor em sua totalidade e complexidade devem considerar o que a pessoa diz que sente e, quando estiver incapacitada para descrevê-la, deve-se observar o seu comportamento e obter a impressão que o cuidador tem sobre a situação (Arantes e Maciel, 2008). Esse processo exige não apenas conhecimentos técnico-científicos como também mudanças de postura e comportamento, sensibilidade e dedicação da equipe multiprofissional (Fontes e Jaques, 2015).

Assim, ao avaliar a dor de pessoas em cuidados paliativos, a equipe de saúde precisa identificar suas necessidades numa perspectiva da integralidade. Diversos instrumentos multidimensionais para avaliação da qualidade de vida, validados e disponíveis hoje no Brasil, mensuram as dimensões física, espiritual, emocional e social, mas não são específicos para a avaliação da experiência dolorosa. Existem avaliações unidimensionais e específicas de dor física, mas é preciso que sejam consideradas dentro do conjunto da avaliação multidimensional, com o cuidado de não sobrecarregar ainda mais a pessoa adoecida com diferentes exigências de avaliações e intervenções.

DOR TOTAL E REABILITAÇÃO PALIATIVA

A reabilitação desempenha um papel relevante no cuidado de pessoas acometidas por diferentes patologias crônico-degenerativas limitadoras da vida, mas ainda é pouco conhecida pelos profissionais de saúde e pela sociedade no contexto dos cuidados paliativos (Silver *et al.*, 2015; Eyigor, 2010). Essa compreensão limitada pode ser uma barreira para o envolvimento dos profissionais e para que o paciente e sua família reconheçam a importância da reabilitação em cuidados paliativos (Harding, Hall e Lloyd, 2022).

O conceito de "reabilitação paliativa" implica o oferecimento de tratamento adequado para a pessoa que apresenta necessidades paliativas. O objetivo é melhorar sua qualidade de vida e alcançar seu melhor potencial físico, emocional, social, cognitivo, espiritual e ocupacional, mesmo dentro das limitações impostas pelo adoecimento, independentemente da sua expectativa de vida. Abre espaço para novos olhares acerca do tratamento, sobretudo daqueles que vivenciam um processo doloroso (Minosso, Souza e Oliveira, 2016).

Payne *et al.* (2018) definiram reabilitação paliativa como um processo educacional de resolução de problemas, focado na busca das melhores formas de enfrentamento das limitações, das incapacidades e dos sofrimentos impostos pelo adoecimento e pelos tratamentos. É uma abordagem direcionada à função e à qualidade de vida, que deve ser oferecida por uma equipe interprofissional, com objetivos alinhados aos valores, crenças e desejos dos pacientes e de seus familiares. Visa otimizar o bem-estar, a qualidade de vida e a participação social, assim como reduzir o estresse no cuidador ou familiar no contexto de uma doença progressiva que ameaça a continuidade da vida (Nottelman *et al.*, 2019; Villalobos, Jiménez e Sánchez, 2017).

Os diversos sintomas que podem acometer pacientes em cuidados paliativos influenciam diretamente o processo de reabilitação, afetando tanto a capacidade quanto a motivação da pessoa para participar das intervenções propostas. A dor e sintomas como fadiga, dispneia e ansiedade podem limitar a tolerância do paciente à atividade física, dificultar a concentração e a participação em atividades terapêuticas e comprometer sua adesão ao plano de cuidados. Além disso, a variabilidade dos sintomas pode influenciar a resposta da pessoa à reabilitação, com períodos de melhora e períodos de deterioração funcional (Jones *et al.*, 2013).

A reabilitação no contexto dos cuidados paliativos fornece apoio para que o paciente mantenha uma participação o mais ampla possível na vida cotidiana, com senso de dignidade e de competência, capacidade e resistência, ao mesmo tempo que procura se adaptar às incertezas e perdas resultantes do processo de adoecimento. As abordagens de reabilitação e o tratamento adaptativo da dor se unem no conceito da reabilitação paliativa e são adequadas para cuidados paliativos, pois podem melhorar a capacidade da pessoa de alcançar melhor função e qualidade de vida (Eva e Payne, 2014; Benson, Fry e Rychel, 2023).

De acordo com Saotome e colaboradores (2018), uma das maiores preocupações que pacientes em cuidados paliativos podem apresentar é o medo de perder a capacidade de participar das atividades desejadas, a independência, a autonomia e a manutenção das tarefas cotidianas.

Portanto, a reabilitação no contexto dos cuidados paliativos, por meio da assistência interprofissional, deve ser oferecida também para prevenir a privação ocupacional, aumentar a participação social e minimizar o estresse do cuidador.

A reabilitação paliativa pode aumentar a qualidade de vida, a independência funcional e a mobilidade, melhorar o desempenho nas atividades cotidianas, trazer alívio da dor e de sintomas, aumentar a resistência e melhorar a condição emocional de um paciente enquanto o ajuda a enfrentar a possibilidade da morte (Barawid *et al.*, 2015; Wiskemann *et al.*, 2016; Cheville *et al.*, 2013; Hasegawa *et al.*, 2016; Lee *et al.*, 2018; Saotome *et al.*, 2018).

É importante destacar que a adequada identificação e abordagem interdisciplinar da dor total facilita o processo de reabilitação paliativa, uma vez que o paciente tende a se sentir mais disposto. Já a pessoa que não recebe o tratamento adequado para sua dor tende a se interessar menos pelas atividades de reabilitação, não apenas pelo componente físico, mas também psicossocial e espiritual. Essa interligação é destacada na Figura 1:

Figura 1. Relação entre dor total e reabilitação paliativa

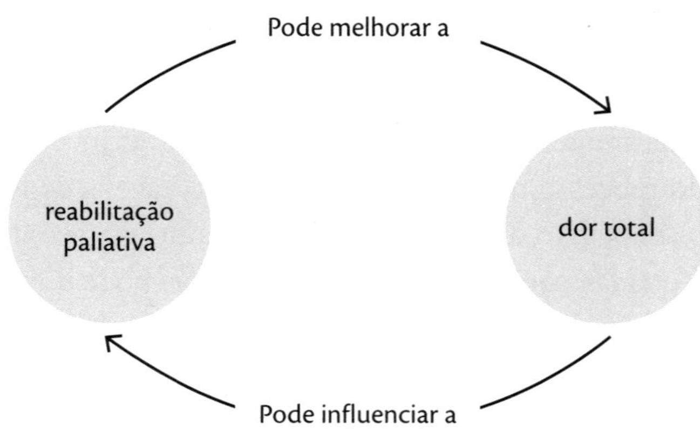

Fonte: elaborado pelos autores.

Portanto, a reabilitação paliativa está associada tanto à otimização da utilização dos recursos terapêuticos disponíveis quanto à preparação do paciente e de sua família para o final da vida, de forma a reduzir o sofrimento psicossocial e espiritual (Tiberini e Richardson, 2015; Taniwaki *et al.*, 2018; Vanbutsele *et al.*, 2019). O encaminhamento para a reabilitação paliativa está relacionado ao controle da dor e dos sintomas, à melhoria da qualidade de vida, ao planejamento antecipado de cuidados e aos cuidados no fim da vida. Esse encaminhamento aumenta o senso de controle e as possibilidades de viver da melhor maneira possível até os últimos dias (Villalobos, Jiménez e Sánchez, 2017; Nottelman *et al.*, 2019).

CONSIDERAÇÕES FINAIS

Mesmo nos estágios mais avançados da doença, a reabilitação paliativa pode ajudar a preservar a autonomia, o senso de controle e segurança, ressignificar a vida e aliviar a dor total em todos os seus componentes, mantendo a qualidade de vida e a dignidade das pessoas com necessidades paliativas e de seus familiares.

REFERÊNCIAS

ARANTES, A. C. L. Q.; MACIEL, M. G. S. "Avaliação e tratamento da dor". *In:* OLIVEIRA, R. A. *Cuidado paliativo*. São Paulo: Conselho Regional de Medicina do Estado de São Paulo, 2008. p. 370-391

BARAWID, E. *et al.* "The benefits of rehabilitation for palliative care patients". *American Journal of Hospice and Palliative Medicine*, v. 32, n. 1, p. 34-43, 2015.

BASBAUM, A. I. "Basic mechanisms". *Pain management secrets*. [*e-book*]. [*S. l.*]: Mosby Elsevier, 2009.

BASBAUM, A. I.; JESSELL T. "The perception of pain". *In:* KANDEL, E. R. *et al. Principles of neuroscience*. Nova York: Appleton and Lange, 2000. p. 472-491.

BENSON, J., FRY, L.; RYCHEL, J. "Use of rehabilitation therapy in palliative care patients". *Veterinary Clinics: Small Animal Practice*, v. 53, n. 4, p. 897-919, 2023. Disponível em: https://doi.org/10.1016/j.cvsm.2023.02.016.

CHEVILLE, A. L. *et al.* "A home-based exercise program to improve function, fatigue, and sleep quality in patients with Stage IV lung and colorectal cancer — A randomized controlled trial". *Journal of Pain and Symptom Management*, v. 45, n. 5, p. 811-821, 2013.

CLARK, D. "'Total pain', disciplinary power and the body in the work of Cicely Saunders, 1958-1967". *Social Science & Medicine*, v. 49, n. 6, p. 727-736, 1999.

EVA, G.; PAYNE, C. "Developing research capital in palliative rehabilitation — A ten point manifesto". *Progress in Palliative Care*, v. 22, n. 6, p. 311-312, 2014.

EYIGOR, S. "Physical activity and rehabilitation programs should be recommended on palliative care for patients with cancer". *Journal of Palliative Medicine*, v. 13, n. 10, p. 1183, 2010.

FLORES, A. M. N.; COSTA JR., A. L. "Modelo biopsicossocial e formulação comportamental — Compreendendo a cefaleia do tipo tensional". *Psicologia em Estudo*, Maringá, v. 13, n. 1, p. 143-151, 2008.

FONTES, K. B.; JAQUES, A. E. "A interface da assistência de enfermagem com o controle da dor oncológica". *Arquivos de Ciências da Saúde da Unipar*, v. 17, n. 1, 2015.

FUCHS, F. D.; VANNMACHER, L. *Farmacologia clínica e terapêutica*. 5. ed. Rio de Janeiro: Guanabara Koogan, 2017.

GALHARDONI, R. *et al.* "Repetitive transcranial magnetic stimulation in chronic pain — A review of the literature". *Archives of Physical Medicine and Rehabilitation*, v. 96, n. 4, p. 156-172, 2015.

GOMES-FERRAZ, C. A. *Dor total de pessoas com câncer de pulmão avançado — Estudo com método misto*. Tese (doutorado em Ciências) — Universidade de São Paulo, Ribeirão Preto, 2022. Disponível em: https://doi.org/10.11606/T.22.2022.tde-08032023-155826.

GOMES-FERRAZ, C. A. *et al.* "Assessment of total pain in people in oncologic palliative care — Integrative literature review". *Palliative Care and Social Practice*, v. 16, 2022. Disponível em: https://doi.org/10.1177/263235242211252.

HARDING, Z.; HALL, C.; LLOYD, A. "Rehabilitation in palliative care — A qualitative study of team professionals". *BMJ Supportive & Palliative Care*, v. 12, n. e1, p. e28-e38, 2022.

HASEGAWA, T. *et al.* "Prevalence of unmet needs and correlated factors in advanced-stage cancer patients receiving rehabilitation". *Supportive Care in Cancer*, v. 24, n. 11, p. 4761-4767, 2016. Disponível em: https://doi.org/10.1007/s00520-016-3327-7.

HENNEMANN-KRAUSE, L. "Dor no fim da vida — Avaliar para tratar". *Revista Hospital Universitário Pedro Ernesto*, v. 11, n. 2, 2012.

HUI, D.; BRUERA, E. "A personalized approach to assessing and managing pain in patients with cancer". *Journal of Clinical Oncology*, v. 32, n. 16, p. 1640, 2014.

IASP (International Association on the Study of Pain). "Iasp announces revised definition of pain", 16 jul. 2020. Disponível em: https://www.iasp-pain.org/publications/iasp-news/iasp-announces-revised-definition-of-pain. Acesso em: 25 mar. 2025.

JONES, L. W. *et al.* "Quantitative assessment of cardiorespiratory fitness, skeletal muscle function, and body composition in adults with primary malignant glioma". *Cancer,* v. 116, n. 3, p. 695-704, 2013.

KANEMATSU, J. S. *et al.* "Impacto da dor na qualidade de vida do paciente com dor crônica". *Revista de Medicina*, v. 101, n. 3, e-192586, 2022. Disponível em: https://doi.org/10.11606/issn.1679-9836.v101i3e-192586.

KLAUMANN, P. R.; WOUK, A. F. P. F.; SILLAS, T. "Patofisiologia da dor". *Archives of Veterinary Science*, v. 13, n. 1, p. 1-12, 2008. Disponível em: https://revistas.ufpr.br/veterinary/article/view/11532/8022. Acesso em: 6 fev. 2025.

LEE, C. H. *et al.* "Rehabilitation of advanced cancer patients in palliative care unit". *Annals of Rehabilitation Medicine*, v. 42, n. 1, p. 166-174. 2018. Disponível em: https://doi.org/10.5535/arm.2018.42.1.166.

MELO, C. de F.; GOMES, A. M. L. "Dor total em pacientes oncológicos — Uma revisão integrativa da literatura". *Psicologia em Estudo*, v. 28, e53629, 2023. Disponível em: https://doi.org/10.4025/psicolestud.v28i0.53629.

MINOSSO, J. S. M.; SOUZA, L. J.; OLIVEIRA, M. A. C. "Rehabilitation in palliative care". *Texto & Contexto — Enfermagem*, v. 25, n. 3, p. e1470015, 2016. Disponível em: https://doi.org/10.1590/0104-07072016001470015.

NASCIMENTO, L. A. *et al.* "Manejo da dor e dificuldades relatadas pela equipe de enfermagem na administração de opioides". *Revista Eletrônica de Enfermagem*, v. 13, n. 4, p. 714-720, 2011. Disponível em: http://www.revistas.ufg.br/index.php/fen/article/view/10432/10222. Acesso em: 6 fev. 2025.

NOTTELMAN, L. *et al.* "A new model of early, integrated palliative care: palliative rehabilitation for newly diagnosed patients with non-resectable cancer". *Supportive Care in Cancer*, v. 27, n. 9, p. 3291-3300, 2019. Disponível em: https://doi.org/10.1007/s00520-018-4629-8.

PAYNE, C. *et al.* "Qualitative exploration of patient and healthcare professionals' views and experiences of palliative rehabilitation during advanced lung cancer treatment". *Palliative Medicine*, v. 32, n. 10, p. 1624-1632, 2018. Disponível em: https://doi.org/10.1177/0269216318794086.

PIMENTA, C. A. M.; FERREIRA, K. A. S. L. "Dor no doente com câncer". *In:* PIMENTA, C. A. M.; MOTA, D. D. C. F.; CRUZ, D. A. L. M. *Dor e cuidados paliativos — Enfermagem medicina e psicologia*. Barueri: Manole, 2006. p. 124-166.

RIEDEL, W.; NEECK, G. "Nociception, pain and antinociception — Current concepts". *Zeitschrift für Rheumatologie*, v. 60, n. 6, p. 404-415, 2001

RUNACRES, F.; GREGORY, H.; UGALDE, A. "'The horse has bolted I suspect' — A qualitative study of clinicians' attitudes and perceptions regarding palliative rehabilitation". *Palliative Medicine*, v. 31, n. 7, p. 642-650, 26 set. 2016. Disponível em: https://doi.org/10.1177/0269216316670288.

SANTANA, J. M. *et al.* "Revised definition of pain after four decades". *Brazilian Journal of Pain*, v. 3, n. 3, p. 197-198, jul. 2020. Disponível em: https://doi.org/10.5935/2595-0118.20200191.

SAOTOME, T. *et al.* "Assessment of activities of daily living and quality of life among palliative care inpatients — A preliminary prospective cohort study". *Progress in Palliative Care*, v. 26, n. 1, p. 14-21, 2018. Disponível em: https://doi.org/10.1080/09699260.2018.1427677.

SARDÁ JR., J. J. *et al.* "Preditores biopsicossociais de dor, incapacidade e depressão em pacientes brasileiros com dor crônica". *Revista Dor*, v. 13, n. 2, p. 111-118, 2012.

SAUNDERS, C. "The evolution of the hospice". *The Management of Pain*, v. 167, 1990.

SILVER, J. K. *et al.* "Cancer rehabilitation and palliative care — Critical components in the delivery of high-quality oncology services". *Supportive Care in Cancer*, v. 23, n. 12, p. 3633-3643, 2015. Disponível em: https://doi.org/10.1007/s00520-015-2916-1.

SUBI, K. R. R. *et al.* "Dor oncológica". *In:* SANTOS, A. F. J. *et al. Manual de oncologia clínica do Brasil — Cuidados paliativos*. São Paulo: Dendrix, 2017.

TANIWAKI L. *et al.* "Timing of palliative care access and outcomes of advanced cancer patients referred to an inpatient palliative care consultation team in Brazil". *Palliative & Supportive Care*, v. 17, n. 4, p. 425-430, 2018. Disponível em: https://doi.org/10.1017/S1478951518000597.

TAZAWA, N. *Modelagem da dor utilizando-se redes neurais artificiais*. Dissertação (mestrado em Engenharia Elétrica) — Universidade de São Paulo, São Paulo, 2006. Disponível em: https://doi.org/10.11606/D.3.2006.tde-14122006-153805.

TIBERINI, R.; RICHARDSON, H. *Rehabilitative palliative care — Enabling people to live fully until they die: a challenge for the 21st century*. Londres: Hospice UK, 2015. Disponível em: https://www.hospiceuk.org/publications-and-resources/rehabilitative-palliative-care-enabling-people-live-fully-until-they-die. Acesso em: 3 abr. 2025.

VANBUTSELE, G. *et al.* "Use and timing of referral to specialized palliative care services for people with cancer — A mortality follow-back study among treating physicians in Belgium". *PLOS One*, v. 14, n. 1, 2019. Disponível em: https://doi.org/10.1371/journal.pone.0210056.

VARANDAS, C. M. B. *Fisiopatologia da dor*. Dissertação (mestrado em Ciências Farmacêuticas) — Universidade Fernando Pessoa, Porto, 2013. Disponível em: https://bdigital.ufp.pt/bitstream/10284/3955/3/Cl%c3%a1udiaVarandasPPG.pdf. Acesso em: 6 fev. 2025.

VILLALOBOS V. U.; JIMÉNEZ, L. M; SÁNCHEZ, A. M. "Descripción de la población de personas con cáncer de mama referida al Programa de Rehabilitación en Cáncer y Cuidados Paliativos del Servicio de Fisiatría del Hospital Dr. Rafael Ángel Calderón Guardia, 01 de junio del 2012 al 31 de mayo del 2013". *Revista Costarricense de Salud Pública*, v. 26, n. 1, p. 30-44, jan.-jun. 2017. Disponível em: https://pesquisa.bvsalud.org/portal/resource/pt/biblio-844779. Acesso em: 14 mar. 2025.

WIERMANN, E. G. *et al.* "Consenso brasileiro sobre manejo da dor relacionada ao câncer". *Revista Brasileira de Oncologia Clínica*, v. 10, n. 38, 2014.

WISKEMANN, J. *et al.* "Positive study — Physical exercise program in non-operable lung cancer patients undergoing palliative treatment". *BMC Cancer*, v. 16, p. 1-9, 2016.

5. COMO COMUNICAR NOTÍCIAS DIFÍCEIS NA REABILITAÇÃO PALIATIVA?

Nereida Kilza da Costa Lima
Maria Fernanda Barbirato da Mata Tiezzi
Maria Izaura Sedoguti Scudeler Agnollitto

Conheça todas as teorias, domine todas as técnicas, mas, ao tocar uma alma humana, seja apenas outra alma humana.

— Carl Gustav Jung

O dicionário Aurélio informa que comunicação é o processo pelo qual informações são compartilhadas, transmitidas ou trocadas entre indivíduos, grupos ou sistemas (Ferreira, 1999). Envolve a criação, transmissão, recepção e interpretação de mensagens por meio de diversos canais, como linguagem verbal, não verbal, escrita, gestos e símbolos, entre outros, desempenhando papel fundamental em todas as interações humanas e permitindo a troca de ideias, emoções, conhecimentos e experiências. É essencial para a construção de relacionamentos interpessoais, a coordenação de atividades em grupos, a disseminação de informações e a expressão da identidade individual e coletiva.

No contexto da saúde, a boa comunicação vai além dessa troca de informações. Ela se torna uma ferramenta indispensável e, quando bem utilizada, produz bons vínculos entre paciente, equipe e família, fazendo que sentimentos, medos, dúvidas, conflitos e anseios aflorem no momento de diagnóstico ou durante o acompanhamento. Além disso, é por meio dela que diagnósticos são informados e resultados de exames, condição clínica, prognósticos, possíveis tratamentos e dados relevantes sobre tomadas de decisão são ofertados aos pacientes. Dessa forma, entendemos que pacientes que estabelecem uma boa relação com a equipe de saúde tendem a dividir mais informações a respeito da sua saúde, de sintomas, aflições e dúvidas, concedendo aos profissionais uma oportunidade de acolhimento e escuta terapêutica (Silva e Araújo, 2012).

A comunicação também nos permite conhecer a biografia do paciente, ou seja, olhar esse ser humano como um todo, respeitando sua individualidade, conhecendo seus hábitos, rotinas, tudo o que é importante e, sobretudo, aquilo que faz sentido para ele. O contrário disso também acontece. Quando a comunicação não é feita de forma clara, quando é feita de forma inadequada e a equipe utiliza palavras de difícil compreensão, a informação é passada, porém não é compreendida nem assimilada. Este é um dos grandes desafios enfrentados pela equipe de saúde: a comunicação de notícias e como isso afetará emocionalmente o paciente e sua família. Sabemos que o adoecer desencadeia uma série de impasses e dilemas que demandam um enfrentamento por parte do paciente, da família e dos cuidadores. Esses impasses não se limitam meramente ao âmbito físico: englobam também dimensões psicossociais imensamente enraizadas em nossa vivência humana (Gobbi, 2020; Santos *et al.*, 2014).

Existem alguns princípios importantes para que a comunicação seja realizada de forma satisfatória para pacientes e familiares, sendo os principais deles a empatia, a autenticidade das informações (evitando-se linguagem técnica excessiva), o respeito à autonomia (inclusive para compreender caso o paciente demonstre que não deseja receber tais informações) e a escuta ativa — é preciso mostrar interesse pelas dúvidas e emoções envolvidas no processo de recebimento e assimilação das informações (Tiberini e Richardson, 2015).

Em cuidados paliativos, a reabilitação ainda é pouco conhecida, sobretudo por pacientes e familiares. Por isso, o passo inicial da comunicação visa esclarecer a indicação e as eventuais respostas da habilitação paliativa, assim como dificuldades e possíveis objetivos inalcançáveis (Silver *et al.*, 2015). A perda de autonomia dos pacientes em cuidados paliativos pode piorar a qualidade de vida, sendo a reabilitação paliativa de extrema importância para o manejo do sofrimento e a manutenção da dignidade (Loughram, Rice e Robinson, 2019). O objetivo é viver tão independentemente quanto possível mesmo na evolução da doença, para otimizar a participação social e melhorar a sensação de pertencimento e autocontrole (Rezende *et al.*, 2023). A abordagem deve ser sempre realizada por equipe interprofissional, a fim de traçar um plano de cuidado condizente com desejos e valores dos pacientes e de seus familiares, mas também com o estágio de evolução da doença e o tempo de sobrevida (Nottelmann *et al.*, 2019).

A perda da autonomia ocorrida com o evoluir das doenças não implica apenas a limitação funcional, mas também uma reconfiguração da identidade. A piora da autoimagem e da autoestima acompanha esse difícil processo, impondo desafios emocionais que reverberam na esfera relacional e social do indivíduo. Além disso, a sensação de segurança e a confiança no próprio corpo podem ser abaladas, o que contribui para uma sensação de vulnerabilidade e desamparo.

O plano material também sofre consequências: por vezes a pessoa perde o emprego, o que não apenas compromete seu sustento financeiro como pode também diminuir sua sensação de utilidade e de pertencimento social, o que talvez dificulte o acesso a cuidados de saúde e qualidade de vida. O *status* social, muitas vezes associado à produtividade e à autonomia, sofre um revés significativo, impactando a autoestima e as interações sociais. Além disso, a ruptura no cotidiano e o distanciamento do meio social prévio representam perdas simbólicas e pragmáticas que intensificam o isolamento e a sensação de alienação.

Nesse contexto, é imprescindível que a equipe de saúde vá além da visão reducionista do paciente como um ser enfermo, como alguém que tem um diagnóstico. Cada indivíduo traz consigo uma história singular, permeada por experiências, valores e contextos socioculturais específicos. O cuidado integral e humanizado só pode ser de fato ofertado quando o paciente é reconhecido em sua completude humana, quando lhe é proporcionado um ambiente de cuidado que respeita e valoriza sua individualidade, sua dignidade e sua privacidade, ajustando-se o provável tratamento e o cuidado às suas reais necessidades.

Toda a equipe deve estar preparada para comunicar notícias — muitas vezes ruins ou difíceis — sobre a saúde do paciente. Essa comunicação abrange os limites de ganhos que a reabilitação paliativa poderá proporcionar ao indivíduo. Sentimentos como medo, insegurança, raiva, depressão e ansiedade, bem como preocupações, angústias, negação e agressividade, transbordam na vida desse indivíduo, trazendo mudanças significativas em sua saúde mental (Campos, Silva e Silva, 2019).

A comunicação adequada facilita o entendimento do paciente e da família quando uma reabilitação paliativa mais intensa não estiver indicada pelo prognóstico de vida de dois meses ou menos, ou pela baixa funcionalidade já instalada. A boa comunicação também é fundamental para que a adesão do paciente à reabilitação seja mantida — é o caso, por exemplo, dos pacientes com doença pulmonar obstrutiva crônica que melhoram com a reabilitação pulmonar, mas podem ter dificuldade de transporte até o local de reabilitação, além do cansaço provocado pelo deslocamento. A equipe deve ouvir as prioridades dos pacientes e ter flexibilidade nos protocolos (Brighton *et al.*, 2020).

Com o avançar da doença, o comprometimento da independência e da autonomia torna-se cada vez mais claro e, muitas vezes, é preciso reajustar o plano de reabilitação. Nesse contexto, fica evidente a necessidade de comunicar essa notícia de forma adequada, a fim de minimizar possíveis sentimentos de insatisfação, frustração e revolta (Oldervoll *et al.*, 2005).

O PROTOCOLO SPIKES

O protocolo SPIKES pode ser adaptado para situações de más notícias em reabilitação paliativa. É utilizado nas mais diversas áreas, como fisioterapia, terapia ocupacional, fonoaudiologia, medicina e psicologia. Transmitir uma notícia sobre a condição de saúde é fundamental no trabalho desses profissionais. O SPIKES detalha as etapas de comunicação a fim de minimizar o sofrimento que tais notícias podem causar (Baile *et al.*, 2000; Rief, Seifart e Seifart, 2020). Está dividido em seis fases, como veremos a seguir.

1. Preparação/*Setting up*

Nessa etapa, os profissionais devem preparar o ambiente físico, ou seja, receber o paciente e/ou a família em uma sala reservada, acolhedora, sem barulho, garantindo privacidade e conforto daqueles que receberão as notícias. Muitas vezes isso não é possível, e a conversa é feita no leito do paciente ou nos corredores dos hospitais, mas sempre de modo o mais reservado possível.

Destaca-se, nos tempos atuais, a importância de desligar o celular ou de não usá-lo durante a conversa. É importante também revisar o histórico de saúde desse paciente, incluindo a situação que o levou à reabilitação paliativa; analisar quais fatores podem interferir no resultado de todo o processo; e conversar sobre as questões psicossociais, a fim de que qualquer dúvida que porventura apareça seja esclarecida. Recomenda-se que, sempre que possível, pelo menos dois membros da equipe estejam presentes, pois podem ocorrer desentendimentos ou manifestações de raiva por parte do paciente ou de familiares. Isso garante maior segurança física e que as informações foram dadas corretamente.

2. Percepção/*Perception*

Aqui é importante que todos se apresentem para que a conversa se inicie. É necessário que se estabeleça uma relação: os profissionais precisam demonstrar empatia e verificar até que ponto o paciente e a família têm consciência do seu estado e quais são as expectativas em relação a esse momento. Assim, é possível compreender aquilo que sabem sobre a doença e seu percurso, detectar informações que foram mal-entendidas e corrigi-las. É essencial que fiquemos atentos aos sinais não verbais, que podem indicar sofrimento extremo.

3. Convite/*Invitation*

Nessa etapa, fazemos um convite ao paciente e/ou à família a fim de compartilhar informações, resultado de exames ou tratamentos. Sendo concedida permissão, as informações sobre o estado de saúde são transmitidas. Quando isso não acontece, os profissionais de saúde devem se colocar à disposição para responder qualquer pergunta quando o paciente e/ou família se sentirem prontos para recebê-las. Pode-se também pedir que eles indiquem quem poderia representá-los em uma próxima conversa mais detalhada.

4. Conhecimento/*Knowledge*

Nessa etapa se dá a comunicação de notícias, as quais devem ser transmitidas de forma clara, usando linguagem acessível e de fácil compreensão, evitando termos técnicos e demonstrando sempre compaixão. É importante verificar o nível de compreensão e ajustar a forma de informar. Deve-se elucidar a indicação da reabilitação paliativa, o resultado esperado e o motivo de tal resultado não ter sido atingido — ou de não ter sido possível fazer o que o paciente desejava.

5. Emoções/*Emotions*

Nessa etapa, reservamos um espaço para o acolhimento e a validação das emoções. É fundamental respeitar momentos de silêncio; pode-se utilizar o toque terapêutico, por exemplo: colocar a mão na mão ou no ombro do paciente quando se sabe que esse gesto será positivo (algumas pessoas não toleram ser tocadas). Por meio de perguntas abertas, verifica-se como paciente e familiares estão lidando com a informação, validando as emoções e oferecendo conforto.

6. Estratégias/*Strategy and Summary*

Nesse momento, fazemos um resumo de tudo que se realizou com o paciente até o momento e possíveis opções de manejo, sempre contemplando riscos e benefícios. Deve-se tomar uma decisão compartilhada e discutir os efeitos possíveis da reabilitação paliativa, sempre respeitando a autonomia, as preferências e os valores de pacientes e familiares. Além do planejamento e seguimento, traça-se um plano de cuidados claro diante dos possíveis cenários, com revisão periódica do plano de acordo com a evolução do tratamento.

Apesar de o protocolo SPIKES nos dar um caminho para realizar uma comunicação assertiva, é preciso entender que cada situação é única e pode implicar ajustes na forma de transmitir informações a fim de atender às necessidades desse indivíduo e do contexto no qual ele está inserido. É fundamental levar em consideração cultura, valores, religião, capacidade de compreensão e histórico médico prévio, evitando que falhas na comunicação prejudiquem a identificação de sintomas, o diagnóstico precoce e a indicação de suporte psicológico (Tuffrey-Wijne, Bernal e Holins, 2010).

Vale lembrar que, embora a imensa maioria dos pacientes com doenças avançadas queira receber todas as informações sobre seu processo de adoecimento, existe uma pequena proporção deles que não o deseja. O treinamento em habilidades de comunicação ajuda o profissional de saúde a identificar e compreender essa situação, garantindo que o paciente receba apenas a informação que deseja e se desejar recebê-la, ou seja, permite individualizar a entrega das informações (Hui *et al.*, 2019).

Estudos sugerem que profissionais de reabilitação paliativa podem ter diferentes habilidades de comunicação e traços autistas (TA), características inatas que influenciam estilos de comunicação e a capacidade de interagir com pacientes. Apenas a forma severa de TA é classificada como transtorno do espectro autista (TEA). Em um estudo com 1.343 profissionais de reabilitação que tratam pacientes com câncer, pesquisadores observaram que a presença de TA se correlaciona com dificuldades de comunicação (Hayashibara *et al.*, 2018). Profissionais com maior confiança em suas habilidades de comunicação demonstraram menor incidência dessa associação. Esses resultados evidenciam a importância de investir em treinamentos que abordem tais diferenças, visando aprimorar a comunicação entre profissionais e pacientes e, consequentemente, otimizar os resultados da reabilitação paliativa.

Em situações de difícil manejo, seja pela dificuldade dos profissionais que estão realizando a comunicação, seja pelo contexto em si, a psicologia pode contribuir sobremaneira com o trabalho da equipe, principalmente utilizando a comunicação. Os psicólogos garantem que o paciente tenha respaldo em todos os sentidos, atuando também com a família e os cuidadores — fornecendo o apoio necessário para cuidar desse sofrimento humano e acolhendo as demandas que aparecem nesse cenário. O psicólogo atua dando apoio emocional, identificando motivações e possíveis entraves na adesão ao tratamento proposto pela equipe. Além disso, procura identificar recursos de enfrentamento e fortalecer os já existentes, o que garante melhor qualidade de vida (Silva e Araújo, 2012).

SITUAÇÕES ESPECIAIS

Muitas pessoas com deficiências intelectuais ou alterações cognitivas não recebem más notícias, pois as equipes tentam protegê-las do sofrimento. Porém, isso pode restringir a possibilidade de melhora funcional. Não é fácil entender o que o indivíduo é capaz de compreender, tampouco até que ponto ele deseja saber. Nesse processo, é importante ouvir familiares e pessoas próximas, que podem expor argumentos a favor ou contra a comunicação de notícias difíceis, devendo a equipe levar em consideração tais opiniões.

A literatura sugere que as pessoas com deficiências intelectuais desejam saber a verdade sobre sua doença e sobre o prognóstico, e que a notícia deve ser dada de forma clara e simples (McEnhill, 2008; Tuffrey-Wijne, Bernal e Hollins, 2010). O mesmo se aplica a notícias sobre a limitação de ganhos na reabilitação paliativa ou até mesmo à impossibilidade de se alcançar objetivos desejados pelo paciente.

Segundo Tuffrey-Wijne *et al.* (2013), dar más notícias é um processo, não um fato ou uma série linear de fatos. A informação precisa ser dividida em pedaços singulares que possam ser adicionados, ao longo do tempo, à estrutura de conhecimento das pessoas. A seguir apresentamos um modelo que pode auxiliar a decisão de dar ou não más notícias (Diagrama 1, p. 85).

Ao comunicar notícias difíceis para pessoas com deficiência cognitiva, é essencial ser empático para ajudá-las a entender sua situação de saúde. Utilize palavras simples, frases curtas e evite termos complexos. Observe a linguagem corporal, mantenha a calma e o contato visual para oferecer apoio. Respeite o ritmo da pessoa, esteja preparado para repetir informações quando necessário e ofereça suporte emocional, validando as emoções do paciente, mesmo que sejam difíceis de expressar (Iacono *et al.*, 2004).

A fim de garantir que a informação seja bem compreendida, quando houver necessidade, inclua na conversa familiares e cuidadores. Após a comunicação das notícias, torna-se indispensável verificar os recursos de

Diagrama 1. Diretrizes sobre a decisão de dar ou não ar más notícias a pacientes com deficiência intelectual

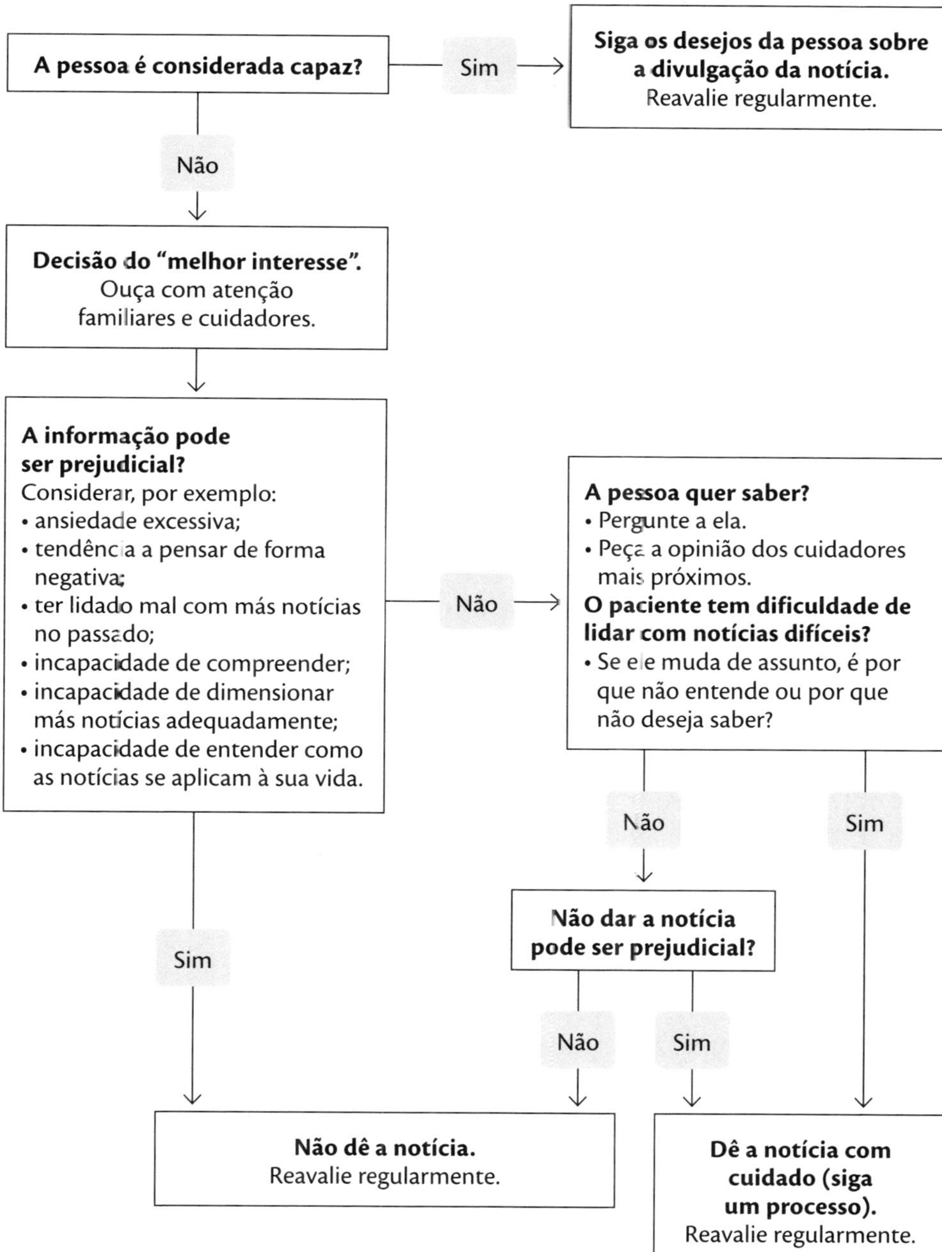

Fonte: adaptado de Tuffrey-Wijne *et al.* (2013).

enfrentamento que esse paciente tem, a fim de que, no decorrer do processo de adoecimento, esse indivíduo consiga utilizá-los, minimizando sintomas estressantes. Levando em conta as particularidades e necessidades individuais da pessoa ou da família, é interessante obter materiais ilustrativos com informações sobre a situação que estão vivenciando, os possíveis tratamentos disponíveis, locais onde encontrar grupos de apoio e suporte. Muitas vezes se faz necessário o encaminhamento desse paciente para serviços especializados, como terapia e grupos de apoio — ou seja, um local seguro onde ele possa obter suporte, compartilhar seus sentimentos, ouvir outras experiências e desenvolver outras estratégias de enfrentamento (Morero, Bragagnollo e Santos, 2018; Cogher, 2005).

Indivíduos com TEA — distúrbio comportamental abrangente do desenvolvimento que afeta a linguagem, a cognição, a interação social e o desenvolvimento psiconeurológico — precisarão também da comunicação cuidadosa de notícias difíceis. De acordo com a Organização Mundial da Saúde, o TEA é uma síndrome que pode se manifestar na infância, antes dos 30 meses. Geralmente é identificado quando o indivíduo passa a dar respostas atípicas a estímulos auditivos e/ou visuais. Na dúvida quanto ao diagnóstico, deve-se sempre buscar auxílio especializado, como avaliação clínica e psicológica.

Em razão da diversidade de sintomas que o TEA apresenta, quando houver indicação de reabilitação paliativa, é fundamental que a abordagem a esse indivíduo seja interprofissional. Todo esse suporte é direcionado não somente ao paciente, mas também à família, que por sua vez, diante desses desafios, pode apresentar estresse parental — incluindo dificuldades financeiras, medo e incertezas quanto ao futuro da criança, falta de suporte e apoio social, sempre levando em conta as características e as especificidades de cada caso. Dessa forma, é necessário avaliar as necessidades, dificuldades e habilidades do paciente, usando instrumentos específicos no intuito de analisar seu desenvolvimento cognitivo e sua forma de comunicação e comportamento social e emocional. Assim, a intervenção da psicologia é fundamental para propiciar progressos significativos na qualidade de vida das pessoas que apresentam o TEA (Pinto *et al.*, 2016).

COMUNICAÇÃO EM DIFERENTES RELIGIÕES E CULTURAS

A forma de enfrentar diferentes doenças limitantes da vida, bem como a aceitação de receber notícias difíceis, pode variar conforme a religião e a cultura dos indivíduos. Pacientes vindos da Ásia, por exemplo, em geral hindus, muçulmanos ou budistas, tendem a valorizar mais a harmonia familiar do que a autonomia individual.

É preciso ter em mente que, para se prestar um atendimento humanizado, é indispensável reconhecer que a dimensão espiritual cumpre um papel significativo no bem-estar pessoal, melhorando a qualidade de vida do paciente e de sua família, sobretudo quando falamos de doenças ameaçadoras da vida. O "cuidar" vai além de medicar sintomas físicos: atua de forma holística, ou seja, enxergando esse indivíduo como um todo. Para muitas pessoas, a espiritualidade é fonte de conforto e esperança e as leva a buscar o significado de sua missão e propósito de vida, conectando-as com o seu sagrado. É também vista como ferramenta essencial para o *coping* (enfrentamento), ou seja, para as estratégias que as pessoas usam a fim de se ambientar às novas adversidades da vida (Antoniazzi, Dell'Aglio e Bandeira, 1998).

Cada vez mais, em diversas culturas, valorizam-se as discussões abertas sobre o que o paciente deseja saber quanto a diagnóstico, prognóstico, possibilidade de reabilitação paliativa no planejamento avançado de cuidados e o final de vida (Mori *et al.*, 2023).

Existem protocolos para comunicação de más notícias adaptados para culturas diferentes, com treinamentos específicos, como o Japanese SHARE, modelo baseado nos valores da cultura asiática, com maior participação das famílias e suporte emocional para pacientes e familiares durante a comunicação (Fujimori *et al.*, 2007). Nesse programa, a letra S de SHARE ressalta a importância de organizar um ambiente agradável para a conversa. O H pondera como transmitir a notícia, o A debate informações adicionais que o paciente gostaria de obter e o RE é a forma de propiciar serenidade e calma. O trabalho citado foi feito com funcionários do National Cancer Center, em Tóquio, e no Hospital East, em Chiba. O estudo mostra que algumas habilidades de comunicação podem ser ensinadas aos médicos oncologistas e que elas podem ser ajustadas de acordo com as preferências dos pacientes, fazendo que sentimentos de angústia e sofrimento sejam minimizados.

CONSIDERAÇÕES FINAIS

Comunicação é o processo pelo qual informações são compartilhadas. No contexto da saúde, a boa comunicação vai além dessa troca de informações e, quando bem utilizada, produz bons vínculos entre paciente, família e equipe. A reabilitação paliativa ainda é pouco conhecida; por isso, o passo inicial da comunicação tem o objetivo de esclarecer a indicação e as possíveis respostas a serem obtidas, assim como dificuldades e possíveis objetivos inalcançáveis.

Com o avançar da doença, o comprometimento da independência e da autonomia torna-se cada vez mais evidente e, muitas vezes, é preciso ajustar o plano de reabilitação. Nesse contexto, é necessário comunicar adequadamente essa notícia para minimizar possíveis sentimentos de insatisfação, frustração e revolta. Dessa forma, é importante dedicar tempo para o treino em habilidades de comunicação eficaz da equipe de cuidados, incluindo a equipe de reabilitação paliativa. A comunicação centrada no paciente permite melhora na experiência intra-hospitalar e dentro de centros especializados de reabilitação, garantindo a segurança e a qualidade de todos os serviços ofertados pela equipe aos pacientes e suas famílias.

REFERÊNCIAS

Antoniazzi, A. S.; Dell'Aglio, D. D.; Bandeira, D. R. "O conceito de *coping* — Uma revisão teórica". *Estudos de Psicologia* (Natal), v. 3, n. 2, p. 273-294, 1998.

Baile, W. F. *et al.* "SPIKES — A six-step protocol for delivering bad news: application to the patient with cancer". *Oncologist*, v. 5, p. 302-311, 2000.

Brighton, L. J. *et al.* "Experiences of pulmonary rehabilitation in people living with chronic obstructive pulmonary disease and frailty". *Annals of American Thoracic Society*, v. 17, p. 1213-1221, 2020.

Campos, V. F.; Silva, J. M.; Silva, J. J. "Comunicação em cuidados paliativos — Equipe, paciente e família". *Revista Bioética*, v. 27, n. 4, p. 711-718, 2019.

COGHER, L. "Communication and people with learning disabilities". *In:* GRANT, G. *et al.* (orgs.). *Learning disability — A life cycle approach to valuing people*. Maidenhead: Open University Press, 2005. p. 260-284.

FERREIRA, A. B. de H. *Novo Aurélio século XXI — Dicionário da língua portuguesa*. Rio de Janeiro: Nova Fronteira, 1999.

FUJIMORI, M. *et al.* "Japanese cancer patients' communication style preferences when receiving bad news". *Psycho-Oncology*, v. 16, p. 617-625, 2007.

GOBBI, M. E. "Comunicação de más notícias — Um olhar da psicologia". *Revista da Sociedade de Psicologia do Rio Grande do Sul*, v. 9, n. 1, p. 56-69, jan.-jun. 2020. Disponível em: https //doi.org/10.29327/217869.9.2-10.

HAYASHIBARA, C. *et al.* "Confidence in communicating with patients with cancer mediates the relationship between rehabilitation therapists' autistic-like traits and perceived difficulty in communication". *Palliative & Supportive Care*, v. 17, p. 186-194, 2018.

HUI, D. *et al.* "Prognostication in advanced cancer — Update and directions for future research". *Supportive Care in Cancer*, v. 27, p. 1973-1984, 2019.

IACONO, T. *et al.* "Health care service provision for country people with developmental disability — An Australian perspective". *Research in Developmental Disability*, v. 25, n. 3, p. 265-284, 2004.

LOUGHRAN, K.; RICE, S.; ROBINSON, L. "Living with incurable cancer — What are the rehabilitation needs in a palliative setting?" *Disability and rehabilitation*, v. 41, p. 770-778, 2019.

MCENHILL, L. "Breaking bad news of cancer to people with learning disabilities". *British Journal of Learning Disabilities*, v. 36, p. 157-164, 2008.

MORERO, J. A. P.; BRAGAGNOLLO, G. R.; SANTOS, M. T. S. "Estratégias de enfrentamento — Uma revisão sistemática sobre instrumentos de avaliação no contexto brasileiro". *Revista Cuidarte*, v. 9, n. 2, p. 2257-2268, 2018.

MORI, M. *et al.* "Communication in cancer care in Asia — A narrative review". *JCO Global Oncology*, v. 9, e2200266, jun. 2023.

NOTTELMANN, L. *et al.* "A new model of early, integrated palliative care — Palliative rehabilitation for newly diagnosed patients with non-resectable cancer". *Supportive Care in Cancer*, v. 27, p. 3291-3300, 2019.

OLDERVOLL, L. M. *et al.* "Are palliative cancer patients willing and able to participate in a physical exercise program?" *Palliative & Supportive Care*, v. 3, p. 281-287, 2005.

PINTO, R. N. M. *et al.* "Autismo infantil — Impacto do diagnóstico e repercussões nas relações familiares". *Revista Gaúcha de Enfermagem*, v. 37, n. 3, p. e61572, 2016.

REZENDE, G. *et al.* "The importance of a *continuum* of rehabilitation from diagnosis of advanced cancer to palliative care". *Disability and Rehabilitation*, v. 45, p. 3978-3988, 2023.

RIEF, W.; SEIFART, U.; SEIFART, C. "Assessing patients' preferences for breaking bad news according to the SPIKES-Protocol — The Mabban scale". *Patient Education Counseling*, v. 103, n. 8, p. 1623-1629, 2020.

SANTOS, C. K. da C. *et al.* "Comunicação em cuidados paliativos — Revisão integrativa da literatura". *Revista Brasileira das Ciências da Saúde*, v. 18, n. 1, p. 63-72, 2014. Disponível em: https://doi.org/10.4034/RBCS.2014.18.01.09.

Silva, M. J. P.; Araújo, M. M. T. "Comunicação em cuidados paliativos". *In:* Carvalho, R. T.; Parsons, H. A. (orgs.). *Manual de cuidados paliativos ANPC*. 2. ed. São Paulo: Academia Nacional de Cuidados Paliativos, 2012. p. 75-85.

Silver, J. K. *et al.* "Cancer rehabilitation and palliative care — Critical components in the delivery of high-quality oncology services". *Supportive Care in Cancer*, v. 23, p. 3633-3643, 2015.

Tiberini, R.; Richardson, H. *Rehabilitative palliative care — Enabling people to live fully until they die: a challenge for the 21st century*. Londres: Hospice UK, 2015. Disponível em: https://www.hospiceuk.org/publications-and-resources/rehabilitative-palliative-care-enabling-people-live-fully-until-they-die. Acesso em: 16 abr. 2025.

Tuffrey-Wijne, I.; Bernal, J.; Hollins, S. "Disclosure and understanding of cancer diagnosis and prognosis for people with intellectual disabilities — Findings from an ethnographic study". *European Journal of Cancer Nursing*, v. 14, p. 224-230, jul. 2010.

Tuffrey-Wijne, I.; McEnhill, L. "Communication difficulties and intellectual disability in end-of-life care". *International Journal of Palliative Nursing*, v. 14, n. 4, p. 189-194, abr. 2008.

Tuffrey-Wijne, I. *et al.* "Developing guidelines for disclosure or non-disclosure of bad news around life-limiting illness and death to people with intellectual disabilities". *Journal of Applied Research in Intellectual Disabilities*, v. 26, n. 3, p. 231-242, maio 2013.

6. O DESAFIO DE CUIDAR DAS EMOÇÕES NA REABILITAÇÃO PALIATIVA

Maria das Graças Mota Cruz de Assis Figueiredo

A tarefa de cuidar de pessoas doentes, com dor ou amedrontadas pela iminência da morte provoca nos cuidadores um grande número de emoções dolorosas e difíceis de suportar. Quando estes são profissionais da área da saúde, aceita-se que experimentem emoções bastante semelhantes às dos familiares dos pacientes, mas espera-se que saibam lidar com esses sentimentos sem comprometer a eficácia da sua função junto ao doente e à família.

Porém, o que se observa durante a formação acadêmica e, mais ainda, ao longo da vida prática, é que o cuidador profissional nas instituições de saúde não recebe nenhuma formação emocional e/ou espiritual, nem sequer estímulo para que a procure por si mesmo. Apenas lhe ensinam técnicas de abordagem e cuidados técnicos para com as doenças (Beserra e Brito, 2024). Mais ainda, dizem-lhes que não devem se envolver emocionalmente com o paciente e as suas dores, e que precisam sempre lutar contra a morte.

Parte disso se repete também na formação dos paliativistas — profissionais que se dedicam ao cuidado do doente muito além do que à cura da doença, e que aceitam com respeito e reverência a chegada da morte.

Desde a graduação, os cursos na área da saúde mal contemplam conteúdos de cuidados paliativos (CP), exceção feita recentemente à formação em Medicina (Resolução CNE/CES n. 3, de 3 de novembro de 2022). E mais: os cursos de CP (de graduação ou de pós-graduação) não privilegiam a oferta de qualquer experiência emocional que tenha o potencial de quebrar paradigmas culturais, como o repúdio à doença ou a negação da morte.

Seria de esperar que nesses cursos, nos quais muito se fala sobre empatia, humanização do cuidado e respeito à morte, os profissionais pudessem ter experiências vivenciais de todos esses valores que lhes é pedido que desenvolvam, já que de longa data se aceita que o ser humano aprende melhor aquilo que experiencia.

Mas não é isso que mostram as ementas de grande parte dos cursos de pós-graduação em Cuidados Paliativos, a começar pelo fato de que nenhum dos que conheço incorpora atividades práticas com embasamento em estratégias de mudança cultural dos alunos no que diz respeito à pouca aceitação da doença e da morte, por exemplo.

Muitas vezes, sem que os organizadores desses cursos percebam, existe uma fala dissociada da realidade: os que lidam com a doença, a dor e a morte não tiveram nenhuma oportunidade de transformar os conceitos, arraigados culturalmente, de repúdio a esses mesmos fatos com os quais se propõem a trabalhar.

Sempre me causou surpresa perceber que grande parte dos profissionais de CP não tenha nenhuma prática espiritual diária, que não se submeta a um processo de psicoterapia de nenhuma ordem e, ainda assim, se julgue perfeitamente capaz de aceitar a doença e a morte sem qualquer dificuldade.

Esse não seria o maior problema se as instituições de saúde propiciassem aos seus profissionais um espaço adequado para que estes exponham seus sentimentos perante a doença e sejam acolhidos, ou se criassem oportunidades no trabalho para que a espiritualidade de cada um fosse validada.

Se existissem, seria de supor que, naturalmente, os profissionais percebessem a carência do autoconhecimento e da prática pessoal daquilo que se propõem a oferecer. E assim, devidamente provocados, poderiam buscar caminhos de prática individual daquilo que recomendam ao outro.

A consciência do processo de adoecimento e da morte vem se afastando culturalmente dos seres humanos ao longo do tempo, por lhes provocar cada vez mais desconforto (Ariès, 2014). Hoje, esse movimento se expressa pelo tabu do "envolvimento emocional durante a execução das tarefas da profissão de saúde", sendo ele considerado inadequado e pouco profissional. Ora, como se espera empatia de quem não se envolve? Mesmo entre paliativistas, como se envolver, então, para ser empático, se não se aprende a lidar com as emoções?

Este será o grande alerta deste capítulo: é preciso, com urgência, criar tópicos de autocuidado emocional durante a formação de paliativistas, espaços de compartilhamento natural das emoções no ambiente de trabalho, de tal forma que não se perpetue dentro dos CP uma dissociação razão-emoção e mente-espírito, como ocorre em outras áreas da saúde. Além disso, à reflexão sobre a formação dos profissionais de CP deve-se seguir, sem demora, a ação.

Os cuidados paliativos, com seu forte apelo ao cuidado ao doente além da cura da doença, são sérios candidatos a se tornar uma ciência da alteridade (Byington, 1996). É bom, então, que se instrumente e instrumente os seus profissionais para que cuidem melhor do espírito e das emoções.

Este capítulo aborda o desafio de cuidar das emoções de cuidadores, com enfoque nesses profissionais, durante o processo de reabilitação de lesões progressivas.

O uso tradicional da palavra "reabilitação" em saúde se aplica a pacientes com doenças estáveis, clinicamente compensados, com bom prognóstico funcional e que possam participar ativamente do processo durante e após as sessões, visando à melhor recuperação de função possível do órgão afetado.

Quando aplicada a pacientes em cuidados paliativos, exclusivos ou não, com lesões progressivas e mau prognóstico funcional, a reabilitação não espera a recuperação da função, mas o ganho de qualidade da vida remanescente e o alívio de sintomas, buscando a melhor adaptação do indivíduo às suas deficiências (Jorge e Othero, 2012).

A reabilitação paliativa (RP), muito mais do que apenas um conjunto de técnicas voltadas para a manutenção da autonomia do paciente, é uma forma bastante eficaz de devolver os sentimentos de bem-estar e de autovalorização do enfermo, perdidos ao longo da doença. Sentindo-se capaz de cuidar de si mesmo por mais tempo, o paciente e sua família preservam a esperança de uma qualidade de vida superior àquela a que a doença condena os envolvidos.

A enfermidade progride inexoravelmente, cada doença crônica tendo o seu tempo próprio de provocar a morte, mas o paciente se sente independente por maior tempo, com o auxílio da RP. Com isso, a qualidade do seu dia a dia é grandemente incrementada, gerando emoções e sentimentos positivos de esperança e conquista.

Essa situação se reflete em um nível superior de equilíbrio mental do paciente e de todos os que o cercam, atingindo até mesmo os cuidadores profissionais. Assim se confere um sentido maior ao momento que todos atravessam. Todos podem contribuir, cada um a seu modo, para um objetivo comum positivo: o incremento da independência do paciente.

Porém, a realidade continua sendo a de piora gradativa das funções orgânicas. É esperado, então, que os cuidadores enfrentem, ao mesmo tempo, um maior número de dolorosos sentimentos de impotência e frustração. É preciso que saibam lidar adequadamente com eles, ou não poderão servir de apoio emocional ao paciente e à família.

Embora em muitos aspectos se possa equiparar os cuidadores familiares aos profissionais (por exemplo, na qualidade das emoções evocadas pelo sofrimento do enfermo), é preciso que se faça uma distinção entre ambos. O cuidador familiar conhece pouco da evolução da doença, quase sempre cuida de apenas uma pessoa e em geral tem uma história anterior de afeto com ela. Já o cuidador profissional, embora parcialmente protegido pela ausência do vínculo afetivo prévio, vive repetidamente as mesmas emoções dolorosas inúmeras vezes no seu cotidiano de trabalho, o que lhe dá pouca possibilidade de elaboração dos sentimentos provocados pela sua prática. A isso se soma o que já foi denunciado antes, ou seja, a inexistência de espaços protegidos para que cuide de seu sofrimento.

Quando se aborda a dor do cuidador profissional, é comum que o que mais o traumatize sejam as identificações inconscientes ou pouco conscientes que ele acaba por fazer ao longo do trabalho. Uma profissional que é mãe, por exemplo, quando cuida do filho de outra mãe, pode ter muita dificuldade de acolher a dor da família e, em especial, da progenitora, pois não suporta imaginar que poderia ser ela a mãe sofredora. Ou, quando tem um filho de idade semelhante à do paciente, pode ter dificuldade de deixar o leito deste para cuidar de outros enfermos (Roudinesco e Plon, 1998).

São inúmeras e variadas as identificações que se pode fazer com as pessoas que nos rodeiam.

Cabe lembrar que mecanismos de projeção — mecanismo de defesa pelo qual o sujeito expulsa de si e localiza no outro, pessoa ou coisa, as qualidades, os desejos, os afetos, os sentimentos que estão internalizados e dos quais ele desdenha e/ou se recusa a aceitar e/ou admitir que lhe pertencem — são, em grande parte, inconscientes ou parcialmente conscientes, e isso envolve profissional e paciente, gerando muitas vezes grandes confusões ou desentendimentos desnecessários num momento de dor e necessidade de cuidados (Wade e Tavris, 2000).

A ocorrência de uma "morte boa" é a busca de todo paliativista, mas infortunadamente nem sempre alcançada. Quando a morte do paciente ocorre de forma não desejada pelo profissional, malgrados os esforços em contrário, pode se estabelecer um conjunto de sentimentos negativos como frustração, culpa e impotência, que por serem em geral pouco conscientes causam intenso sofrimento aos profissionais — sofrimento este no mais das vezes não acolhido (Beserra e Brito, 2024). Cuidadores familiares enfrentam desafios muito semelhantes, mas este texto versa especialmente sobre os cuidadores profissionais.

BASES TEÓRICAS DESTAS REFLEXÕES

O referencial teórico de base para este capítulo será o da psicologia arquetípica de Carl Gustav Jung (Jung, 2010) e os textos de Carlos Byington (Byington, 1991, 1996). Não faremos distinção entre um e outro autor por não considerarmos necessário, já que não há nenhuma divergência entre eles.

Para as nossas reflexões, adquirem especial importância os seguintes conceitos:

- *Consciente* — os aspectos da personalidade que interpretam e interagem com a realidade tangível. Tem o ego como centro de organização e expressão.

- *Inconsciente* — os aspectos da personalidade pouco ou nada conhecidos do indivíduo, mas que interferem com as posições do consciente. Pode ser pessoal, represando os conteúdos não aceitos pelo consciente ou guardando aqueles que ainda não tiveram oportunidade de se manifestar na consciência; é chamado de coletivo quando se refere ao conteúdo advindo das vivências ancestrais da espécie humana, que entretanto são atualizadas a cada vivência pessoal.
- *Self* — centro ordenador do inconsciente, responsável pelo processo continuado de evolução da personalidade. Define também o conjunto inteiro da personalidade.
- *Símbolo* — expressão maior do inconsciente pessoal ou coletivo. Trata-se de uma imagem carregada de significado psíquico que, como tal, carreia certa carga de energia.
- *Sombra* — "local" no inconsciente em que se escondem os conteúdos que não chegam ao consciente pessoal ou coletivo, seja por repressão ou por falta de oportunidade de se expressarem. Também designa os próprios conteúdos que não são conscientes. Pode ser pessoal ou coletiva; pode ser também patológica (quando reprimida pelo ego) ou normal (quando apenas aguarda a oportunidade para se manifestar adequadamente através da consciência). A sombra, idealmente, deve ser aceita e integrada à personalidade global; de outra forma, o indivíduo (ou a sociedade) se tornará cada vez mais doente, porque fragmentado.
- *Complexo* — conteúdo emocional reprimido e carregado de emoção, ao qual se agregam conteúdos de mesma energia, bloqueando o desenvolvimento integral da psique.
- *Anima* — aspectos femininos presentes no interior do psiquismo do homem, os quais devem ser integrados aos aspectos masculinos próprios do homem para que a personalidade fique mais completa.
- *Animus* — aspectos do masculino presentes no psiquismo da mulher.
- *Individuação* — processo de desenvolvimento constante que toda personalidade individual ou toda cultura cumpre, consciente ou inconscientemente, em busca da sua inteireza, do seu "si mesmo" único e,

ao mesmo tempo, universal. Nem sempre ela é suave ou se exerce sem desvios: a psicose (pessoal ou social) pode ser consequência de um processo de individuação que sofreu algum transtorno.

Toda personalidade individual ou toda cultura, ao longo do cumprimento do processo de individuação, passa por algumas etapas ou fases, das quais definiremos apenas a da *alteridade*. Esta é regida pelos arquétipos da *anima* e do *animus*. A consciência se desenvolve na direção da aceitação do outro, e assim o ego se autodefine na dialética eu-outro e na de todas as demais polaridades. A alteridade é antecedida pelas fases urobórica, matriarcal e patriarcal e sucedida pela fase cósmica (Jung, 2010).

A DOENÇA DA SOCIEDADE ATUAL NA VISÃO DA PSICOLOGIA JUNGUIANA

Jung postula, ao longo de toda a sua extensa obra, que a psique humana abriga todos os símbolos da realidade — passado presente e futuro — na forma de conceitos polares opostos e complementares entre si. Em outras palavras, a consciência apreende a realidade e os seus significados por meio de polaridades complementares. Assim, nenhuma realidade é única; ela é sempre dupla, assumindo a consciência ora um, ora outro significado. Por exemplo: o ser humano tem em si, ao mesmo tempo, o potencial para a bondade e para a maldade, expressando cada uma dessas características em situações diferentes.

O ideal para o equilíbrio psíquico e a expansão criativa da consciência é que os opostos se equilibrem harmonicamente e de forma adequada à realidade, e que nenhum dos dois aspectos seja negado pelo indivíduo. Porém, com muita frequência, a cultura impõe distorções a esse equilíbrio.

Usando o exemplo mencionado, não é aceitável socialmente que o indivíduo pratique atos de maldade; assim, as convenções sociais obrigam, na maior parte das vezes, a que o ser humano tome consciência e admita ter apenas as características de bondade, o que provoca um desequilíbrio doentio da sua personalidade. A característica reprimida "se esconde" na sombra, e de lá muitas vezes domina inconscientemente as ações do indivíduo, ou surge instintivamente em momentos inadequados.

É comum que, em relação a todos os pares de opostos, o ser humano opte por privilegiar um deles e a desvalorizar o outro. Como exemplo, na época atual privilegiam-se os valores do masculino em detrimento dos do feminino. Como para o cuidado com a doença são exigidos fortemente valores como empatia, delicadeza, amorosidade (considerados próprios do aspecto feminino), o primeiro resgate que se deve fazer é o da *anima*, na cultura. Ao mesmo tempo, não se pode abdicar do conhecimento intelectual, das escolhas racionais, e por isso também o *animus* tem que se manifestar ao longo do cuidado.

Este é, então, o primeiro dos desafios, quem sabe o mais difícil de enfrentar: profissionais de saúde devem a todo custo tomar consciência das duas polaridades que convivem dentro de si e equilibrá-las na sua prática com o paciente. Cuidado empático e técnica apurada, indissociáveis na prática.

Para as nossas considerações, importam mais as polaridades razão/emoção e vida/morte. Predominam na cultura, como se fossem superiores, a razão e a vida, e negam-se a emoção e a morte. Ambas as supressões, cada uma à sua maneira, retiram da experiência humana a sensibilidade, a arte, a beleza, a leveza, a empatia, o cuidado gentil.

Quando se procura negar as emoções e a certeza da morte, por exemplo, a vida perde o seu caráter único e especial, e grande parte do mistério que a compõe. Assim, a depressão, a ansiedade, as drogas, o álcool e outros tantos venenos ocupam o lugar da polaridade ocultada, como retratos da exaustão existencial.

O DESAFIO DE CUIDAR DAS EMOÇÕES NA REABILITAÇÃO PALIATIVA

Ao longo da história da humanidade, a morte nem sempre foi temida e negada como acontece atualmente (Ariès, 2014). Ariès localiza o advento do pavor da morte no início das mudanças sociais oriundas da Revolução

Industrial. Com o avanço tecnológico ocorrido desde meados do século 20, a vida passou a ser propriedade dos profissionais de saúde, devotados a prolongá-la até a imortalidade.

Em outra leitura, Byington (1996) afirma que a doença e a morte são símbolos que foram sendo progressivamente relegados à sombra, que então se tornou patológica e provocou aos poucos a formação de um complexo ao seu redor, impedindo a continuação livre do processo de individuação pessoal e, em consequência direta, do desenvolvimento coletivo harmônico. A humanidade se tornou, então, egocêntrica e cruel, devotada intensamente aos valores materiais, em detrimento dos valores humanos.

Como vimos, torna-se urgente o desafio de resgatar a importância do cuidado amoroso para com a doença e a dignificação do símbolo da morte. Ambos podem ser portais de grande valor para a busca da espiritualidade individual, conferindo um sentido superior à vida. Com essa estratégia, constrói-se um ego forte e parceiro do inconsciente. Essa seria uma boa definição de saúde mental, tanto pessoal quanto coletiva.

O contrário, a doença mental individual, é bastante conhecida da psiquiatria, e a doença mental coletiva é o pano de fundo para a miséria no mundo e as guerras que destroem pessoas e países, para citar apenas algumas tragédias.

Os gestores de instituições de saúde, tanto públicas quanto privadas, também devem reconhecer a importância de criar ambientes seguros durante o expediente, nos quais os profissionais possam compartilhar as emoções geradas pelo trabalho com pacientes. É fundamental disponibilizar apoio psicológico e psiquiátrico às equipes de saúde, como nos moldes dos Grupos Balint, em todos os locais de atendimento a pacientes e suas famílias (Sousa *et al.*, 2022).

Para que o profissional seja capaz de acessar os seus conteúdos pouco conscientes, é preciso esforço e persistência. O processo psicoterapêutico é a escolha ideal para essa tarefa. Todas as escolas que trabalham com a tomada de consciência dos conteúdos relegados ao inconsciente (as chamadas psicoterapias profundas) garantem um conhecimento diferenciado e muito positivo das emoções e o consequente equilíbrio destas.

Práticas espirituais de qualquer natureza também são extremamente benéficas para o equilíbrio físico e mental, pois permitem o desenvolvimento potencial de atitudes mentais e emocionais como a empatia e a generosidade. Práticas como meditação, ioga, *tai chi chuan* (meditação em movimento) e relaxamento, por exemplo, são formas milenares e bastante eficazes de desenvolver qualidades positivas como a resiliência, a calma e o equilíbrio emocional. Além disso, estar junto à natureza sempre que possível tem um efeito fortemente benéfico e traz calma e determinação.

O privilégio que a cultura ocidental moderna — e com ela a ciência — concede à vida e a tudo que se parece com ela (alegria, juventude, saúde etc.) em detrimento da morte (tristeza, velhice, doença), e a consequente negação feroz dos polos doença, sofrimento e morte, têm sido talvez a principal causa do vazio existencial de que tanto fala Sartre (1997).

Jung, a todo momento em seus escritos, faz um alerta aos psicoterapeutas, afirmando que ninguém pode levar outra pessoa a lugares que nunca visitou. Esse é um convite a todos os cuidadores do corpo e da alma para que não meçam esforços para praticar tudo aquilo que recomendam aos seus pacientes, e para que não se neguem jamais ao encontro profundo consigo mesmos (Jaffé, Frey-Rohn e Franz, 1995).

Na presença da doença e da morte, o ser humano precisa se preparar para o encontro com o infinito e vivenciar corajosamente todo o terror que causam os mistérios. Para isso, o cuidador necessita vivenciar corajosamente o movimento dos opostos dentro de si, para que possa conduzir o seu paciente até a tão desejada "boa morte" dos paliativistas.

Se o paliativista não cultivou intimidade com as experiências internas de confronto com a morte, coisa que só se consegue por meio das vivências espirituais e psicológicas profundas, como pode ele acreditar que serviu de fator de coragem para os seus pacientes em momento tão crítico?

Nesse ponto, só me cabe repetir uma advertência e um conselho: os cuidados paliativos, seja na reabilitação paliativa ou em qualquer outro momento da sua ação, necessitam com urgência incorporar uma metodologia que contemple a introspecção, a busca ativa do contato com a espiritualidade, o autoconhecimento dos sentimentos na formação dos profissionais. E enquanto essa inserção tarda, que cada profissional de CP acorde para a necessidade vital de conhecer, vivencial e individualmente, os caminhos pelos quais pretende acompanhar o paciente.

REFERÊNCIAS

ARIÈS, P. *O homem diante da morte*. São Paulo: Ed. Unesp, 2014.

BESERRA, V. S; BRITO, C. "Situações difíceis e sentimentos no cuidado paliativo oncológico". *Cadernos de Saúde Pública*, v. 40, n. 1, p. e00116823, 2024. Disponível em: https://doi.org/10.1590/0102-311XPT116823.

BRASIL. Ministério da Educação. Conselho Nacional de Educação. Câmara de Educação Superior. *Resolução CNE/CES n. 3, de 3 de novembro de 2022*. Altera os Arts. 6., 12 e 23 da *Resolução CNE/CES n. 3/2014*, que institui as Diretrizes Curriculares Nacionais do Curso de Graduação em Medicina. *Diário Oficial da União*, Brasília, 2002. Disponível em: http://portal.mec.gov.br/index.php?option=com_docman&view=download&alias=242251-rces003-22-2&category_slug=novembro-2022-pdf-1&Itemid=30192. Acesso em: 11 fev. 2025.

BYINGTON, C. A. B. *A ciência simbólica — Epistemologia e arquétipo*. *In:* BRANDÃO, D. M. S.; CREMA, R. *O novo paradigma holístico — Ciência, filosofia, arte e mística*. São Paulo: Summus, 1991.

______. Pedagogia simbólica — A construção amorosa do conhecimento de ser. Rio de Janeiro: Rosa dos Tempos, 1996.

JAFFÉ, A.; FREY-ROHN, L.; FRANZ, M.-L. V. *A morte à luz da psicologia*. São Paulo: Cultrix, 1995.

JORGE, L. L.; OTHERO, M. B. "Reabilitação em cuidados paliativos — Atuação do profissional e particularidades". *In:* CARVALHO, R. T.; PARSONS, H. A. (orgs.). *Manual de cuidados paliativos*. São Paulo: Academia Nacional de Cuidados Paliativos, 2012. p. 500-516.

JUNG, C. G. *Obras completas*. Petrópolis: Vozes, 2010.

ROUDINESCO, E.; PLON, M. *Dicionário de psicanálise*. Rio de Janeiro: Zahar, 1998.

SARTRE, J.-P. *O ser e o nada — Ensaio de fenomenologia ontológica*. 5. ed. Petrópolis: Vozes, 1997.

SOUSA, L. A. M. *et al.* "Experiência de grupos Balint no curso médico — Impactos na relação com o paciente e o desenvolvimento de habilidades empáticas". *Research, Society and Development*, v. 11, n. 4, 2022. Disponível em: https://rsdjournal.org/index.php/rsd/article/view/27849. Acesso em: 20 mar. 2025.

WADE, T.; TAVRIS, C. *Psychology*. Saddle River: Prentice Hall, 2000.

7. CODEPENDÊNCIA EMOCIONAL *VERSUS* AUTONOMIA EM REABILITAÇÃO PALIATIVA

Ingrid Giovanna Ferreira Imbroinisi Bacon

INTRODUÇÃO

O objetivo deste capítulo é explorar a relação entre codependência e autonomia na reabilitação paliativa, levando em conta tanto a experiência do paciente quanto a do cuidador. Chamaremos de cuidadores aqueles que oferecem cuidados nas mais diversas áreas — incluindo cuidadores invisíveis e informais, que têm papel fundamental no processo de reabilitação paliativa.

O QUE É CODEPENDÊNCIA EMOCIONAL? CONCEITOS GERAIS E CONSIDERAÇÕES NO CONTEXTO PALIATIVO

O conceito de codependência é amplamente utilizado na prática assistencial em todo o mundo. Ele tem sido usado para rotular a dor emocional e as dificuldades relacionais vivenciadas por pessoas em diferentes culturas (Bacon *et al.*, 2017). Apesar de o termo ser bastante utilizado, há muita confusão sobre a codependência. Não existe uma definição ou critérios diagnósticos consensuais para a codependência, que não está listada como transtorno psicológico no *DSM-5* (APA, 2017). A codependência é um conceito camaleão, que assume diversos entendimentos e conceituações (Bacon *et al.*, 2020).

O conceito de codependência é bastante antigo e surgiu nos Estados Unidos, no campo da dependência de álcool e drogas. Ele carrega um longo histórico complexo e interconectado de termos, suposições e modelos que foram interpretados de forma diferente ao longo do tempo (Bacon e

Conway, 2023). A codependência tem sido associada à ideia de "cuidar demais" e utilizada em vários contextos, como o de cuidado de pessoas com deficiências físicas e problemas mentais, inclusive no contexto paliativo.

As primeiras pesquisas que abordaram a vivência de codependência na perspectiva da codependência autoidentificada, realizadas por Bacon (2015, 2018) e Bacon *et al.* (2017, 2020), revelaram que os codependentes autoidentificados careciam de um senso de autonomia, experimentavam um senso indefinido de *self* e buscavam estruturas externas para obter a autodefinição.

De acordo com as pesquisas, os codependentes se comportam como camaleões, o que os levava a se adaptar, depender, controlar ou servir excessivamente ao outro para obter um senso completo de si. Em consequência, demonstram padrões comportamentais extremos de dependência e desequilíbrio emocional, relacional e ocupacional. Um modelo de trabalho proposto por Bacon e Conway (2023) identificou os principais comportamentos associados à codependência.

Diagrama 1. Modelo CODEM de Bacon e Conway

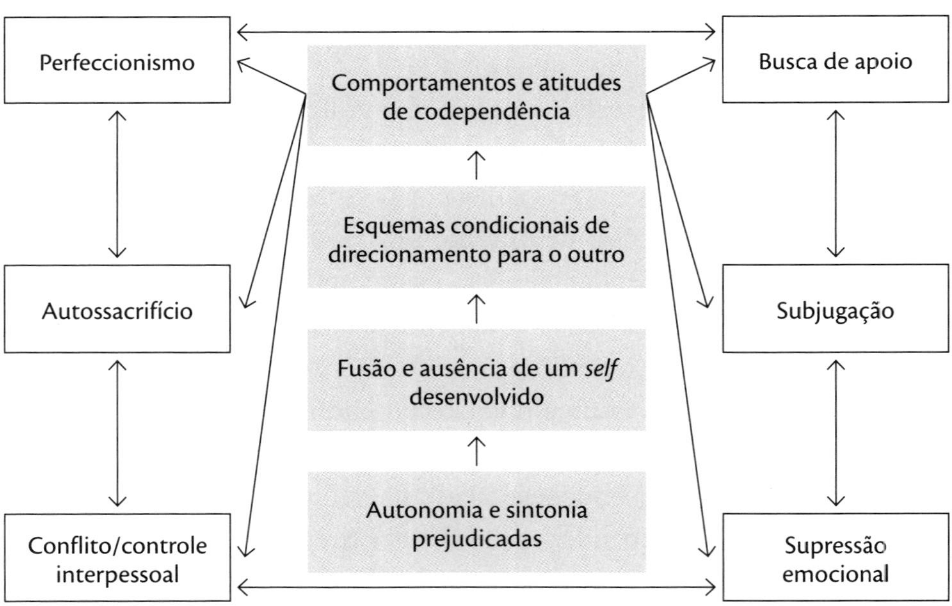

Fonte: Bacon e Conway (2023).

Bacon *et al.* (2020) concluíram que a codependência é um conceito versátil e útil, com valor heurístico para nomear e compreender a dor e as dificuldades pessoais. Embora alguns sugiram que o rótulo "codependente" leve as pessoas a se sentirem desempoderadas — como se tivessem uma doença psicológica —, o estudo demonstrou que o rótulo de codependente pode oferecer uma explicação eficaz, promovendo um senso de controle e orientação para lidar com questões de difícil explicação, o que pode ser útil na reabilitação paliativa.

É compreensível que, em situações de dor e perda intensas, as pessoas busquem rótulos para nomear e explicar o que parece inexplicável, atribuindo significado a experiências difíceis. Porém, nem todos percebem que os rótulos de um diagnóstico podem mudar de cor, forma e significado para se adequar ao ambiente e às necessidades dos indivíduos. Por exemplo, na pesquisa de Bacon *et al.* (2017), os participantes viram no termo "codependente" uma explicação simples e abrangente para diversos problemas e dificuldades pessoais. Para eles, ser codependente era algo real, concreto e tangível, com implicações inquestionáveis em sua vida. O rótulo lhes fornecia um caminho para entender algumas experiências confusas e incontroláveis em longo prazo. Eles encontraram, assim, uma explicação psicológica socialmente reconhecida e aceita, com respaldo na literatura popular sobre codependência, o que lhe dá um ar de legitimidade médica (Bacon *et al.*, 2020).

A literatura de diferentes áreas indica que rotular a dor pode proporcionar alívio, pois atribui significado e validação social a experiências complexas. Por exemplo, em um estudo sobre adultos com fibrose cística que receberam o diagnóstico de diabetes, Collins e Reynolds (2008) observaram que alguns participantes relataram alívio quando seus sintomas inexplicáveis foram finalmente nomeados. O diagnóstico facilitou a compreensão da doença, a busca de ajuda especializada e o engajamento em processos de recuperação. Pesquisas na área da saúde também identificaram fenômenos semelhantes em problemas como transtorno do déficit de atenção/hiperatividade (TDAH), doenças mentais e esclerose múltipla, entre outras (Young *et al.*, 2008; Pattyn *et al.*, 2013).

O fenomenologista Darren Langdridge (2007, p. 30) argumenta que as pessoas são "geradoras de significados", pois buscam utilizar suas compreensões e perspectivas particulares para dar sentido às suas experiências pessoais dolorosas. Definir de forma objetiva e clara uma doença psicológica pode ajudar essas pessoas a atribuir um significado socialmente compartilhado e mais amplamente aceito às suas dificuldades, promovendo assim melhor compreensão e melhor enfrentamento dos problemas.

AUTONOMIA PREJUDICADA NA REABILITAÇÃO PALIATIVA DO PACIENTE

A autonomia é descrita como a capacidade de diferenciar-se e funcionar de forma independente (Young, Klosko e Weishaar, 2003). A autonomia prejudicada implica um envolvimento emocional excessivo e dependência dos outros em detrimento da identidade individual. Pessoas com autonomia prejudicada podem desenvolver sentimentos de vazio e confusão, não tendo rumo e direção claros. Sentem-se impotentes, confusas e desempoderadas. Muitas vezes apresentam supressão e/ou contenção dos próprios desejos e preferências, subjugação das emoções e depressão.

Vemos isso claramente em situações paliativas, quando o paciente que recebe cuidados perde o senso de si e de sua autonomia, tornando-se vitimizado, dependente e impotente. Ele se torna tão entrelaçado com a identidade de "paciente" que perde uma linha definida em torno de si, de sua identidade e autonomia, perdendo também o controle da própria vida.

Desempenhamos na vida inúmeros papéis. No entanto, no caso da reabilitação paliativa, os pacientes podem perder muitos deles e ficar presos e adaptados ao papel de "doentes", a ponto de se tornarem esse papel. Os cuidados paliativos de reabilitação centrados na pessoa utilizam abordagens diferentes e extremamente úteis nesse caso, pois proporcionam a preservação da autonomia. Esse é o grande foco do processo de reabilitação centrada no paciente; também se incentiva a tomada de decisões. É óbvio que, à medida que o paciente se deteriora, esses aspectos ficam comprometidos. Porém, isso não deve ser impedimento para que ele os perca completamente e adote — ou seja encorajado a adotar — uma atitude "passiva". A reabilitação paliativa é fundamental para que o paciente promova essa autonomia dentro das limitações de seu contexto e estágio de enfermidade.

CODEPENDÊNCIA EMOCIONAL E AUTONOMIA DOS CUIDADORES

Os cuidadores contribuem de forma significativa para os cuidados paliativos reabilitadores. Eles fazem um grande esforço para apoiar o paciente, muitas vezes sacrificando a própria autonomia. Tranberg *et al.* (2021) identificaram três temas principais que permeiam os desafios e as sobrecargas vivenciadas pelos cuidadores: deixar de lado as próprias necessidades, assumir o papel de coordenador e perder o senso de identidade. Assim, os autores criaram a definição de coafetado, que apresenta semelhanças com a de codependência (Bacon *et al.*, 2017).

Sabemos que, quando as pessoas são confrontadas com uma situação em que veem entes queridos sofrendo, esse sofrimento é compartilhado. Elas farão tudo que puderem para tentar ajudar o(a) familiar. Nessa busca, elas também se sentem perdidas e podem experimentar um sentimento profundo de desespero e confusão.

Os cuidadores renunciam à própria vida para cuidar de seu ente querido. Muitas vezes, eles não têm escolha e assumem essa função bastante cedo. Sentem um imenso senso de dever, amor e dedicação à pessoa enferma e experimentam culpa quando confrontados com a ideia de que precisam dedicar tempo para se concentrar em suas necessidades ou priorizar a si mesmos. Sentem-se tão imersos no cuidado que isso se torna parte de sua existência. Seu senso de si torna-se aprisionado no fazer. Nesse contexto, os cuidadores podem se comportar como codependentes, perdendo o senso de limites e prejudicando seu senso de autonomia.

Esse comportamento de autossacrifício foi identificado por Dear, Roberts e Lange (2004) como uma característica de codependência, ou seja, a tendência para negligenciar as necessidades pessoais e intrínsecas a fim de se concentrar externamente nas necessidades dos outros. Isso corrobora a descrição de Young, Klosko e Weishaar (2003) do esquema de autossacrifício como tendência para atender excessivamente às necessidades do outro em detrimento das próprias necessidades e gratificações. Os autores identificam razões comuns para tanto, como dificuldade de expressar necessidades, medo de perder a conexão com a pessoa e sentimento de culpa. A tendência de controle e o conflito interpessoal muitas vezes aparecem nesses casos, estando relacionados às dinâmicas interpessoais oriundas de relações que implicam autossacrifício, falta de expressão e autonomia.

Em consequência, cuidadores que se empenham em contribuir para a reabilitação paliativa podem ter *burnout*, depressão, problemas físicos e assim por diante. É fundamental que eles recebam ajuda e apoio, que pode ser proporcionado por terapeutas, outros profissionais de saúde e grupos de apoio. Aos poucos, o cuidador começa a identificar quando está fazendo demais, doando-se além dos limites possíveis, desenvolvendo comportamento codependente e, assim, comprometendo tanto o próprio senso de autonomia como o da pessoa que recebe os cuidados. Passos simples podem ajudá-lo a lidar melhor com essas situações.

Conselhos simples para cuidadores podem incluir a permissão para dar um passo atrás, ainda que breve, e atender às próprias necessidades, mesmo que sejam pequenas ações. A culpa pode surgir, mas é importante encorajar o cuidador a ver esse momento como autocuidado: uma pausa para recarregar as energias, reconectar-se com suas forças e nutrir-se, garantindo melhores condições para cuidar. Assim como beber água ou se alimentar ajuda a recuperar energia para agir, reservar tempo para si contribui diretamente para oferecer cuidado de qualidade. O exemplo da máscara de oxigênio em aviões ilustra bem essa situação. Em caso de emergência, é preciso colocar a máscara em si mesmo antes de ajudar os outros; do contrário, o cuidador também ficará incapacitado, comprometendo o auxílio aos demais. Por isso, priorizar o próprio bem-estar não é egoísmo, mas uma forma de garantir condições para continuar cuidando adequadamente.

Respeitar a individualidade de cada um é essencial, pois tanto o cuidador quanto o paciente precisam encontrar soluções adequadas para suas situações específicas. Cada cuidador e cada família têm dinâmicas próprias. Com o suporte certo, o cuidador pode desenvolver estratégias que atendam às necessidades de ambos, evitando a dependência excessiva e a perda total de autonomia.

EQUILÍBRIO E AUTONOMIA EM REABILITAÇÃO PALIATIVA

De acordo com a ciência ocupacional, o bem-estar deve se aplicar a todos os aspectos da vida do indivíduo, inclusive o desempenho de ocupações de forma holística e proporcional (Wilcock, 2006, 1998, 1993; Westhorp, 2003). Wilcock (2006) descreveu a ocupação como uma combinação interativa, dinâmica e equilibrada de fazer, ser, tornar-se e pertencer. Obviamente, isso fica comprometido quando a pessoa está na fase paliativa, o que afeta todo o sistema à sua volta. Nesse estágio, é comum que os pacientes não se envolvam em atividades e experimentem desequilíbrio e privação ocupacionais. Ao mesmo tempo, o cuidador entra em um processo de cuidados excessivos, que pode gerar desequilíbrio ocupacional.

É recomendado um engajamento ocupacional equilibrado, que relaciona diferentes níveis de saúde mental e física (Wagman, Håkansson e Björklund, 2012). A reabilitação paliativa é fundamental para promover uma estrutura que ajude a dar sentido à vida do cuidador e à do paciente. Propicia que ambos sejam capazes de moldar seu senso de si, oferecendo definição, constância e autonomia. Pode proporcionar um percurso ocupacional, com formas criativas de encontrar o equilíbrio e alcançar um sentido mais autêntico de autonomia mesmo diante das limitações do contexto paliativo.

A figura a seguir (p. 110) é ilustrativa. De um lado, temos um extremo de independência. Como sabemos, a independência completa não é boa, pois pode levar ao individualismo, ao egocentrismo, ao isolamento, ao sentimento de abandono e à solidão. Do outro lado do *continuum*, encontramos a dependência, baseada na codependência e na fusão — o que, como vimos, prejudica a individualidade, o empoderamento e a autonomia. No meio está a interdependência, que é o que devemos buscar na reabilitação paliativa: o equilíbrio entre cuidado, apoio e preservação de autonomia.

Figura 1. *Continuum* de cuidados

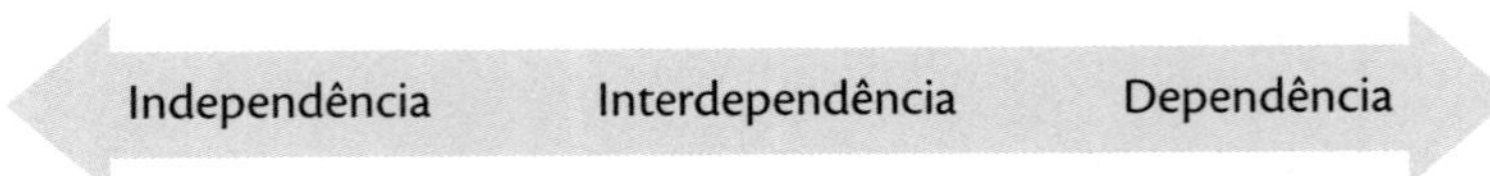

Fonte: Bacon e Conway (2023).

CONSIDERAÇÕES FINAIS

Este capítulo aborda a complexa relação entre a codependência emocional e a autonomia na reabilitação paliativa, destacando tanto as experiências do paciente quanto do cuidador. A codependência emocional, embora amplamente reconhecida, carece de um consenso claro sobre sua definição e seus critérios diagnósticos, sobretudo no contexto de cuidados paliativos. Ela é apresentada como um conceito dinâmico e flexível que pode oferecer valiosas percepções sobre dificuldades relacionais e dor emocional, especialmente quando os indivíduos procuram rotular suas experiências para encontrar clareza e alívio.

Tanto os pacientes quanto os cuidadores podem manifestar a codependência emocional como um sentimento avassalador de dependência dos outros, o que leva à perda da identidade e da autonomia individuais. Para os pacientes em reabilitação paliativa, perder o senso de autonomia é comum, à medida que se tornam mais consumidos pela doença. O cuidado paliativo busca preservar a autonomia, incentivando a tomada de decisões e promovendo um papel ativo nos cuidados, mesmo quando sua condição se agrava. Os cuidadores também enfrentam desafios semelhantes, frequentemente sacrificando a própria autonomia para cuidar do paciente, o que pode levar ao esgotamento e à exaustão emocional. Este capítulo enfatiza a importância do equilíbrio, defendendo a preservação da autonomia do paciente e do cuidador por meio de sistemas de apoio, promovendo o autocuidado e reconhecendo a importância da interdependência, em vez de extremos de independência ou codependência.

Por fim, alcançar o equilíbrio entre o cuidado e a autonomia pode ajudar tanto os pacientes quanto os cuidadores a enfrentar as dificuldades inerentes à reabilitação paliativa, promovendo um senso de significado e empoderamento apesar das limitações de suas circunstâncias.

REFERÊNCIAS

APA (American Psychiatric Association). *Diagnostic and statistical manual of mental disorders (DSM-5)*. Arlington: American Psychiatric Publishing, 2017.

Bacon, I. *An exploration of the experience of co-dependency through interpretative phenomenological analysis*. Tese (doutorado em Filosofia) — Brunel University, Uxbridge, 2015.

_______. "An exploration of the lived experience of co-dependency through Interpretative Phenomenological Analysis — Implications for occupational therapy". Artigo apresentado no WFOT Congress 2018 — Connected in diversity: positioned for impact. 21-25 maio 2018, Cidade do Cabo, África do Sul.

Bacon, I.; Conway, J. "Co-dependency and enmeshment — A fusion of concepts". *International Journal of Mental Health and Addiction*, v. 21, p. 3594-3603, 2023. Disponível em: https://doi.org/10.1007/s11469-022-00810-4.

Bacon, I. *et al.* "The lived experience of co-dependency — An interpretative phenomenological analysis". *International Journal of Mental Health and Addiction*, v. 18, n. 3, p. 754-771, 2020.

_______. "'The Lady of Shalott' — Insights gained from using visual methods and interviews exploring the lived experience of co-dependency". *Qualitative Methods in Psychology Bulletin*, v. 23, p. 26-32, 2017.

Collins, S.; Reynolds, F. "How do adults with cystic fibrosis cope following a diagnosis of diabetes?" *Journal of Advanced Nursing*, v. 64, n. 5, p. 478-487, 2008.

Dear, G. E.; Roberts, C.; Lange, L. "Defining co-dependency — A thematic analysis of published definitions". *In:* Shohov, S. (org.). *Advances in psychology*, v. 34, p. 189-205.

Kelley, H. H.; Michela, J. L. "Attribution theory and research". *Annual Review of Psychology*, v. 31, n. 1, p. 457-501, 1980.

Langdridge, D. *Phenomenological psychology — Theory, research and method.* Harlow: Pearson Education, 2007.

Pattyn, E. *et al.* "Medicalizing versus psychologizing mental illness — What are the implications for help seeking and stigma? A general population study". *Social Psychiatry and Psychiatric Epidemiology*, v. 48, n. 10, p. 1637-1645, 2013.

Tranberg, M. *et al.* "Co-afflicted but invisible — A qualitative study of perceptions among informal caregivers in cancer care". *Journal of Health Psychology*, v. 26, n. 11, p. 1850-1859, set. 2021.

WAGMAN, P., HÅKANSSON, C.; BJÖRKLUND, A. "Occupational balance as used in occupational therapy — A concept analysis". *Scandinavian Journal of Occupational Therapy*, v. 19, n. 4, p. 322-327, 2012.

WESTHORP, P. "Exploring balance as a concept in occupational science". *Journal of Occupational Science*, v. 10, n. 2, p. 99-106, 2003.

WILCOCK, A. A. "A theory of the human need for occupation". *Journal of Occupational Science*, v. 1, n. 1, p. 17-24, 1993.

_______. "Occupation for health". *The British Journal of Occupational Therapy*, v. 61, n. 8, p. 340-345, 1998.

_______. *An occupational perspective of health*. Londres: Slack, 2006.

YOUNG, J.; KLOSKO, J.; WEISHAAR, M. *Schema therapy — A practitioner's guide*. Nova York: Guilford, 2003.

YOUNG, S. *et al*. "The experience of receiving a diagnosis and treatment of ADHD in adulthood — A qualitative study of clinically referred patients using interpretative phenomenological analysis". *Journal of Attention Disorders*, v. 11, n. 4, p. 493-503, 2008.

8. REABILITAÇÃO PALIATIVA E ATENÇÃO PRIMÁRIA À SAÚDE: INTERFACES

FERNANDO CESAR IWAMOTO MARCUCCI
LUÍS FERNANDO RODRIGUES

INTRODUÇÃO

O PAPEL CENTRAL DOS cuidados paliativos é trazer aos pacientes melhor qualidade de vida, tanto quanto possível, até seu último dia. Nessa busca, é necessário considerar conceitos-chave, como autonomia, independência, alívio de sintomas e o bem-estar integral da pessoa que recebe o cuidado e de sua família. Atingir esses objetivos é desafiador, uma vez que eles são definidos e influenciados pela pessoa elegível para o cuidado. Para tanto, deve-se levar em conta seu contexto de vida e sua bagagem de desejos, anseios e valores, que muitas vezes estão em desequilíbrio com uma condição de saúde que ameaça sua continuidade, sintomas que insistem em incomodar e um tempo que caminha sem hesitar.

Em 1984, Sir Kenneth Charles Calman, médico oncologista escocês, inferiu que qualidade de vida seria a diferença entre as expectativas e os desejos da pessoa e a realidade da condição e das experiências de vida dela (Calman, 1984). Assim, uma pessoa com alta expectativa para seus desejos, mas com graves limitações da realidade imposta, teria qualidade de vida menor que outro indivíduo na mesma condição mas com menor expectativa ou alinhado com sua experiência de vida real. Essa diferença entre expectativa e realidade (chamada, em inglês, de *Calman's gap*) ilustra a necessidade da busca do equilíbrio, tão necessário na abordagem terapêutica dos cuidados paliativos, e a complexidade dos diversos elementos que impactam essa dinâmica (Figura 1, p. 114).

A reabilitação paliativa, dentro de um planejamento terapêutico individualizado, consciente da constante busca desse equilíbrio, traça seus

Figura 1. Melhora da qualidade de vida representada pelo ajuste de expectativas ou pela mudança das condições de vida

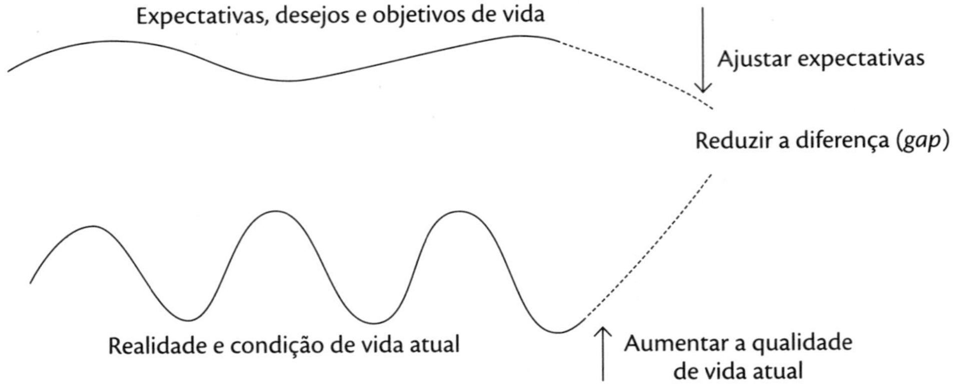

Fonte: adaptado de Calman (1984).

objetivos conforme a possibilidade e a realidade, mas deve estar sempre atenta para não se afastar do contexto de vida da pessoa no centro do planejamento. Deve integrar a reabilitação e a promoção das capacidades e do autocuidado no contexto dos cuidados paliativos. É preciso que toda a equipe profissional atue, em conjunto com o paciente e sua família, sempre centrada no cuidado, a fim de oferecer o suporte para que os objetivos pessoais e as prioridades de vida do indivíduo sejam levados a cabo (Tiberini e Richardson, 2015).

Por vezes, o acesso à reabilitação e a oferta desse serviço são dificultados pela própria concepção que se tem do termo, inclusive entre os profissionais de saúde, que muitas vezes o associam apenas a pacientes com "expectativa" de melhora em seu quadro clínico. Assim, além dos tabus socioculturais associados à aplicação dos cuidados paliativos, outra restrição surge quando prevalece a ideia de que "cuidados paliativos são para quem vai morrer em breve" ou "aquele em cuidados paliativos tem pouca chance de melhora".

A integração da reabilitação aos cuidados paliativos é relativamente recente, e de início esteve mais focada nos quadros oncológicos. De forma mais ampla, por meio das recomendações da Organização Mundial da Saúde (OMS) com vistas à saúde pública, o elo entre esses dois campos é a ideia de "cobertura universal em saúde", que define que todas as pessoas devem ter acesso a serviços de saúde — entre eles, prevenção, promoção, tratamento, reabilitação e paliação — com qualidade e eficácia e que não exponham o usuário a dificuldades financeiras (Timm, Thuesen e Clark, 2021; WHO, 2023).

As iniciativas que promovem a reabilitação paliativa podem ser adotadas em todos os níveis de atenção à saúde pelos quais o indivíduo transita na trajetória da doença e em seu curso de vida. Elas permitem maior espectro de capacidades na vida diária, menor dependência de cuidadores e maior qualidade de vida, ainda que em um quadro de aumento da deterioração da saúde e limitada expectativa de vida (Tiberini e Richardson, 2015).

Assim, este capítulo discute a interface entre a reabilitação paliativa e a atenção primária à saúde (APS). A APS, por sua vez, tem como foco o contexto de vida dos indivíduos e, no Sistema Único de Saúde (SUS), atua como principal agente do cuidado. Quando integrada e organizada, a APS oferece atendimento abrangente nos diversos níveis de atenção em saúde.

PRINCÍPIOS DA ATENÇÃO PRIMÁRIA À SAÚDE NO SISTEMA ÚNICO DE SAÚDE

A atenção primária à saúde, também conhecida como atenção básica, começou a ser debatida com mais ênfase na década de 1970, embora registros de sua origem remontem aos anos 1960 (Fausto e Matta, 2007). Durante a conferência de Alma-Ata — realizada na União Soviética em 1978 —, os cuidados primários à saúde foram definidos não apenas como assistência de qualidade, fundamentada em evidências científicas, mas também como uma maneira de promover cidadania e autodeterminação. Reconheceu-se que a APS é o primeiro ponto de contato dos indivíduos com o sistema de saúde, responsável por resolver a maioria dos problemas de saúde da população, estando a reabilitação incluída em seu escopo de atendimento (WHO, 1978).

Entre outros aspectos, a universalidade, entendida como acesso universal ao sistema, e não como "cobertura universal", é um princípio relevante consonante com outros princípios do nosso sistema de saúde, o SUS, o que significa que todo cidadão brasileiro tem direito ao acesso ao cuidado em saúde.

A APS tem uma gama de ações que abrangem a saúde humana — de antes do seu início (por meio de programas de acompanhamento pré-natal) até o seu fim (inclusive no suporte ao luto), o que representa o grande desafio das equipes de saúde e das unidades básicas de saúde (UBSs). A atual Política Nacional de Atenção Básica (PNAB) foi estabelecida pela Portaria n. 2.436, de 21 de setembro de 2017 (Brasil, 2017). Vejamos o que diz seu artigo 2º (grifos nossos):

> A atenção básica é o conjunto de ações de saúde individuais, familiares e coletivas que envolvem promoção, prevenção, proteção, diagnóstico, tratamento, reabilitação, redução de danos, cuidados paliativos e vigilância em saúde, desenvolvida por meio de práticas de cuidado integrado e gestão qualificada, realizada com equipe multiprofissional e dirigida à população em território definido, sobre as quais as equipes assumem responsabilidade sanitária.

Assim, como recomendado pela OMS, a reabilitação e os cuidados paliativos se encontram na APS, ainda que essas duas áreas sejam as mais recentes e menos disseminadas e estruturadas no rol de ações das equipes de saúde — em parte pela deficiência na formação profissional, pelo déficit estrutural e de composição das equipes multiprofissionais e pela falta de políticas públicas em cuidados paliativos e em reabilitação.

As equipes de saúde da família (ESFs) são a composição funcional mínima e a estratégia prioritária na organização da APS no SUS, sendo compostas por um profissional de medicina, um profissional de enfermagem, um auxiliar e/ou técnico de enfermagem e um agente comunitário de saúde (ACS). Também podem incluir agentes de combate às endemias (ACE) e equipes de saúde bucal (ESB) (com cirurgião-dentista e auxiliar ou técnico em saúde bucal).

O atendimento multiprofissional foi inserido no contexto da APS em 2008, com os Núcleos de Apoio à Saúde da Família (Nasfs), que previam a possibilidade de inserção de determinados profissionais de saúde — psicólogos, assistentes sociais, farmacêuticos, fisioterapeutas, terapeutas ocupacionais, fonoaudiólogos, nutricionistas e educadores físicos — e de especialidades médicas como ginecologia, homeopatia, acupuntura, pediatria e psiquiatria.

Embora tenham sofrido limitações e reformulações no período administrativo transcorrido entre 2018 e 2022, em 2023, as equipes multiprofissionais, como importante política pública de apoio à APS, recuperaram o fôlego e reassumiram o seu papel de atuação interprofissional, agora com nova denominação: eMulti. As equipes multiprofissionais na atenção primária à saúde podem ter composição diversa, de acordo com as necessidades de cada população abrangida, e os municípios podem financiar diretamente sua manutenção. Além das profissões estabelecidas anteriormente, foram incluídas novas especialidades médicas: cardiologia, dermatologia, endocrinologia, hansenologia e infectologia. Reforçam-se, assim, as oportunidades para inserir a reabilitação paliativa no rol de cuidados oferecidos pela atenção básica no SUS (Brasil, 2023).

Porém, a inserção dos cuidados paliativos na APS ainda é um campo em desenvolvimento e restrito a iniciativas locais ou regionais; falta uma integração ampla dessa abordagem nas Redes de Atenção à Saúde (RAS) nas diferentes regiões do Brasil. As RAS são as principais estratégias de organização do acesso e da oferta de serviços de saúde no SUS. Nelas são definidos e pactuados os fluxos de acesso e os pontos de referência para as pessoas que têm alguma demanda de saúde.

Com o lançamento da Política Nacional de Cuidados Paliativos (PNCP) em 2024, a APS poderá se beneficiar da estruturação de equipes — tanto assistenciais quanto matriciais — de cuidados paliativos, além de potencializar intervenções específicas para pacientes que necessitam desse tipo de atendimento por meio da integração com essas equipes. Ainda, conforme previsto na política, será fortalecido o apoio a iniciativas voluntárias da sociedade civil organizada, como as comunidades compassivas, que devem trabalhar em conjunto com a APS para organizar esse cuidado (Brasil, 2024).

Quadro 1. Fundamentos em comum entre reabilitação, cuidados paliativos e a atenção primária à saúde

Reabilitação | **Cuidados paliativos** | **Atenção primária à saúde**

Abordagem integral (holística)	Multiprofissionalidade	Centrados na pessoa	Envolvimento da família
Vínculo social e comunitário	Análise do contexto de vida	Adaptabilidade terapêutica	Promoção da autonomia e respeito à biografia

Fonte: elaborado pelos autores.

INTERFACES ENTRE A REABILITAÇÃO PALIATIVA E A ATENÇÃO PRIMÁRIA À SAÚDE

A reabilitação, os cuidados paliativos e a APS compartilham alguns fundamentos centrais (Tiberini e Richardson, 2015; Timm, Thuesen e Clark, 2021; WHO, 2023), como vemos no Quadro 1.

No contexto dos cuidados paliativos, seria limitado falar em autonomia e independência sem considerar os vieses particulares e a trajetória de vida da pessoa em um planejamento terapêutico personalizado (ou centrado no paciente). O alinhamento entre aquilo que o paciente considera e determina para si (autonomia) e o que é factível de ser alcançado ou escolhido é um desafio diário de calibração contínua entre paciente, família e equipe profissional. O mesmo vale para a independência, tanto psicológica quanto física, muitas vezes limitada por fatores pessoais, familiares, sociais e clínicos. Idealmente, espera-se que não o seja pela falta de acesso e aplicação das ferramentas terapêuticas disponíveis.

Manter algum padrão de "normalidade" das atividades de rotina é um importante aspecto a ser considerado para o planejamento do cuidado e das habilidades funcionais. Como mostram alguns estudos, as pessoas, mesmo em contexto de doença em fase avançada ou em proximidade de fim de vida, desejam manter atividades rotineiras — como se vestir, tomar banho, fazer sua lista de compras, cozinhar etc. —, sempre priorizando suas preferências, sua autonomia, seus desejos e sua dignidade (Tiberini e Richardson, 2015).

As condições de saúde elegíveis para cuidados paliativos podem, por si sós, impactar a forma como os pacientes lidam com a rotina e as atividades diárias. Nesse sentido, a reabilitação paliativa visa fazer que o paciente mantenha tanto quanto possível suas capacidades, possibilidades e seu senso de controle sobre a vida. Ao promover a independência física, psicológica e social, a reabilitação paliativa contribui para uma qualidade de vida com autonomia e dignidade.

Assim como a reabilitação e os cuidados paliativos, a atenção primária à saúde lida com uma ampla gama de quadros clínicos. Embora a reabilitação paliativa tenha surgido no contexto oncológico, ela pode ser aplicada a diversas doenças que causam sofrimento, incapacidade e ameaçam a continuidade da vida. Doenças neurológicas, doenças respiratórias crônicas, insuficiências de órgãos vitais e outras situações de fragilidade são demandas rotineiras no contexto da APS, e demandam ações reabilitativas e paliativas.

No contexto da APS, a abordagem reabilitativa pode atuar com diferentes enfoques, como mostra a Tabela 1 (p. 120).

O início das ações reabilitativas em cuidados paliativos ainda é tema de debate, mas estas têm sido recomendadas desde o diagnóstico. Ações preventivas e educativas podem ser benéficas em fases iniciais, e aquelas com foco restaurativo e adaptativo são crescentemente necessárias ao longo da trajetória da doença.

Considerando que a reabilitação paliativa busca otimizar a funcionalidade e o bem-estar da pessoa com uma condição ameaçadora da vida, essa abordagem permite que a pessoa viva com dignidade, adaptada à sua realidade. Oferece suporte para antecipar e lidar com o quadro clínico e pode ser aplicada nos diversos níveis de atenção à saúde — logo, é um "problema" de todos os segmentos envolvidos no cuidado (Tiberini e Richardson, 2015).

Da mesma forma, a atenção primária tem papel fundamental na forma como o indivíduo lida com alterações em seu quadro clínico; oferece suporte para o controle de sintomas e promove o acesso a intervenções terapêuticas possíveis, seja em domicílio, na comunidade ou na UBS, e procura ampliar e ordenar o cuidado em diferentes níveis de suporte (ambulatórios, serviços de urgência e hospitais).

Tabela 1. Enfoques e objetivos da reabilitação paliativa

Enfoque	Objetivos
Preventivo	Evitar a perda de funcionalidade e independência, naquilo que é possível manter, por mais tempo e da forma o mais confortável possível, ou promover adaptações naquilo que afeta a realização das atividades e rotinas. Exemplos: 1) Treino de músculos respiratórios, autocontrole e estímulo para a capacidade física em pessoas com doença pulmonar progressiva nos períodos entre as agudizações; 2) Estímulo à independência e ao autocuidado e treinamento de familiares de pessoas com doenças neurodegenerativas ou síndromes demenciais progressivas, inserindo ações preventivas nas fases iniciais da doença.
Restaurativo	Promover a melhora de um quadro clínico ou diminuir determinada limitação a partir do estímulo terapêutico e da capacidade regenerativa do organismo — como ganho de força muscular e mobilidade, treino de habilidades ou de resistência física — e em consonância com a condição de saúde, os propósitos de vida e as possibilidades terapêuticas. Exemplos: 1) Paciente limitado ao leito que, com estímulo, treinamento e adaptações ambientais, volta a se sentar ou permanece sentado por mais tempo e participando das atividades diárias da casa (alimentação à mesa, mudança de ambiente diurno e permanência em área de maior socialização); 2) Paciente que, após um período de internação, perde a força nos membros inferiores e progressivamente a recupera depois de um período de exercícios, alimentação adequada e controle de sintomas.
Adaptativo (ou de suporte)	Apresentar possibilidades de adaptar ou apoiar comportamentos, ambiente e rotinas para reduzir o impacto da perda de uma capacidade ou condição progressiva. Os objetivos são reduzir o impacto sobre a autonomia e a dignidade do paciente e minimizar a demanda sobre familiares e cuidadores. Exemplos: 1) Adaptação ambiental e treino de familiares para possibilitar o banho de chuveiro de paciente impossibilitado de fazê-lo forma independente; 2) Treino de uso de ferramentas de comunicação alternativa para pessoas com perda da capacidade de fala.

Fonte: elaborado pelos autores.

APLICAÇÕES PRÁTICAS DA REABILITAÇÃO PALIATIVA NA APS

Diversos estudos demonstraram que a presença de pacientes elegíveis para cuidados paliativos é uma realidade na atenção primária à saúde no SUS, bem como que a maioria deles tem limitações funcionais e dependência para os cuidados de rotina (Marcucci, 2016). Para que a APS seja capaz de atuar de forma adequada no suporte em cuidados paliativos, fazem-se necessárias algumas ações.

1 *Identificar os pacientes com necessidade de cuidados paliativos.* Capacitar a equipe para identificar os pacientes com potencial necessidade dessa abordagem inserindo o uso de ferramentas de triagem, como a

Supportive and Palliative Care Indicators Tool (SPICT) e a Palliative Performance Scale (PPS).

2 *Oferecer ações paliativas conforme a necessidade do paciente e da família.* Com boa formação e capacitação, os profissionais da APS são capazes de oferecer cuidados de forma mais frequente e suporte de menor complexidade. Entre esses cuidados estão: o manejo de sintomas (como dor, náusea, constipação, fadiga, dispneia, depressão etc.), a assistência sociofamiliar (fortalecimento/formação de vínculos familiares, distribuição de tarefas, mediação de conflitos, orientação terapêutica e socioassistencial), a organização da rotina de cuidados e a oferta de acolhimento e informação em saúde.

3 *Possibilitar o cuidado multiprofissional.* Isso ocorre por meio de matriciamento e compartilhamento de saberes com a equipe multiprofissional, ou pelo encaminhamento para outros serviços de referência, quando necessário.

4 *Integrar o cuidado com outros pontos de atenção à saúde.* Para garantir a continuidade do cuidado ao longo da vida do paciente, a integração com outros pontos da rede assistencial é fundamental. Tal integração facilita o acesso a diferentes níveis de atenção, como atendimento especializado ou hospitalar, e otimiza a transferência de pacientes de serviços de alta complexidade para a APS, possibilitando a continuidade do cuidado no domicílio.

Para uma integração eficaz dos cuidados, a comunicação entre equipes, serviços de saúde e a unidade paciente-família é essencial. Um plano de cuidado bem definido permite que a equipe da APS (e qualquer outro serviço de saúde) mantenha a organização e a continuidade do cuidado, alinhada aos objetivos estabelecidos para o paciente e sua família. A integração da RAS depende da interação entre os diversos pontos de assistência por onde o paciente circula. Todos os serviços de saúde devem estar abertos a essa interconexão, facilitando a coordenação, os encaminhamentos e as orientações, conforme estabelecido para a RAS. Dessa forma, o alinhamento de planejamentos e ações entre equipes e serviços possibilita orientar o paciente e a família na busca dos melhores resultados do cuidado.

A independência funcional deve ser considerada em seu contexto individual, indo além do simples ato de treinar o sentar e andar. Buscar atividades com significado é essencial: sentar para interagir com pessoas e o ambiente, alimentar-se e observar o que acontece ao redor; caminhar para alcançar objetivos como ir à cozinha, ao banheiro ou à área externa, aproximando-se da rotina diária e da vida social (Tiberini e Richardson, 2015).

Um ponto importante a ser lembrado é que tanto profissionais de saúde quanto familiares e cuidadores, apesar de serem essenciais, podem prejudicar a independência do paciente ao superprotegerem-no ou "exagerarem" nos cuidados. Isso ocorre quando:

- ofertam o cuidado de forma sistematizada, mesmo que a pessoa consiga fazer algumas atividades, como comer ou se vestir sozinha (ainda que mais devagar ou com alguma dificuldade);
- antecipam todas as necessidades da rotina diária do paciente (como decidir constantemente onde e quando ele deve ir, o que ele deve fazer);
- minimizam as decisões da pessoa, reduzindo sua autonomia de escolhas e prioridades.

A manutenção do paciente no ambiente familiar, em casa ou na comunidade, oferece um espaço otimizado e estruturado para desenvolver a autonomia. Nesse contexto, o paciente se sente familiarizado com as rotinas e o ambiente, e a APS desempenha um papel fundamental na manutenção do cuidado domiciliar, mesmo em situações de grande perda de independência ou na terminalidade. A limitação da autonomia impacta diretamente a qualidade de vida e o senso de dignidade do indivíduo. Essa limitação pode levar à perda de sentido da vida, ao sofrimento físico e emocional e até mesmo ao desejo de acelerar a morte (Tiberini e Richardson, 2015).

Considerando as disparidades sociais no Brasil, que afetam sobremaneira o acesso aos serviços de saúde, estudos indicam que pacientes com limitações socioeconômicas são diagnosticados mais tarde e obtêm piores desfechos em saúde (Pilegaard *et al.*, 2021). Nesse sentido, por meio da atuação preventiva, restaurativa e adaptativa — e no contexto de vida da pessoa —, a APS tem grande potencial para reduzir tais iniquidades. Hoje, em muitos locais distantes ou áreas socialmente vulneráveis, a UBS é o principal e mais acessível ponto de cuidado à saúde.

Assim, é preciso avançar na formação e na capacitação dos profissionais de saúde para reconhecer e aplicar cuidados paliativos de qualidade, ampliando o olhar da reabilitação até mesmo na atenção primária à saúde. Cabe aos gestores promover ações que garantam fomento, estrutura e acesso para que a APS alinhe os desejos e as expectativas de pacientes e familiares às particularidades de cada condição de saúde e contexto de vida. Isso deve ser feito por meio de políticas públicas, como a PNCP.

CONSIDERAÇÕES FINAIS

A pesquisa sobre reabilitação em cuidados paliativos ainda é limitada e, com frequência, está associada à oncologia. Particularmente no campo da APS, há um grande caminho para percorrer. O SUS, com sua diversidade e seus desafios, tem na APS uma de suas fortalezas, que se encontra em constante adaptação para atender às demandas de saúde da população brasileira.

Integrar o conhecimento e a prática da reabilitação paliativa às ações das equipes de saúde da família não implica mais uma tarefa para esses profissionais. Ao contrário, trata-se de oferecer ferramentas para uma demanda já existente e com potencial de crescimento nas próximas décadas, devido ao aumento das doenças crônicas e ao envelhecimento da população. A aplicação da reabilitação paliativa na APS tem o potencial de atuar preventivamente, reduzindo o impacto das enfermidades na vida dos pacientes e de suas famílias. Além disso, ela pode potencializar a autonomia, a dignidade e a qualidade de vida, contribuindo para o sucesso dos cuidados paliativos na saúde pública.

REFERÊNCIAS

BRASIL. Ministério da Saúde. Portaria GM/MS n. 3.681, de 7 de maio de 2024. Institui a Política Nacional de Cuidados Paliativos (PNCP) no âmbito do Sistema Único de Saúde (SUS), por meio da alteração da Portaria de Consolidação GM/MS n. 2, de 28 de setembro de 2017. Brasília: Ministério da Saúde, 2024. Disponível em: https://bvsms.saude.gov.br/bvs/saudelegis/gm/2024/prt3681_22_05_2024.html. Acesso em: 14 abr. 2025.

_______. Ministério da Saúde. Portaria n. 635, de 22 de maio de 2023. Institui, define e cria incentivo financeiro federal de implantação, custeio e desempenho para as modalidades de equipes Multiprofissionais na Atenção Primária à Saúde (SUS). Brasília: Ministério da Saúde, 2023. Disponível em: https://www.in.gov.br/en/web/dou/-/portaria-gm/ms-n-635-de-22-de-maio-de-2023-484773799. Acesso em: 12 fev. 2025.

CALMAN, K. C. "Quality of life in cancer patients — An hypothesis". *Journal of Medical Ethics*, v. 10, p. 124-127, 1984.

FAUSTO, M. C. R.; MATTA, G. C. "Atenção primária à saúde — Histórico e perspectivas". *In:* MOROSINI, M. V. G. C.; CORBO, A. D. (orgs.). *Modelos de atenção e a saúde da família*. Rio de Janeiro: ESPJV: Fiocruz, 2007. p. 43-67. Disponível em: https://www.arca.fiocruz.br/handle/icict/39171. Acesso em: 12 fev. 2025.

MARCUCCI, F. C. I. *Identificação e caracterização dos indivíduos com indicação de cuidados paliativos cadastrados na Estratégia Saúde da Família*. Tese (doutorado em Saúde Coletiva) — Universidade Estadual de Londrina, Londrina, 2016. Disponível em: https://pos.uel.br/saudecoletiva/wp-content/uploads/2021/08/Fernandocesar.pdf. Acesso em: 1 maio 2024.

PILEGAARD, M. S. *et al.* "Rehabilitation and palliative care for socioeconomically disadvantaged patients with advanced cancer — A scoping review". *Acta Oncologica*, v. 60, n. 1, p. 112-123, 2021. Disponível em: https://doi.org/10.1080/0284186X.2020.1827156.

TIBERINI, R.; RICHARDSON, H. *Rehabilitative palliative care — Enabling people to live fully until the die. A challenge for the 21st century*. Londres: Hospice UK, 2015. Disponível em: https://www.hospiceuk.org/publications-and-resources/rehabilitative-palliative-care-enabling-people-live-fully-until-they-die. Acesso em: 30 jan. 2025.

TIMM, H.; THUESEN, J.; CLARK, D. "Rehabilitation and palliative care — Histories, dialectics and challenges". *Wellcome Open Research*, v. 6, 2021. Disponível em: https://doi.org/10.12688/wellcomeopenres.16979.1.

WHO (World Health Organization). *Declaration of Alma-Ata*. International Conference on Primary Health Care, Alma-Ata, União Soviética, 6-12 set. 1978. Disponível em: https://cdn.who.int/media/docs/default-source/documents/almaata-declaration-en.pdf?sfvrsn=7b3c2167_2. Acesso em: 21 mar. 2025.

_______. *Policy brief on integrating rehabilitation into palliative care services*. 2023. [*S. l.*]: WHO, 2023. Disponível em: https://www.who.int/europe/publications/i/item/WHO-EURO-2023-5825-45590-68173. Acesso em: 12 fev. 2025.

9. REABILITAÇÃO PALIATIVA NO CONTEXTO HOSPITALAR DE URGÊNCIA E EMERGÊNCIA

Juliana Carla Delsim
Jéssica Mortimer Antunes
Rita de Cássia Quaglio
Edgar Ianhez Júnior

Os cuidados paliativos visam oferecer dignidade aos pacientes com doenças ameaçadoras de vida (adultos ou crianças), com ou sem possibilidade de cura, como doenças cardiovasculares, queimaduras graves, traumas, câncer, diabetes, doenças neurológicas e diversas outras condições. Objetivam promover a qualidade de vida dos pacientes e de seus familiares, prevenindo e aliviando o sofrimento por meio da avaliação eficaz e do tratamento de problemas físicos, psicossociais e espirituais. O atendimento é prestado por serviços de saúde que realizam cuidados integrais e centrados no indivíduo nos diferentes níveis de complexidade (WHO, 2020).

Esse cuidado é ofertado por profissionais de diferentes especialidades, e a equipe — que tem como preceito a atuação de forma integrada — atua trans e interdisciplinarmente. Assim, profissionais, pacientes e seus familiares determinam diversas estratégias para manter o foco no cuidar, incluindo reconhecer e responder a todas as necessidades por meio de uma visão ampla (D'Alessandro *et al.*, 2023).

A implementação de cuidados paliativos em unidades de emergência representa um desafio multifacetado, que deve levar em conta o contexto sociocultural de cada região do país e do mundo. Em geral, diante do ambiente frenético e da urgência das emergências clínicas, a prioridade muitas vezes recai sobre intervenções imediatas e tratamentos curativos para manutenção da vida. No entanto, garantir a disponibilidade e a prestação de cuidados paliativos eficazes também é essencial para atender às necessidades dos pacientes (Medeiros *et al.*, 2021).

Questões logísticas e do funcionamento específico de uma unidade de emergência afetam consideravelmente a coleta de informações, do socorro extra-hospitalar às decisões sobre as condutas a serem ofertadas na recepção do paciente. O treinamento da equipe, a alocação de recursos e a integração dos serviços de cuidados de saúde — inclusive o repasse de informações sobre a condição de saúde prévia e a instituição de cuidados paliativos no atendimento emergencial — são apenas alguns dos desafios a superar. Para tanto, a sensibilização e a formação dos profissionais de saúde são fundamentais para garantir uma abordagem compassiva, equânime e abrangente no tratamento dos pacientes em situações críticas (WHO, 2023).

Rodrigues (2024) lembra que, dependendo da organização do sistema de saúde local, pacientes que se tornaram crônicos por ocorrências graves, traumáticas ou orgânicas buscam atendimento para resolver problemas, mesmo que estes não sejam considerados urgências ou emergências. Nesse panorama, seria controverso propor reabilitação a pacientes em cuidados paliativos que vivenciam doenças ameaçadoras da vida, cuja piora da funcionalidade e a evolução desfavorável para o óbito são esperados e inevitáveis. Afinal, para o senso comum, a reabilitação se refere à melhora completa ou parcial de um indivíduo, sem levar em consideração tais desfechos, sobretudo em um ambiente de internação hospitalar de alta complexidade.

Quadro 1. Quadros clínicos comuns nas intervenções para reabilitação

Câncer	Fadiga, complicações relacionadas ao tratamento (neuropatia, fibrose por radiação, mielopatia etc.), dor, linfedema, encefalopatia, distúrbio cognitivo, amputação, disfagia, disartria, restrições de amplitude de movimento, transtornos de humor, distúrbios intestinais ou vesicais
Doença pulmonar obstrutiva crônica (DPOC)	Fadiga, dispneia, perda de condicionamento, dor, transtornos de humor
Insuficiência cardíaca avançada	Fadiga, dispneia, transtornos de humor, declínio funcional
Doença neuromuscular	Fadiga, fraqueza motora, dispneia, sintomas bulbares (disfagia, disartria, disfonia), escoliose, transtornos de humor, necessidade de equipamentos médicos
Doença de Alzheimer	Fadiga, déficit cognitivo, transtornos de humor, disfagia

Fonte: Wittry *et al.* (2017).

Considerando tais desafios, é necessário repensar a reabilitação paliativa, modalidade de assistência interdisciplinar que tem o objetivo de manter, restaurar ou melhorar a funcionalidade do paciente (Silva e Queiroz, 2019).

A reabilitação paliativa é tradicionalmente ofertada em unidades de saúde destinadas exclusivamente à prestação de cuidados paliativos, mas pode ser implantada em diversos cenários, como em unidades de internação prolongada ou unidades que atendem urgências e emergências (Tennison *et al.*, 2022). O processo de internação em si afeta em grande medida a funcionalidade dos pacientes, dado o risco de incapacidade, o tempo de permanência no leito e a redução da mobilidade e das atividades (Bhatnagar e Seth, 2023).

Silva e Queiroz (2019) afirmam que há poucos textos na literatura sobre reabilitação paliativa, e estes são provenientes da área oncológica. Nesse segmento de cuidado, a reabilitação paliativa tem objetivos limitados pelo tempo e enfoca a funcionalidade do indivíduo, alinhada aos valores dos pacientes e familiares.

A reabilitação paliativa deve constar no plano de cuidados desde o diagnóstico, sendo os objetivos definidos em consonância com os estágios de evolução da doença — trate-se de falências orgânicas ou de doenças neurodegenerativas. Existe uma tênue diferença de funcionalidade entre uma fase e outra. Expectativas irracionais em relação às melhorias funcionais devem ser ajustadas conforme o avanço da doença, uma vez que isso pode piorar a autoestima dos pacientes (Wittry *et al.*, 2017).

Ressalte-se que, independentemente da fase de evolução da doença, o controle de danos e os aspectos preventivos da reabilitação deverão ser fortemente trabalhados, a fim de prevenir as complicações responsáveis por aumentar a morbidade do paciente. A equipe de profissionais envolvidos no processo de reabilitação é composta por diferentes especialidades em saúde. Esses profissionais são responsáveis por selecionar e executar as mais diversas estratégias de prevenção, promoção e tratamento para que o paciente tenha qualidade de vida (Silva e Queiroz, 2019).

A seguir, discutiremos a atuação da terapia ocupacional na reabilitação paliativa no contexto de urgência e emergência.

REABILITAÇÃO PALIATIVA E TERAPIA OCUPACIONAL

A atuação do terapeuta ocupacional (TO) no contexto hospitalar implica a promoção, manutenção e recuperação de funções e habilidades que compõem o desempenho ocupacional, possibilitando e potencializando a autonomia e a independência dos indivíduos. O TO compõe uma equipe multiprofissional que atua em diversas condições de saúde, inclusive no cuidado paliativo e na reabilitação paliativa (Tedesco, 2018).

O terapeuta ocupacional que trabalha com reabilitação paliativa procura promover o engajamento do sujeito nas ocupações que este considera importantes, tendo como objetivo a manutenção da máxima independência possível e/ou o auxílio na busca de novas ocupações significativas. Esse processo contribui para o controle dos sintomas e a melhora da qualidade de vida (Wæhrens *et al.*, 2023).

A fim de promover o engajamento e, em consequência, melhorar a qualidade de vida do paciente, utiliza-se a abordagem centrada no sujeito — que identifica o que é importante para ele, quais são suas potencialidades, metas, seus planos, desejos e suas expectativas. Essa abordagem pressupõe a disponibilidade de tempo de qualidade e realização de escuta qualificada, que compõem a avaliação terapêutica ocupacional (Wæhrens *et al.*, 2023).

No contexto hospitalar, as mudanças nas metas e necessidades do sujeito ocorrem com frequência e até mesmo diariamente, de acordo com o quadro clínico, a evolução da doença, a definição de um diagnóstico, o prognóstico e as eventuais intercorrências. Para contemplar essas mudanças no processo de cuidado e no plano de intervenção, o terapeuta ocupacional deve realizar avaliações constantes e estar integrado com a equipe de saúde.

Durante a internação, é imprescindível identificar o momento no qual o paciente se encontra, ou seja, qual é a relação dele com a doença, se o diagnóstico é recente ou se o motivo da hospitalização advém do exacerbamento de uma condição crônica. Compreender em que momento o paciente se encontra proporciona uma visão ampla e dinâmica da permanência deste na situação atual. Por exemplo, caso seja a exacerbação sintomática de alguma doença de base, pode ocorrer progressão/piora clínica, estabilização ou regulação dos sintomas. Portanto, compreender as patologias, seus ciclos e tratamentos auxilia o terapeuta a adequar sua conduta (Cruz, 2023).

Em ambiente hospitalar, o período de internação configura um recorte específico na vida do paciente, limitando a coleta de informações devido a fatores como reinternações, disponibilidade familiar, condições do paciente e seu histórico. Nesse contexto, o profissional de saúde deve priorizar intervenções viáveis no presente, evitando criar expectativas irreais ou de longo prazo que possam gerar ansiedade no paciente e na família, e concentrando esforços em ações produtivas para o momento (Frizzo e Corrêa, 2018).

Em unidades de urgência e emergência, o manejo de pacientes em cuidados paliativos exige habilidades pessoais e profissionais específicas. Além do diagnóstico clínico e dos aspectos relacionados ao paciente e sua família no momento da internação, é preciso considerar a dinâmica do serviço, seus critérios, focos e metas. Embora a internação nesses hospitais seja frequentemente associada a intervenções rápidas e resolutivas, que visam à transferência para unidades de menor complexidade, o cuidado paliativo demanda uma abordagem diferenciada (Fonseca e Geovanini, 2013).

O profissional de TO que atua em urgência e emergência precisa estar capacitado e conhecer o funcionamento dos equipamentos e protocolos — intervenções, procedimentos, dispositivos invasivos etc. —, já que estes influenciarão as condutas estabelecidas multidisciplinarmente.

CAMINHOS PARA A INTERVENÇÃO TERAPÊUTICA OCUPACIONAL

O enfoque das intervenções se dá pela ótica da prática centrada no sujeito. Para isso, é necessário estabelecer uma comunicação efetiva com o paciente e seus familiares. A comunicação é o processo de interagir e compartilhar mensagens que influenciam o comportamento das pessoas. Trata-se de uma habilidade essencial para a realização das atividades do dia a dia e para manter o desempenho ocupacional (Pelosi e Gomes, 2018).

Em determinados quadros clínicos, a necessidade de hospitalização e de cuidados intensivos pode prejudicar a capacidade de comunicação verbal — como é o caso de acometimentos neurológicos agudos (acidente vascular cerebral e traumatismo cranioencefálico), alterações de condições crônicas (esclerose lateral amiotrófica e progressão de cânceres), necessidade de suporte ventilatório etc. Um dos primeiros aspectos a ser avaliado e trabalhado é a capacidade do paciente de se comunicar, expressar seus interesses, desejos e expectativas, sendo esse o pilar para o estabelecimento de metas terapêuticas.

Quando é impossível restabelecer a comunicação verbal, é preciso inserir a comunicação alternativa ou suplementar (CAA). A International Society for Augmentative and Alternative Communication (Isaac) define a CAA como um conjunto de ferramentas que favorecem a produção de sentidos e a interação de pessoas que apresentam algum tipo de comprometimento na linguagem oral. A CAA visa realizar a comunicação por outras formas que não a fala, como escrita, expressões faciais, toques, uso de símbolos ou imagens, olhar compartilhado que permita a interação etc. (Isaac, 2015).

Além do estabelecimento da comunicação efetiva com o paciente e seus familiares, deve-se considerar o período vivenciado pelo paciente para definir os objetivos do tratamento, a depender de sua condição clínica e funcional. Discutiremos a seguir os possíveis caminhos de intervenção contextualizados às etapas do adoecimento.

Nos atendimentos realizados em um ambiente hospitalar de urgência e emergência, partindo do diagnóstico recém-descoberto ou de progressão lenta, a intervenção terapêutica ocupacional poderá se dar com base no levantamento das potencialidades, enfocando a aquisição de habilidades, a independência e a autonomia (Othero, 2022).

Assim que recebe o diagnóstico, o paciente pesquisa, ouve e percebe grande parte das perdas que vive ou viverá. Dessa forma, como profissional que se utiliza das ocupações como estratégia terapêutica (de tratamento, cuidado e intervenção), cabe ao TO identificar que ocupações são possíveis apesar do adoecimento atual (Trevisan e Almeida, 2020) e, a partir daí, progredir a intervenção para o ganho ou a manutenção de habilidades.

No ambiente hospitalar, compete ao TO auxiliar o paciente a perceber as possibilidades de adaptação, seja por tecnologia assistiva, modificação dos padrões de desempenho, ajustes de habilidades e inabilidades e ações compensatórias — por exemplo, assumir outras responsabilidades ocupacionais, como pagar contas e gerenciar as finanças (Bombarda e Dahdah, 2023).

Tudo isso deve ser feito com a participação ativa do paciente, ou seja, não cabe exclusivamente ao terapeuta apontar potencialidades. Ao contrário, deve-se fazer a mediação entre o acolhimento e a validação das percepções do paciente sobre as próprias perdas vivenciadas, ofertando atividades nas quais ele descubra ou redescubra funções, habilidades e potência para o melhor desempenho ocupacional possível.

Após o diagnóstico inicial, o paciente avança no processo de tratamento. Contudo, nesse estágio, é comum que ele necessite de atendimento em unidades hospitalares de urgência e emergência, motivado sobretudo pela descompensação de sintomas relacionados à doença de base. Isso pode decorrer de má adesão ao tratamento, dificuldade de manejo dos sintomas em atendimento ambulatorial e outras dimensões que influenciam o controle dos sintomas, como sofrimento psíquico, social e espiritual (D'Alessandro *et al.*, 2023).

Nesse período, é possível que o paciente e sua família compreendam os acometimentos fisiopatológicos da doença de base, envolvendo-se com os aspectos clínicos e medicamentosos e consolidando a apropriação do diagnóstico e de suas consequências. Por vezes, ocorre a busca de tratamentos alternativos, o que pode gerar anedonia e desesperança, além de piorar sintomas físicos e clínicos.

O terapeuta ocupacional buscará avaliar e reavaliar o desempenho ocupacional, sinalizando possibilidades para ampliar o cuidado. Fará, assim, propostas de melhoria e de manutenção do desempenho, sobretudo no que diz respeito aos papéis ocupacionais efetivamente realizados pelo sujeito (membro da família, amigo, trabalhador, religioso etc.). Tais papéis serão mantidos na progressão do adoecimento, desde que se respeitem os interesses, desejos e valores do indivíduo.

A intervenção terapêutica ocupacional tem como finalidades a manutenção das capacidades, a diminuição da velocidade de perdas funcionais e o manejo de sintomas (dor, ansiedade, dispneia). A abordagem visa à autonomia e à efetiva participação do indivíduo, ainda que em ambiente de internação (Othero, 2022). Ao manter tarefas e ocupações, como as atividades da vida diária, o paciente passa a se perceber como capaz.

Diante da progressão do adoecimento e nos estágios de final de vida, a internação hospitalar e a busca de cuidados de urgência e emergência podem estar vinculadas à insegurança, ao sofrimento da família ao se perceber incapaz de ajudar o paciente, ao medo de que a morte ocorra no ambiente doméstico e ao desenvolvimento de quadros agudos, complicações da doença, do tratamento, da condição clínica ou por descompensação de sintomas (D'Alessandro *et al.*, 2023).

Nesse momento, o paciente em cuidado paliativo questiona aspectos mais profundos da vida, que são reavaliados diante da imprevisibilidade imposta pela doença. O profissional de TO que propõe a reabilitação paliativa está apto para investigar, estimular e auxiliar o paciente a desempenhar papéis ocupacionais que foram modificados pelo adoecimento. Isso é feito de forma realista, levando em conta a sua saúde atual (Rezende *et al.*, 2022; Wæhrens *et al.*, 2023).

Assim, o terapeuta ocupacional oferece suporte para que o paciente realize seus desejos, expresse sua espiritualidade e encontre significado em suas experiências. Isso auxilia no manejo de emoções e contribui para a manutenção de funções e habilidades, promovendo a autonomia do indivíduo. O TO também utiliza estratégias para aliviar o desconforto, como facilitar atividades de forma gradual, com pausas, usar tecnologia assistiva e respeitar as capacidades individuais do paciente (Wæhrens *et al.*, 2023).

Ainda que os pacientes se encaixem nos critérios de tempo de internação e/ou diagnóstico, o terapeuta ocupacional terá de atentar para outras necessidades que se sobreponham a eles. Essa dinâmica é necessária para uma atuação hospitalar de menor ou maior complexidade.

CONSIDERAÇÕES FINAIS

A reabilitação paliativa em unidades de urgência e emergência enfrenta diversas barreiras, como o tempo de internação limitado, intervenções rápidas e pontuais e a ênfase da equipe de saúde em tratar o problema que levou à hospitalização. Além disso, a reabilitação não é culturalmente vista como apropriada em situações de terminalidade. No entanto, mesmo com a progressão da doença para a fase final de vida, quando as prioridades e os objetivos do tratamento se modificam, ainda é possível realizar intervenções de reabilitação que beneficiem pacientes e familiares.

As propostas discutidas neste texto não têm o objetivo de se tornar estáticas ou protocolares, já que em ambientes de urgência e emergência todo o raciocínio clínico e os processos terapêuticos ocupacionais se misturam aos aspectos desse contexto. Acreditamos que a atuação multiprofissional agrega grande valor aos cuidados ofertados aos pacientes em reabilitação paliativa, independentemente do estágio da doença e até mesmo quando o fim da vida se aproxima. Intervenções com foco na reabilitação paliativa, com metas adequadas e planos terapêuticos individualizados, resultam em melhora funcional e, por seguinte, em melhor qualidade de vida.

REFERÊNCIAS

Bhatnagar, S.; Seth, S. "Integrating rehabilitative and palliative care principles within acute care practice". *In:* Hagberg, C. *et al.* (orgs.). *Perioperative Care of the Cancer Patient.* [*S.l.*]: Elsevier, 2022. p. 478-488. Disponível em: https://doi.org/10.1016/B978-0-323-69584-8.00044-X.

Bombarda, T. B.; Dahdah, D. F. "Cuidados paliativos *In:* Cruz, D. M. C.; Zanona, A. F. (orgs.). *Reabilitação pós-AVC.* Rio de Janeiro: Medbook, 2023. p. 338-347.

Cruz, D. M. C. "Prática centrada no cliente". *In:* Cruz, D. M. C.; Zanona, A. F. (orgs.). *Reabilitação pós-AVC.* Rio de Janeiro: Medbook, 2023. p. 39-48.

D'Alessandro, M. P. S. *et al.* (orgs.). *Manual de cuidados paliativos.* 2. ed. São Paulo: Hospital Sírio-Libanês; Brasília: Ministério da Saúde, 2023. Disponível em: https://www.gov.br/saude/pt-br/centrais-de-conteudo/publicacoes/guias-e-manuais/2023/manual-de-cuidados-paliativos-2a-edicao/view. Acesso em: 14 fev. 2025.

Fonseca, A.; Geovanini, F. "Cuidados paliativos na formação do profissional da área de saúde". *Revista Brasileira de Educação Médica*, v. 37, n. 1, p. 120-125, jan. 2013.

Frizzo, H. C. F.; Corrêa, V. A. C. "Perdas e luto em terapia ocupacional e cuidados paliativos". *In:* De Carlo, M. M. R. P.; Kudo, A. M. (orgs.). *Terapia ocupacional em contextos hospitalares e cuidados paliativos*. São Paulo: Payá, 2018. p. 387-398.

Isaac Brasil (International Society for Augmentative and Alternative Communication — Brasil). "O que é a comunicação alternativa (CA)". 2015. Disponível em: https://www.isaacbrasil.org.br/comunicaccedilatildeo-aumentativa-e-alternativa.html. Acesso em: 18 fev. 2025.

Medeiros, M. O. S. F. *et al.* "Cuidados paliativos na emergência: revisão integrativa". *Revista Bioética* [online], v. 29, n. 2, p. 416-426, 2021. Disponível em: https://doi.org/10.1590/1983-80422021292479.

Othero, M. B. "Raciocínio clínico em terapia ocupacional no campo da reabilitação — Um modelo a partir do referencial dos cuidados paliativos". *Revista de Terapia Ocupacional da Universidade de São Paulo*, v. 32, n. 1-3, p. e206041, 2022. Disponível em: https://doi.org/10.11606/issn.2238-6149.v32i1-3pe206041.

Pelosi, M. B.; Gomes, C. A. "Tecnologia assistiva e terapia ocupacional no contexto hospitalar". *In:* De Carlo, M. M. R. P.; Kudo, A. M. (orgs.). *Terapia ocupacional em contextos hospitalares e cuidados paliativos*. São Paulo: Payá, 2018. p. 103-126.

Rezende, G. *et al.* "The importance of a *continuum* of rehabilitation from diagnosis of advanced cancer to palliative care". *Disability and Rehabilitation*, v. 45, n. 24, p. 3978-3988, dez. 2023.

Rodrigues, L. F. "Interface entre os cuidados paliativos e os serviços de urgência e emergência". *In:* Rodrigues, L. F.; Santos, R. A. (orgs.). *Cuidados paliativos — Estrutura e organização dos cuidados paliativos*. Rio de Janeiro: Rúbio, 2024. p. 87-107.

Silva, J. M.; Queiroz, M. E. G. de. "Reabilitação paliativa — Caracterização e objetivos". *In:* Carvalho, R. T.; Rocha, J. A.; Franck, E. M. (orgs.). *Cuidados paliativos — Falências orgânicas*. São Paulo: Atheneu, 2019. p. 117-127.

Tedesco, S. A. "Avaliação e intervenção de terapia ocupacional em contextos hospitalares". *In:* De Carlo, M. M. R. P.; Kudo, A. M. (orgs.). *Terapia ocupacional em contextos hospitalares e cuidados paliativos*. São Paulo: Payá, 2018. p. 79-102.

Tennison, J. M. *et al.* "Palliative rehabilitation in acute inpatient rehabilitation — Prognostic factors and functional outcomes in patients with cancer". *The Oncologist*, v. 28, n. 2, p. 180-186, 11 nov. 2022.

Trevisan, E. R.; Almeida, D. T. "Reflexões sobre a terapia ocupacional psicossocial a partir do projeto terapêutico singular". *In:* Grandim, L. C. C.; Finarde, T. N.; Carrijo, D. C. M. (orgs.). *Práticas em terapia ocupacional*. Barueri: Manole, 2020. p. 116-128.

Wæhrens, E. E. *et al.* "International consensus on occupational therapy interventions for people with palliative care needs: a European Association for Palliative Care group concept mapping study". *Palliative Medicine*, v. 37, n. 9, p. 1389-1401, 2023.

Wittry, S. A.; Lam, N.; McNalley, T. "The value of rehabilitation medicine for patients receiving palliative care". *American Journal of Hospice and Palliative Medicine*, v. 35, n. 6, p. 889-896, 2017. Disponível em: https://doi.org/10.1177/1049909117742896.

WHO. "Palliative care — Key facts". [*S. l.*]: WHO, 5 ago. 2020. Disponível em: https://www.who.int/news-room/fact-sheets/detail/palliative-care. Acesso em: 30 jan. 2025.

WHO Europe (World Health Organization Regional Office for Europe). *Policy brief on integrating rehabilitation into palliative care services*. Copenhague: WHO Europe, 2023.

10. POTENCIALIZAR A VIDA ATÉ O FIM: REABILITAÇÃO PALIATIVA EM *HOSPICE*

Jaqueline Basilio Lupi
Manuela Samir Maciel Salman
Amirah Adnan Salman

A Organização Mundial da Saúde (OMS) define *hospice* como uma organização que provê cuidados paliativos (CP) a pessoas próximas do final da vida, em regime de internação ou não (WHO, 2018). O termo *hospice* tem uma ampla gama de definições na literatura (Hawley, 2017), o que prejudica a comunicação na prática clínica e em pesquisas e dificulta a formulação de políticas públicas. Uma revisão da literatura para identificar conceitos encontrou descrições de *hospice* como filosofia, sistema, programa ou instalação. Os "cuidados *hospice*" foram considerados parte do espectro dos CP correlacionada com voluntariado, assistência ao luto e cuidados comunitários. Em consenso, trata-se de um programa voltado para pessoas com doenças avançadas e sobrevida esperada menor que seis meses e para as suas famílias (Hui *et al.*, 2013).

O Reino Unido, qualificado como o local com melhor qualidade de morte (*The Economist*, 2015), oferece CP em seu sistema de saúde, com ampla cobertura de serviços regionalizados integrados em diversas modalidades. Ofertados em geral por *hospices* financiados predominantemente por fundos de caridade, contemplam atividades comunitárias e de educação em saúde ambulatorial e em unidade-dia (Rezende, 2022). Os cuidados *hospice* de fim de vida são prestados principalmente pela atenção domiciliar, com possibilidade de internação para atender a necessidades complexas ou sofrimento grave. Contam com equipe interprofissional e voluntários treinados; entre os serviços prestados está a reabilitação (NHS, 2022).

Nos Estados Unidos, os cuidados *hospice* são providos quase integralmente em domicílio (Buss, Rock e McCarthy, 2017). Pessoas elegíveis para o programa de benefício *hospice* do Medicare atendem a critérios específicos, como ter 65 anos ou mais e um prognóstico de seis meses de vida (Hawley, 2017). O paciente tem direito a receber em casa serviços de reabilitação tradicional, como intervenções para segurança, controle de sintomas e assistência em atividades da vida diária, o que pode diferir da abordagem holística da reabilitação paliativa e das metas prioritárias do indivíduo (Montagnini, Javier e Mitchinson, 2020). Questiona-se tal modelo quanto à sustentabilidade e à ética, pois a qualidade do cuidado varia (Byock, 2023; Connelly, 2023). A rigidez na elegibilidade reduz o acesso e inviabiliza a assistência paliativa precoce a partir do diagnóstico de uma doença ameaçadora da vida (Floriani e Schramm, 2010; Hawley, 2017).

No Brasil, o termo *hospice* designa a prestação de cuidado no fim da vida e no luto (SBGG, 2015), o movimento histórico (Floriani e Schramm, 2010) ou uma unidade especializada em cuidados paliativos (UCP) de internação. Esta se caracteriza pela assistência de média complexidade, intermediária entre as atenções hospitalar e domiciliar. Oferece ambiente acolhedor e flexível, atividades e espaços propícios para os assistidos viverem com liberdade e visam promover a funcionalidade (Crispim, 2021).

Os serviços de CP no Brasil não são integrados e se encontram centralizados no setor terciário das regiões mais desenvolvidas (Valentino *et al.*, 2023; Pastrana *et al.*, 2021, estando muito aquém das necessidades da população (Rodrigues, Silva e Cabrera, 2022). Apenas 6% dos serviços de CP afirmam contar com a modalidade *hospice*, totalizando 373 leitos nas regiões Nordeste, Sudeste e Sul (Guirro *et al.*, 2023). Não há descrição de perfis de pessoas atendidas.

Na prática, há instituições autodeclaradas *hospices* ou UCP com atendimentos mistos, prolongados, de retaguarda, transição e/ou reabilitação, e internações de curta e longa duração (Santos *et al.*, 2023) — daí a importância de diagnóstico situacional e regulamentação para a formulação de políticas públicas (Singer e Bowman, 2002), a garantia da oferta de cuidados de qualidade e a unificação e disponibilização das informações para ampliar o acesso aos usuários.

MUDANÇA DE PARADIGMAS

Apesar das diferentes definições, os *hospices* são reconhecidos pelos cuidados holísticos e pela provisão de um ambiente reconfortante e cuidadoso. Tradicionalmente, os CP priorizam a prevenção e o alívio do sofrimento, deixando de lado a otimização da funcionalidade e a redução da experiência de incapacidade (Sampedro Pilegaard *et al.*, 2021). A reabilitação paliativa compartilha do prisma fundamental de controle multidimensional de sintomas, aliado a ações orientadas ao autocuidado, à independência e à autonomia, tendo preferências e objetivos individuais como guias para as intervenções (Parola *et al.*, 2021).

A reabilitação e os CP emergiram como componentes essenciais do cuidado em saúde para pessoas com doença avançada (Tiberini, Turner e Talbot-Rice, 2019). Apesar de vista como paradoxal, a reabilitação paliativa em contexto *hospice* mantém as premissas de ambas as abordagens por meio do modelo centrado na pessoa, ao garantir que metas pessoais exequíveis liderem o plano terapêutico (Barawid *et al.*, 2015; Tiberini, Turner e Talbot-Rice, 2019). Redireciona o foco da recuperação do estado funcional prévio para as prioridades alinhadas aos valores e desejos individuais. Além disso, ajuda o paciente a minimizar o impacto da doença — inclusive perto do final da vida —, a atingir seus planos de vida e a manter o máximo desempenho físico, psicológico, social/inter-relacional, ocupacional e intelectual, de forma consistente com as limitações pessoais, ambientais e contextuais, potencializando a vida até a morte (Montagnini, Javier e Mitchinson, 2020; Rezende *et al.*, 2023).

Em resposta à crescente valorização da autonomia e independência por pacientes com doenças avançadas (Rezende, 2022; Strohbuecker *et al.*, 2011), os *hospices* devem adaptar sua cultura e sua prática, integrando a reabilitação aos cuidados. Essa abordagem permite que o paciente mantenha o controle sobre seu tratamento, definindo metas e vivendo de acordo com suas escolhas e necessidades até o fim da vida (Higginson *et al.*, 2013; Jones *et al.*, 2013; Maddocks, Armstrong e Wilcock, 2011; Midtgaard *et al.*, 2007).

O cuidado está ligado a fazer por, manter seguro, prover. Por outro lado, pacientes em cuidados paliativos costumam expressar preocupação com a dependência, o medo de se tornarem um fardo, a incapacidade de manter rotinas e exercer papéis importantes (Chochinov *et al.*, 2009; Pergolotti *et al.*, 2015; Silver *et al.*, 2015). Um estudo brasileiro mostrou que a manutenção da independência e da autonomia está associada a um aumento na sensação de dignidade e na qualidade de vida de pessoas com doenças graves avançadas (Franco *et al.*, 2019). Reabilitar também é cuidar e nutrir, mas com foco na preservação e no estímulo contínuo da capacidade de escolha, da participação e da autonomia.

Briggs (2000) definiu a reabilitação no contexto dos CP como "reabilitação ao contrário", referindo-se ao declínio funcional esperado durante o processo de morrer. Essa conceituação vai ao encontro do senso comum reducionista de que reabilitação e CP são áreas opostas; daí a relutância de profissionais em integrá-las, o que leva à privação do acesso e da melhoria da qualidade de vida (Tiberini, Turner e Talbot-Rice, 2019). Dessa forma, há de se desenvolver e exercer uma comunicação hábil para manejar as expectativas e percepções da equipe, do paciente, dos cuidadores e dos familiares, além de prevenir correlações errôneas da reabilitação paliativa com a busca da cura ou apenas da recuperação funcional (Rezende, 2022).

As abordagens de base da reabilitação paliativa são a construção e a revisão holísticas do plano terapêutico em parceria com a pessoa cuidada, com compaixão e colaboração entre os profissionais da equipe (Fernando e Hughes, 2019; Franco *et al.*, 2019). A assistência integral à saúde requer complementação de saberes, com decisões e responsabilidades compartilhadas para solucionar demandas individualizadas (Hermes e Lamarca, 2013). Isso, por si só, é problemático no Brasil, cuja cultura de saúde se mantém biomédica, tecnicista e com decisões hierarquizadas e paternalistas. A interprofissionalidade é ferramenta essencial, posto que a integração relacional favorece a identificação das necessidades pessoais e as consequentes intervenções mais efetivas para quem as recebe (Fagundes e Franco, 2020; Vidal *et al.*, 2022).

Para profissionais acostumados a apenas sugerir condutas, é desafiador mudar o foco da agenda da equipe para o empoderamento do paciente, explorando fatores que aumentem sua participação em diversas áreas da vida. Ajudar pessoas com doenças avançadas a exercitar autonomia e independência exige equilíbrio entre escolha e segurança, gestão de risco e de oportunidades, expectativas e realidade. A proximidade do final da vida amplia a incerteza sobre os resultados das abordagens. A preocupação com resultados negativos não deve impedir a busca de objetivos pessoais importantes, pois isso compromete a autonomia e a identidade do paciente. Ao equilibrar esperança realista e segurança do paciente, a reabilitação paliativa utiliza o "planejamento paralelo" — processo de reconhecer duas ou mais possibilidades simultaneamente — para que o paciente possa "esperar o melhor enquanto se prepara para o pior" (Tiberini, Turner e Talbot-Rice, 2019).

Outro desafio são as mudanças frequentes nas funções físicas e cognitivas de pessoas com doenças graves avançadas, o que demanda revisar as metas terapêuticas e personalizar as intervenções de forma mais regular. Avaliações contínuas da funcionalidade compõem importante ferramenta nas revisões prognóstica e terapêutica para metas realistas e no apoio à tomada de decisões (Montagnini, Javier e Mitchinson, 2020). Escores funcionais em declínio em pessoas com câncer sugerem mortalidade precoce, o que pode direcionar para novas conversas sobre o que é mais relevante no cenário de curta sobrevivência. A terapêutica pode focar no apoio psicológico, avaliar a necessidade de adaptações a incapacidades, dar suporte prático e emocional a cuidadores e utilizar outras estratégias para melhorar a qualidade de vida e de morte (Tennison *et al.*, 2023). A flexibilidade é fundamental para que a equipe de saúde possa adaptar continuamente o plano terapêutico, sempre respeitando as metas centradas no paciente (Montagnini, Javier e Mitchinson, 2020).

BENEFÍCIOS DA REABILITAÇÃO PALIATIVA NO MODELO *HOSPICE*

À medida que as doenças progridem, as dificuldades para manter as rotinas diárias e participar ativamente de atividades com valor e sentido tornam-se mais frequentes, contribuindo para a sensação de perda da identidade e de papéis e para o isolamento social (Barawid *et al.*, 2015). O estágio avançado da maioria das doenças impõe elevada carga de sintomas, prejuízos funcionais e dependência, sobretudo nos últimos seis meses de vida (Cheraghlou *et al.*, 2016; Montagnini, Javier e Mitchinson, 2020; Preston *et al.*, 2023). Múltiplos fatores podem resultar em incapacidades e impacto negativo na qualidade de vida — como dor não controlada, disfunções intestinais e vesicais, disfagia, sarcopenia, fadiga, diminuição da resistência, problemas neurológicos e musculoesqueléticos e depressão, entre outros. Porém, estratégias de suporte e reabilitação paliativa trazem benefícios para esses pacientes (Cotterell, 2008; Johnston, 2010; Jordhoy *et al.*, 2007; Montagnini, Javier e Mitchinson, 2020).

Naturalmente, um prognóstico pior interfere no plano terapêutico em reabilitação paliativa (WHO, 2023), dadas a maior gravidade e as consequentes limitações. Por outro lado, pacientes em fase final de vida têm o direito de receber informações sobre como se adaptar com dignidade às suas condições de saúde, além de escolher e receber apoio da equipe para lidar com as perdas de modo individualizado e construtivo. A equipe de saúde, utilizando seus conhecimentos e habilidades, deve incentivar e otimizar as capacidades remanescentes do paciente (Parola *et al.*, 2021; Rezende *et al.*, 2023).

A reabilitação no modelo *hospice* capacita os pacientes a gerenciarem ativamente sua saúde, controlando sintomas, prevenindo complicações e melhorando ou mantendo a independência e a atividade social, mesmo diante da progressão da doença e do aumento das incapacidades. Essa abordagem contribui significativamente para a melhora da qualidade de vida (Jones *et al.*, 2013; Rezende *et al.*, 2023; Tennison *et al.*, 2023). Desempenha papel crucial na gestão dos objetivos e necessidades da pessoa — ajudando-a a decidir sobre sua vida, independentemente do prognóstico — e presta apoio às famílias no luto e em seus papéis de cuidadores (Jones *et al.*, 2013; Oldervoll *et al.*, 2011; Malcolm *et al.*, 2016).

Apesar dos desafios éticos e práticos para recrutar pacientes terminais para pesquisas, são crescentes as evidências científicas dos benefícios da reabilitação paliativa, inclusive perante maior gravidade. Pessoas com demência avançada apresentaram melhora da apatia, da ansiedade e da depressão.

Intervenções de reabilitação paliativa para pacientes com doença avançada demonstraram melhora na qualidade de vida, na mobilidade, na fadiga, na independência e no alívio de sintomas como dor, dispneia, constipação e edema de membros inferiores (Barawid *et al.*, 2015; Okamura, 2011; Oldervoll *et al.*, 2011; Yoshioka, 1994).

Infelizmente, os estudos sobre reabilitação paliativa ainda se concentram na dimensão física (Parola *et al.*, 2021), evidenciando a dificuldade de avaliar o impacto das intervenções, mesmo em programas especializados. Além disso, a oferta de cuidados pode ser "centrada no profissional", na percepção da equipe multiprofissional sobre o que é importante para o paciente, não em suas necessidades reais. Se não priorizar o que é essencial para o paciente, ela pode acabar enfocando problemas mais fáceis de manejar, negligenciando as necessidades individuais do paciente (Tiberini, Turner e Talbot-Rice, 2019).

Para tanto, a avaliação holística é indispensável. Além de informações e avaliações técnicas, como prognóstico, comorbidades, terapias prévias e atuais, cognição, humor, nutrição e funcionalidade (Javier e Montagnini, 2011), ela deve incluir histórico biográfico, valores, interesses, atividades e questões de maior significado atual. Assim, amplia-se a perspectiva do cuidado e se direcionam os recursos materiais e humanos necessários para maximizar funções e bem-estar, para além dos sintomas. A mudança do foco da pergunta "qual é a sua queixa?" para "o que é importante para você?" demonstra respeito pela individualidade do paciente. Essa abordagem, combinada com a escuta ativa genuína, contribui para que ele se sinta valorizado e compreendido em sua singularidade. A relação terapêutica se constrói com base na confiança e, consequentemente, fortalece o vínculo. Ao elucidar as preferências e os desejos da pessoa, colaboramos para a manutenção da dignidade, a sensação de controle e a autonomia (Tiberini, Turner e Talbot-Rice, 2019).

PERSPECTIVAS NO BRASIL

A Política Nacional de Cuidados Paliativos (PNCP), aprovada em 2023 como diretriz do SUS com financiamento próprio (Brasil, 2023), estabelece a transversalidade e a capilaridade na Rede de Atenção à Saúde (RAS).

Alinhada às recomendações da OMS, a PNCP prioriza a integração dos cuidados paliativos à Atenção Primária à Saúde (APS), visando ao cuidado abrangente e contínuo na comunidade.

A APS é a principal porta de entrada do SUS e coordena o cuidado na RAS. Soluciona a maioria dos problemas de saúde no nível dos cuidados primários. Portanto, deve estar preparada para identificar pessoas elegíveis aos CP e realizar ações paliativas no acompanhamento longitudinal (Mendes, 2015).

A Atenção Domiciliar (AD) do SUS oferece assistência de saúde programada e contínua no domicílio de pacientes com restrição ao leito ou ao lar. Abrangendo ações paliativas e de reabilitação, a AD busca ampliar a autonomia dos pacientes, familiares e cuidadores, adaptando-se às necessidades específicas de cada caso (Mendes, 2015).

As equipes de saúde, alvo da qualificação profissional para a implementação da PNCP, serão responsáveis pela maior parte da assistência em CP no SUS (Conasems, 2023). Nesse contexto, a reabilitação paliativa é um tema crucial para o desenvolvimento de competências e habilidades centradas nas necessidades individuais dos pacientes (Javier e Montagnini, 2011).

A cobertura universal à saúde requer um modelo de cuidados primários que inclua a reabilitação e os CP na gestão das doenças crônicas não transmissíveis (Mendes, 2015). Ao orientar sobre serviços de saúde de qualidade e CP, a OMS (WHO, 2021, p. 21) ressalta:

> Os CP requerem uma abordagem multidisciplinar ampla que inclua a reabilitação [...] Integrados, os serviços de CP e de reabilitação representam um bom investimento, uma vez que, ao melhorar a função de uma pessoa, a reabilitação pode reduzir os custos com cuidados contínuos, prevenir internações hospitalares evitáveis e diminuir o tempo de internação e o risco de complicações.

Pesquisas apontam que quase 50% das pessoas internadas em UCP recebem alta, sendo a reabilitação paliativa um recurso valioso para atingir o potencial máximo de funcionalidade e reduzir a carga de cuidados para cuidadores (Parola *et al.*, 2021). O planejamento da alta hospitalar deve considerar o progresso do paciente em relação às metas estabelecidas, seus objetivos de cuidado prioritários no momento, o grau de apoio do(s) cuidador(es) e das redes de suporte (sanitária e psicossocial) e as condições do ambiente pós-alta (Montagnini, Javier e Mitchinson, 2020).

É responsabilidade da APS prover atendimento à pessoa com múltiplas comorbidades após a alta hospitalar. Porém, o cenário de transição de cuidados do hospital para outros pontos da RAS no país é limitado: mais da metade dos usuários reinternados não foram avaliados por um profissional de saúde após a alta (Mendes, 2015). O desenvolvimento científico e tecnológico culminou com um envelhecimento populacional acelerado, sem a devida correspondência no desenvolvimento de estruturas de cuidado em nosso país (Kirby, 2023). Maiores taxas de doenças crônicas não transmissíveis e a inversão da pirâmide etária acentuam os desafios do sistema de saúde. O modelo *hospice*, integrado à reabilitação paliativa em regime de internação, pode suprir parte das necessidades de pacientes com indicação de alta hospitalar, mas sem condições adequadas para cuidados domiciliares (Tennison *et al.*, 2023).

Essa abordagem, que apresenta menor custo do que a internação hospitalar, pode consolidar a integralidade dos serviços (WHO, 2016; 2018). A literatura descreve a tolerância de pelo menos uma hora de terapia por dia como critério de elegibilidade para programas de reabilitação paliativa (subagudos) em internação (Javier e Montagnini, 2011; Montagnini, Javier e Mitchinson, 2020). Para garantir a sustentabilidade, a equidade e a continuidade do cuidado, são necessários critérios de elegibilidade claros e culturalmente adaptados, além de um sistema de referência e contrarreferência consistente e integrado à RAS.

Casos complexos, com sofrimento intenso e/ou evolução com intercorrências graves, presença de sobrecarga do cuidador e outros determinantes sociais da saúde podem inviabilizar a continuidade do cuidado no domicílio. O apoio matricial em CP à APS proporciona uma gestão mais eficiente, por meio de ações preventivas e terapêuticas direcionadas aos problemas mais comuns. Essa abordagem reduz a demanda sobre os serviços de emergência, evita internações hospitalares desnecessárias e diminui os custos para o sistema de saúde, além de prevenir sofrimento para o paciente e seus cuidadores (WHO, 2018).

Um estudo brasileiro em um centro de referência em oncologia com CP integrados avaliou por 12 meses o local de preferência de morte (LdPdM) em quatro cenários clínicos de fim de vida. O domicílio foi o LdPdM mais frequente nos cenários com ausência de sintomas graves e maior possibilidade de fim de vida com saúde controlada e apoio domiciliar. Em situações de fim de vida com sintomas não controlados e sem apoio domiciliar da equipe, a maioria dos participantes priorizou morrer em um *hospice* (UCP) ou no hospital no início do estudo e preferiu o hospital durante o acompanhamento. Os locais de óbito mais frequentes foram a UCP (49,7%), o hospital (30,6%) e o domicílio (19,7%). A maioria dos cuidadores (45,5%) descreveu a qualidade do morrer e da morte como "quase perfeita", mas 15,4% a consideraram "terrível". O estudo explora a influência de diferentes estruturas de saúde e apoio psicossocial nas escolhas do local de preferência para morrer, destacando a importância de empoderar os indivíduos em relação a diferentes contextos de fim de vida para escolhas mais autônomas. Além disso, a pesquisa sugere que o indicador de qualidade mais apropriado seria o "local de preferência de morte concordante com a meta da pessoa", em vez de simplesmente "morte em casa" (Valentino *et al.*, 2023).

A experiência de morrer não é um fenômeno médico, mas social (Sallnow *et al.*, 2022). O modelo *hospice* de cuidados comunitários preconiza o engajamento da sociedade no cuidado de fim de vida. A participação ativa da comunidade facilita o desenvolvimento de programas de voluntariado, instiga a solidariedade e fortalece a coesão social (WHO, 2018). Cria-se e se fortalece uma rede de educação popular, a gestão de recursos e o apoio psicossocial essenciais para um cuidado holístico e multidimensional (Mesquita *et al.*, 2023; Preston *et al.*, 2023). A reabilitação paliativa propicia meios para ampliar o envolvimento comunitário de pessoas com doenças avançadas, seus familiares e cuidadores.

Para atender às necessidades da população com os recursos disponíveis, a saúde pública deve priorizar soluções eficazes. A reabilitação paliativa, ao alinhar recursos terapêuticos com os valores dos pacientes e os princípios do SUS, demonstra ser uma ferramenta clínica valiosa. Portanto, sua inclusão nos currículos de saúde, especialmente na capacitação para a implementação da Política Nacional de Cuidados Paliativos, é fundamental.

REFERÊNCIAS

Barawid, E. *et al.* "The benefits of rehabilitation for palliative care patients". *American Journal of Hospice and Palliative Medicine*, v. 32, n. 1, p. 34-43, 2015. Disponível em: https://doi.org/10 1177/1049909113514474.

Brasil. Ministério da Saúde. Conselho Nacional de Saúde. Resolução nº 729, de 7 de dezembro de 2023. Aprova a Política Nacional de Cuidados Paliativos no âmbito do SUS (PNCP). Brasília: Diário Oficial da União, 7 dez. 2023. Brasília: CNS 2023. Disponível em: https://www.in.gov.br/en/web/dou/-/resolucao-n-729-de-7-de-dezembro-de-2023-537307427. Acesso em: 20 fev. 2025.

Briggs, R. W. "Models for physical therapy practice in palliative medicine". *Rehabilitation Oncology*, v. 18, n. 2, p. 18-19, 2000. Disponível em: https://journals.lww.com/rehabonc/citation/2000/18020/models_for_physical_therapy_practice_in_palliative.14.aspx. Acesso em: 20 fev. 2025.

Buss, M. K.; Rock, L. K.; McCarthy, E. P. "Understanding palliative care and hospice". *Mayo Clinic Proceedings*, v. 92, n. 2, p. 280-286, fev. 2017. Disponível em: https://doi.org/10.1016/j.mayocp.2016.11.007.

Byock, I. "Core roles and responsibilities of physicians in hospice care — A statement by and for US Hospice and Palliative Care Physicians". *Journal of Palliative Medicine*, v. 26, n. 5, p. 613-621, 2023. Disponível em: https://doi.org/10.1089/jpm.2023.0194.

Cheraghlou, S. *et al.* "Restricting symptoms before and after admission to hospice". *The American Journal of Medicine*, v. 129, n. 7, p. 754. e757-754. e715, 2016. Disponível em: https://doi.org/10.1016/j.amjmed.2016.02.017.

Chochinov, H. M. *et al.* "The landscape of distress in the terminally ill". *Journal of Pain and Symptom Management*, v. 38, n. 5, p. 641-649, 2009. Disponível em: https://doi.org/10.1016/j.jpainsymman.2009.04.021.

Conasems (Conselho Nacional de Secretarias Municipais de Saúde). "11ª CIT de 2023 tem atualizações no PNRF, pactuações quanto a denominadores da cobertura vacinal e no SVO". Disponível em: https://portal.conasems.org.br/orientacoes-tecnicas/noticias/6200_11a-cit-de-2023-tem-atualizacoes-no-pnrf-pactuacoes-quanto-a-denominadores-da-cobertura-vacinal-e-no-svo. Acesso em: 20 fev. 2025.

Connelly, M. "Palliative care and hospice — How can we overcome barriers to their use?" *Health Progress*, v. 104, n. 4, p. 46-50, 2023. Disponível em: https://www.chausa.org/publications/health-progress/archive/article/fall-2023/palliative-care-and-hospice-how-can-we-overcome-barriers-to-their-use. Acesso em: 3 abr. 2025.

Cotterell, P. "Striving for Independence — Experiences and needs of service users with life limiting conditions". *Journal of Advanced Nursing*, v. 62, n. 6, p. 665-673, 2008. Disponível em: https://doi.org/10.1111/j.1365-2648.2008.04638.x.

Crispim, D. H. "Gestão em cuidados paliativos". *In:* Castilho, R. K.; Silva, V. C. S. da; Pinto, C. da S. *Manual de cuidados paliativos*. 3. ed. São Paulo: ANCP; Rio de Janeiro: Atheneu, 2021. p. 17-22.

Fagundes, D. Q.; Franco, T. "A decisão clínica sob a ótica da 'Grande Saúde' em um hospital". *Saúde em Redes*, v. 6, n. 1, p. 77-90, 2020. Disponível em: https://doi.org/10.18310/2446-4813.2020v6n1p77-90.

Fernando, G. V. M. C.; Hughes, S. "Team approaches in palliative care — A review of the literature". *International Journal of Palliative Nursing*, v. 25, n. 9, p. 444-451, 2019. Disponível em: https://doi.org/10.12968/ijpn.2019.25.9.444.

Floriani, C. A.; Schramm, F. R. "Casas para os que morrem — A história do desenvolvimento dos *hospices* modernos". *História, Ciências, Saúde — Manguinhos*, v. 17, p. 165-180, jul. 2010. Disponível em: https://doi.org/10.1590/S0104-59702010000500010.

Franco, M. E. *et al.* "Percepção de dignidade de pacientes em cuidados paliativos". *Texto & Contexto — Enfermagem*, v. 28, 2019. Disponível em: https://doi.org/10.1590/1980-265X-TCE-2018-0142.

Guirro, U. B. do P. *et al. Atlas dos cuidados paliativos no Brasil.* 1. ed. São Paulo: Academia Nacional de Cuidados Paliativos, 2023. Disponível em: https://cuidadospaliativos.org/uploads/2024/1/Atlas-ANCP.pdf. Acesso em: 20 fev. 2025.

Hawley, P. "Barriers to access to palliative care". *Palliative Care — Research and Treatment*, v. 10, fev. 2017. Disponível em: https://doi.org/10.1177/1178224216688887.

Hermes, H. R.; Lamarca, I. C. A. "Cuidados paliativos — Uma abordagem a partir das categorias profissionais de saúde". *Ciência & Saúde Coletiva*, v. 18, p. 2577-2588, 2013. Disponível em: https://doi.org/10.1590/S1413-81232013000900012.

Higginson, I. J. *et al.* "Evaluating complex interventions in end of life care — The MORECare statement on good practice generated by a synthesis of transparent *expert* consultations and systematic reviews". *BMC Medicine*, v. 11, p. 1-11, 2013. Disponível em: https://doi.org/10.1186/1741-7015-11-111.

Hui, D. *et al.* "Concepts and definitions for 'supportive care', 'best supportive care', 'palliative care', and 'hospice care' in the published literature, dictionaries, and textbooks". *Supportive Care in Cancer*, v. 21, p. 659-685, 2013. Disponível em: https://doi.org/10.1007/s00520-012-1564-y.

Javier, N. S.; Montagnini, M. L. "Rehabilitation of the hospice and palliative care patient". *Journal of Palliative Medicine*, v. 14, n. 5, p. 638-648, 2011. Disponível em: https://doi.org/10.1089/jpm.2010.0125.

Johnston, B. "Can *self*-care become an integrated part of end-of-life care? Implications for palliative nursing". *International Journal of Palliative Nursing*, v. 16, n. 5, p. 212-214, 2010. Disponível em: https://doi.org/10.12968/ijpn.2010.16.5.48141.

Jones, L. *et al.* "Rehabilitation in advanced, progressive, recurrent cancer — a randomized controlled trial". *Journal of Pain and Symptom Management*, v. 46, n. 3, p. 315-325, 2013. Disponível em: https://doi.org/10.1016/j.jpainsymman.2012.08.017.

Jordhoy, M. S. *et al.* "Assessing physical functioning — A systematic review of quality of life measures developed for use in palliative care". *Palliative Medicine*, v. 21, n. 8, p. 673-682, 2007. Disponível em: https://doi.org/10.1177/0269216307083386.

Kirby, T. "Brazil facing ageing population challenges". *The Lancet*, v. 402, n. 10415. p. 1821, 2023. Disponível em: https://doi.org/10.1016/S0140-6736(23)02561-8.

Maddocks, M.; Armstrong, S.; Wilcock, A. "Exercise as a supportive therapy in incurable cancer — Exploring patient preferences". *Psycho-Oncology*, v. 20, n. 2, p. 173-178, 2011. Disponível em: https://doi.org/10.1002/pon 1720.

Malcolm, L. *et al.* "Strength in numbers — Patient experiences of group exercise within hospice palliative care". *BMC Palliative Care*, v. 15, n. 1, p. 97-97, 2016. Disponível em: https://doi.org/10.1186/s12904-016-0173-9.

Mendes, E. V. *A construção social da atenção primária à saúde*. Brasília: Conselho Nacional de Secretários de Saúde, 2015. Disponível em: https://www.conass.org.br/biblioteca/pdf/A-CONSTR-SOC-ATEN-PRIM-SAUDE.pdf. Acesso em: 20 fev. 2025.

Mesquita, M. G. da R. *et al.* "Comunidade compassiva de favela — Ampliando o acesso aos cuidados paliativos no Brasil". *Revista da Escola de Enfermagem da USP*, v. 57, p. e20220432, 2023. Disponível em: https://doi.org/10.1590/1980-220X-REEUSP-2022-0432pt.

Midtgaard, J. *et al.* "Regaining a sense of agency and shared *self*-reliance: the experience of advanced disease cancer patients participating in a multidimensional exercise intervention while undergoing chemotherapy — Analysis of patient diaries". *Scandinavian Journal of Psychology*, v. 48, n. 2, p. 181-190, 2007. Disponível em: https://doi.org/10.1111/j.1467-9450.2007.00562.x.

Montagnini, M.; Javier, N. M.; Mitchinson, A. "The role of rehabilitation in patients receiving hospice and palliative care". *Rehabilitation oncology*, 38, n. 1, p. 9-21, 2020. Disponível em: https://doi.org/10.1097/01.REO.0000000000000196

NHS (National Health Service). "Hospice care". 14 abr. 2022. Disponível em: https://www.nhs.uk/conditions/end-of-life-care/where-you-can-have-care/hospice-care. Acesso em: 18 fev. 2025.

Okamura, H. "Importance of rehabilitation in cancer treatment and palliative medicine". *Japanese Journal of Clinical Oncology*, v. 41, n. 6, p. 733-738, 2011. Disponível em: https://doi.org/10.1093/jjco/hyr061.

Oldervoll, L. M. *et al.* "Physical exercise for cancer patients with advanced disease — A randomized controlled trial". *The Oncologist*, 16, n. 11, p. 1649, 2011. Disponível em: https://doi.org/10.1634/theoncologist.2011-0133.

Parola, V. *et al.* "Palliative rehabilitation interventions in palliative care — A scoping review". *Professioni Infermieristiche*, v. 74, n. 1, p. 55-63, jan.-mar. 2021. Disponível em: https://doi.org/10.7429/pi.2021.741055.

Pastrana, T. *et al. Atlas de cuidados paliativos de Latinoamérica 2020.* 2. ed. Houston: International Association for Hospice and Palliative Care, 2021. Disponível em: https://cuidadospaliativos.org/uploads/2021/8/Atlas de Cuidados Paliativos en Latinoamerica 2020.pdf. Acesso em: 20 mar. 2025.

Pergolotti, M. *et al.* "The prevalence of potentially modifiable functional deficits and the subsequent use of occupational and physical therapy by older adults with cancer". *Journal of Geriatric Oncology*, v. 6, n. 3, p. 194-201, 2015. Disponível em: https://doi.org/10.1016/j.jgo.2015.01.004.

Preston, G. *et al.* "Using volunteers to improve access to community rehabilitation in palliative care — The St Christopher's Living Well at Home team". *Frontiers in Rehabilitation Sciences*, 4, 2023. Disponível em: https://doi.org/10.3389/fresc.2023.1229442.

Rezende, G. *Cuidados paliativos e reabilitação para a população oncológica adulta — Um estudo qualitativo multicêntrico com enfermeiros e terapeutas ocupacionais do Brasil e da Inglaterra.* Tese (doutorado em Enfermagem) — Universidade de São Paulo, Ribeirão Preto, 2022.

Rezende, G. *et al.* "The importance of a *continuum* of rehabilitation from diagnosis of advanced cancer to palliative care". *Disability and Rehabilitation*, v. 45, n. 24, p. 3978-3988, 2023. Disponível em: https://doi.org/10.1080/09638288.2022.2140456.

Rodrigues, L. F.; Silva, J. F. M.; Cabrera, M. "Cuidados paliativos — Percurso na atenção básica no Brasil". *Cadernos de Saúde Pública*, v. 38, n. 9, p. e00130222, 2022. Disponível em: https://doi.org/10.1590/0102-311XPT130222.

Sallnow, L. *et al.* "Report of the Lancet Commission on the Value of Death — Bringing death back into life". *The Lancet*, v. 399, n. 10327. p. 837-884, 2022. Disponível em: https://doi.org/10.1016/S0140-6736(21)02314-X.

Sampedro Pilegaard, M. *et al.* "Rehabilitation and palliative care for socioeconomically disadvantaged patients with advanced cancer — A scoping review". *Acta Oncologica*, Estocolmo, v. 60, n. 1, p. 112-123, 2021. Disponível em: https://doi.org/10.1080/0284186X.2020.1827156.

Santos, A. P. S. V. *et al.* "Modelos assistenciais em cuidados paliativos". *In:* Ortona, C. *et al. Cuidados paliativos — Da clínica à bioética.* v. 1. São Paulo: Cremesp, 2023.

SBGG (Sociedade Brasileira de Geriatria e Gerontologia). *Vamos falar de cuidados paliativos.* [cartilha *online*]. São Paulo: Sociedade Brasileira de Geriatria e Gerontologia, 2015. Disponível em: https://sbgg.org.br/wp-content/uploads/2015/05/vamos-falar-de-cuidados-paliativos-vers--o-online.pdf Acesso em: 15 fev. 2025.

Silver, J. K. *et al.* "Cancer rehabilitation and palliative care — Critical components in the delivery of high-quality oncology services". *Supportive Care in Cancer*, v. 23, p. 3633-3643, 2015. Disponível em: https://doi.org/10.1007/s00520-015-2916-1

Singer, P. A.; Bowman, K. W. "Quality end-of-life care — A global perspective". *BMC Palliative care*, v. 1, n. 1, p. 1-10, 2002. Disponível em: https://doi.org/10.1186/1472-684x-1-4.

STROHBUECKER, B. *et al.* "Palliative care needs of chronically ill nursing home residents in Germany: focusing on living, not dying". *International Journal of Palliative Nursing*, v. 17, n. 1, p. 27-34, 2011. Disponível em: https://doi.org/10.12968/ijpn.2011.17.1.27.

TENNISON, J. M. *et al.* "Palliative rehabilitation in acute inpatient rehabilitation — Prognostic factors and functional outcomes in patients with cancer". *The Oncologist*, v. 28, n. 2, p. 180-186, 2023. Disponível em: https://doi.org/10.1093/oncolo/oyac229.

THE ECONOMIST INTELLIGENCE UNIT. "The 2015 Quality of Death Index. Ranking palliative care across the world". Londres: The Economist, 2015. Disponível em: https://www.lienfoundation.org/sites/default/files/2015 Quality of Death Report.pdf. Acesso em: 22 mar. 2025.

TIBERINI, R.; TURNER, K.; TALBOT-RICE, H. "Rehabilitation in palliative care". *In:* MACLEOD, R. D.; VAN DEN BLOCK, L (orgs.). *Textbook of Palliative Care*. Cham: Springer, 2019. p. 1-16.

VALENTINO, T. C. de O. *et al.* "Preference and actual place-of-death in advanced cancer: prospective longitudinal study". *BMJ Supportive & Palliative Care*, 4 jul. 2023. Disponível em: https://doi.org/10.1136/spcare-2023-004299.

VIDAL, E. I. de O. *et al.* "Posicionamento da ANCP e SBGG sobre tomada de decisão compartilhada em cuidados paliativos". *Cadernos de Saúde Pública*, v. 38, n. 9, p. e00130022, 2022. Disponível em: https://doi.org/10.1590/0102-311XPT130022.

WHO (World Health Organization). *Planning and implementing palliative care services: a guide for programme managers*. [S.l.]: WHO, 2016. Disponível em: https://www.who.int/publications/i/item/planning-and-implementing-palliative-care-services-a-guide-for-programme-managers. Acesso em: 20 fev. 2025.

_______. *Integrating palliative care and symptom relief into primary health care — A WHO guide for planners, implementers and managers*. [S. l.]: WHO, 2018. Disponível em: https://www.who.int/publications/i/item/integrating-palliative-care-and-symptom-relief-into-primary-health-care. Acesso em: 20 fev. 2025.

_______. *Quality health services and palliative care — Practical approaches and resources to support policy, strategy and practice*. [S. l.]: WHO, 2021. Disponível em: https://www.who.int/publications/i/item/9789240035164. Acesso em: 20 fev. 2025.

WHO EUROPE. *Policy brief on integrating rehabilitation into palliative care services*. Copenhague: WHO Europe, 20 mar. 2023. Disponível em: https://www.who.int/europe/publications/i/item/WHO-EURO-2023-5825-45590-68173. Acesso em: 3 abr. 2025.

YOSHIOKA, H. "Rehabilitation for the terminal cancer patient". *American Journal of Physical Medicine & Rehabilitation*, v. 73, n. 3, p. 199-206, 1994. Disponível em: https://doi.org/10.1097/00002060-199406000-00009.

11. REABILITAÇÃO PALIATIVA PARA POPULAÇÕES VULNERADAS

Cássia Adriana Dalbosco
Rafaella Louzada de Aquino

Pensando na boa abordagem dos cuidados paliativos, é necessário levar em conta todos os aspectos que envolvem a pessoa que requer cuidados, como seu contexto familiar, ambiental, financeiro e sociocultural. O conhecimento das características epidemiológicas é fundamental para a efetividade do planejamento de condutas, tratamentos e orientações para pessoas com doença que ameace a vida. A epidemiologia é um "ramo da medicina que estuda os diferentes fatores que intervêm na difusão e propagação de doenças, sua frequência, seu modo de distribuição, sua evolução" (Epidemiologia, 2009) — definindo, portanto, o padrão e os determinantes das condições de saúde em uma população —, e investiga essa particularidade a fim de auxiliar o controle de riscos de uma doença e orienta quanto a medidas preventivas.

Nos países em desenvolvimento, Brasil inclusive, o perfil epidemiológico dos moradores de periferias e favelas apresenta características suscetíveis às condições "ideais" de reabilitação. Também chamadas alagado, grotão, comunidade e vila, entre outras denominações, as favelas são indissociáveis do sistema urbano brasileiro, que cresceu sem planejamento, desorganizadamente, a partir da metade do século XIX, com os chamados "cortiços". Depois, no século XX, as pessoas mais pobres sofreram um desalojamento compulsório nas regiões centrais das cidades e buscaram por conta própria outro lugar para morar, ocupando, assim, "os morros" e a periferia das cidades. As favelas dispõem-se de modo desordenado e com alta densidade populacional, ocupando terreno de propriedade pública ou particular. Formam conglomerados de moradias, às quais falta saneamento básico, meios de acesso e transporte, e abrigam uma população de trabalhadores informais de baixa renda, sobretudo usuários do Sistema Único de Saúde (SUS) (Da Mata, D. *et al.*, 2007). Os dados do censo demográfico de 2022 do Instituto Brasileiro de Geografia e Estatística (IBGE) mostram essas pessoas em situação vulnerada, de real fragilidade social e sanitária e expostas a outros riscos, o que acarreta um sofrimento exacerbado, a ponto de ver sua expectativa de vida reduzida em 13 anos.

O censo revelou ainda o crescimento dos habitantes das favelas, que passaram de cerca de 11 milhões, que habitavam 6.329 favelas em 2010, para 16 milhões em 11.403 favelas, em 2022, num total de 6,6 milhões de domicílios, o que, em certos casos, indica também o adensamento demográfico. Soma-se a isso o vertiginoso envelhecimento da população brasileira, já que o número de idosos ultrapassou o de jovens em 2023, havendo na faixa etária de mais de 60 anos 15,6% da população brasileira e na faixa de 15 a 24 anos, 14,8%.

Essa população vulnerada constitui-se de pessoas que convivem com desigualdades sociais perceptíveis, sem amparo dos órgãos públicos, e não têm meios para enfrentar as dificuldades. Muitas vezes têm morte precoce em razão de miséria e sofrimento pessoal, que poderiam ter sido evitados caso os órgãos governamentais zelassem por elas e garantissem o acesso a direitos sociais fundamentais para a sobrevivência, como alimentação, moradia, saúde, educação e renda (Dadalto e Guirro, 2023; Loureiro, 2021). Vivenciam ainda riscos de segurança pública, ambiental e socioeconômica, sem usufruir o direito à dignidade humana (Schramm, 2018), e experimentam dia a dia a desigualdade no acesso a bens e serviços e à informação.

Em comparação com o restante da população do país, esse contingente sofre um número maior de acidentes em casa e fora dela e, para agravar a sua situação, tem acesso restrito a atendimento médico-hospitalar, serviço que, quando prestado, carece de qualidade (Sousa *et al.*, 2019). Além do mais, essas pessoas vulneradas convivem com a perpetuação da injustiça social e com a perda de liberdade em todas as suas formas e expressões (Werlang e Mendes, 2013). Todos são fatores que determinam, de modo geral, a maior ocorrência de doenças crônicas e suas consequências (Schmidt *et al.*, 2011). A morte nessas condições de absoluta precariedade chama-se mistanásia, composição dos termos gregos "*mis*" (infeliz) e "*thanatos*" (morte).

Segundo dados de Guirro *et al.*, 2023, os serviços de cuidados paliativos concentram-se nos hospitais no centro de algumas capitais, o que aumenta a desigualdade da oferta. Para enfrentar essa situação, foi promulgada em 2024 a Portaria GM/MS n. 3.681, instituindo a Política Nacional de Cuidados Paliativos no âmbito do Sistema Único de Saúde (SUS) (Brasil, 2024). Espera-se que a abordagem de cuidados paliativos se descentralize e chegue aos lugares mais vulnerados e remotos do país, uma vez que a exposição a riscos de sofrimento é mais elevada na tríade pessoas vulneradas que vivem em favelas com doença ameaçadora da vida, as quais necessitam a abordagem de cuidados paliativos (Schramm, 2007).

A reabilitação de pessoas vulneradas requer um olhar ampliado e atento dos profissionais para dar eficiência ao planejamento dos cuidados, sem causar transtorno ou desconforto a elas e aos familiares, uma vez que, como dito, essa população já vive de fato em condições concretas de risco à saúde e fragilidade socioeconômica. Estudos demonstram que as pessoas com doença em fase avançada preferem ficar em casa ou na comunidade onde moram, motivo pelo qual é imprescindível considerar o local de residência do paciente, sua estrutura familiar e sua rede de apoio — vizinhos ou programas sociais que cuidem de pessoas com doenças graves ou limitantes.

Do ponto de vista econômico, a relação entre reabilitação e redução de custos é simples: quanto mais tempo os pacientes mantiverem a mobilidade e a independência e forem capazes de cuidar de si mesmos, menor será a utilização de serviços hospitalares e menores os custos dos cuidados prolongados para a família e a sociedade (Opas, 2010).

A COMUNIDADE COMO PROTAGONISTA DE CUIDADOS

As comunidades caracterizadas por fragilidade social costumam providenciar saídas quando se trata de auxiliar o próximo. É frequente encontrarmos líderes comunitários — em maioria, mulheres — que conhecem na palma da mão o território e grande parte das famílias. Buscam de diferentes formas melhorar a vida das pessoas que lá vivem, levando alimentos e roupas, auxiliando nas orações e na higiene e facilitando a entrada e a identificação delas em unidades de saúde ou programas em andamento na própria comunidade.

O grande impulsionador desse tipo de liderança é a compaixão — o ato de realizar uma ação a partir do contato com algo que nos traz desconforto, dor ou sofrimento. Quando profissionais de saúde encontram lideranças como essas numa favela, a compaixão tem o potencial de se multiplicar. O ato de levar instruções específicas sobre cuidados paliativos e ensinar a identificar o perfil de pacientes com doenças graves ou em estado de vulneração colabora para a localização dos pacientes e presta assistência a familiares e cuidadores. Sua capacitação pode formar uma rede comunitária de auxílio voluntário que reduza o sofrimento e a vulnerabilidade e amplie a sua atenção para a necessidade de remédios e material de higiene, complementando o sistema público de saúde. Uma favela empoderada e capacitada em cuidados paliativos tem mais influência e controle sobre os determinantes de saúde e a qualidade de vida locais (Sotero, 2011; Paiva e Teixeira, 2014; Schramm, 2017).

O OLHAR DO PROFISSIONAL DE REABILITAÇÃO

É de suma importância acolher o paciente e os cuidadores e entender a dinâmica das famílias, reconhecendo que estas fazem o melhor possível nas condições precárias em que vivem. Os profissionais de reabilitação devem voltar-se para a queixa principal do paciente, da família e dos cuidadores e basear-se nos relatos de dificuldades nas atividades da vida diária (AVD), deslocamentos, cuidados em geral e barreiras para realizar as tarefas desejadas. Suas orientações devem ser simples e escolhidas de acordo com as prioridades do momento, e a demonstração dos procedimentos durante as visitas é de extrema relevância, sobretudo para verificar a adesão a eles e como são realizados no dia a dia.

O objetivo principal das condutas é ensinar os cuidados e otimizar as tarefas em benefício do paciente. Quando o indivíduo está sob cuidados paliativos complementares e há a necessidade de intervenção específica, deve-se orientá-lo e encaminhá-lo para acompanhamento na rede de atenção à saúde. No caso de indivíduos em cuidados paliativos complementares, quando há necessidade de intervenção específica, o foco é orientar e encaminhar a acompanhamento na rede de atenção à saúde mais próxima.

Quanto às pessoas em cuidados paliativos predominantes, as orientações têm o objetivo de reduzir os sintomas, melhorar a qualidade de vida e reduzir o impacto deletério da imobilidade. Já em relação aos cuidados paliativos exclusivos, o foco é no conforto, visando minimizar os sintomas do paciente e a sobrecarga do cuidador, além da reavaliação constante das orientações, que vão variar conforme a rede de apoio e a observação da adesão ou não da pessoa e/ou da família.

A equipe de reabilitação precisa conhecer e avaliar o espaço físico disponível na moradia, para que o plano de cuidados seja condizente com a realidade, e sugerir orientações que facilitem as ações, considerando que a perda da capacidade funcional é fonte significativa de sofrimento nos indivíduos com doença que ameace a vida (Eva e Wee, 2010). A intervenção no ambiente físico deve ocorrer quando considerado e consentido o benefício da mudança, bem como a melhora do cuidado, conduzindo os ajustes no mobiliário sem gerar novas demandas. Quando necessário e pertinente, pode-se obter o material por meio de doações para determinada situação. Entretanto, vale lembrar que em muitos domicílios o ambiente não tem um espaço ideal, e nem sempre a melhor alternativa é usar, por exemplo, uma cadeira de banho, pois ela poderá gerar uma barreira para o cuidado.

CARACTERÍSTICAS DA REABILITAÇÃO PALIATIVA EM POPULAÇÃO VULNERADA

De acordo com a comunidade científica, na reabilitação paliativa destaca-se a importância da autonomia e da independência do paciente pelo tempo mais longo possível, transcendendo o diagnóstico e o prognóstico da doença que o acomete. Ao mesmo tempo, busca-se adaptá-lo ao seu novo estado de forma digna, fomentando um sistema de apoio que auxilie a antecipação e a lida construtiva com as perdas resultantes da deterioração da sua saúde, promovendo o seu bem-estar e contribuindo para reduzir o estresse de cuidadores e familiares (WHO, 2020). É essencial que a equipe interdisciplinar atue em consonância para realizar o cuidado paliativo reabilitador e que os profissionais de fisioterapia e terapia ocupacional sejam seus membros essenciais, a fim de liderar e apoiar a abordagem adotada (Tiberini, Turner e Talbot-Rice, 2019).

Compreendendo a fundo o plano de reabilitação paliativa, os profissionais da equipe interdisciplinar conseguem aplicar as práticas facilitadoras e de empoderamento do doente e da família, visando proporcionar a autogestão de cuidados e o controle adequado dos sintomas, intervindo de forma estratégica na adequação de condutas tão logo a doença progrida. Essas ações facilitam uma boa integração do paciente nas relações sociais e na comunidade, o que por sua vez aumenta sua qualidade de vida e reorganiza a estrutura da própria comunidade numa rede de apoio (Payne *et al.*, 2018).

Lembramos que o plano de reabilitação paliativa é "centrado na pessoa", com base na sua biografia, seu grau de vulnerabilidade e vulneração, o estágio e o prognóstico da doença, a carga de sintomas, comorbidades, sua capacidade cognitiva, seu bem-estar psicofísico e sua meta pessoal de funcionalidade. Dessa maneira, entendemos que a intensidade do planejamento deva ser ajustada para não exceder nos cuidados, o que justifica plenamente concentrar-se nas orientações pertinentes a cada caso. Deve-se ressaltar a importância de manter o paciente o mais ativo possível, preservando a sua autonomia, já que são comprovados os benefícios da atividade física e seu impacto positivo em sintomas como fadiga, dispneia e dor (Tennison *et al.*, 2023).

Pensando nessas circunstâncias, o fisioterapeuta e/ou o terapeuta ocupacional paliativista vão estabelecer, depois de fazer uma avaliação específica, um programa de reabilitação conveniente, com a utilização de instrumentos, técnicas e exercícios para, por meio da abordagem multidisciplinar, aliviar o sofrimento, a dor e outros sintomas estressantes, amparando também familiares na assistência ao enfermo, no enfrentamento da doença e, enfim, no luto (Marcucci, 2005). Ressalte-se que a perda de funcionalidade é heterogênea: varia de acordo com a patologia, sua progressão, a idade, as comorbidades, a condição física, emocional, espiritual e social do paciente e a terapêutica utilizada (Minosso, Souza e Campos, 2016).

O CASO DA SENHORA G.

Apresentamos a seguir, de forma breve, um caso desafiador que exemplifica a condução de uma reabilitação paliativa com pessoa vulnerada. A senhora G., de 68 anos, com diagnóstico de Alzheimer precoce, foi acolhida para assistência paliativa. Tinha independência funcional parcial, com pequeno auxílio no banho e nas atividades instrumentais da vida diária (AIVDs), e contava com os cuidados do marido zeloso e da filha carinhosa. Sua casa apresentava vários problemas estruturais, como desnivelamento do piso, dificuldade no acesso de chegada e saída, portas estreitas que impossibilitavam o uso de cadeira de rodas e cadeira de banho.

Quanto à condição socioeconômica da família, o sustento se limitava à aposentadoria do marido, que permitia a aquisição de itens básicos da casa, como alimentos, e o pagamento de despesas. A rede de saúde fornecia os medicamentos, e doações garantiam outros artigos necessários, como fraldas, roupas e produtos de higiene. O conhecimento a respeito de saúde e doença vinha da experiência prévia de cuidados com a mãe da sra. G., falecida em virtude do mesmo diagnóstico.

Os profissionais de saúde contribuíram para desmitificar questões importantes, como autocuidado, sintomas, sinais de alerta e sobrecarga. Nas visitas, procuravam reforçar as orientações sobre a posição do corpo, para evitar lesões e promover conforto, e ajustar os medicamentos, para melhor controle de sintomas. À medida que a doença progredia, foi preciso modificar condutas e orientações, redirecionando os objetivos e elencando as novas prioridades. Ao estabelecerem um vínculo significativo com a família, os profissionais perceberam o sofrimento provocado pela evolução do quadro de saúde.

O contato com a equipe multiprofissional de atenção domiciliar (Emad) foi decisivo para harmonizar a percepção e as condutas do pessoal, a comunicação entre eles, o paciente e os familiares. Em razão da boa prática estabelecida, observou-se a mudança na aceitação do progresso da doença e das limitações resultantes.

Numa visita, identificou-se que a sra. G. estava em visível processo ativo de morte, o que mobilizou a equipe interprofissional para uma intervenção rápida que lhe garantisse conforto e possibilitasse a conscientização da família para o estado que se impunha, permitindo assim uma despedida digna. A sra. G. faleceu em casa algumas horas após essa visita, sem dor, de forma serena, cercada pela família.

"Ela está viva por causa do amor" — disse a cunhada, que vendeu um micro-ondas para poder vir de outro estado e visitá-la e despedir-se. A equipe interprofissional continuou dando a assistência devida pós-óbito aos familiares.

BARREIRAS PARA A REABILITAÇÃO NAS POPULAÇÕES VULNERADAS

Encontramos inúmeras barreiras em meio às populações vulneradas, como mencionamos anteriormente (barreiras estruturais, socioeconômicas, culturais), que impactam bastante o processo de reabilitação. Uma das mais frequentes é a dificuldade de sair do domicílio para fazer o acompanhamento externo. Nessa situação, é possível orientar e manter o atendimento por monitoramento e videoconsulta, embora o acesso a essa tecnologia também seja um impedimento.

Quando há uma limitação de entendimento ou a identificação de pessoas não letradas, é necessário aprofundar o vínculo e manter a linguagem delas para dar ressaltar a importância daquela intervenção. As orientações devem ser claras e objetivas, de modo que o profissional deve verificar se houve entendimento usando técnicas de comunicação. Uma delas, usada no cotidiano, é passar as orientações por intermédio de desenhos ou de associação de ideias com o que seja familiar para a pessoa ou o cuidador. É fundamental revisar continuamente as intervenções para avaliar sua eficácia e o progresso na direção dos resultados almejados. Como podem ocorrer alterações repentinas e inesperadas no estado de saúde do paciente, costuma ser necessário fazer modificações significativas nas intervenções à medida que a situação vai mudando.

Outra barreira é a desinformação de certos profissionais da área da saúde, que internalizam uma noção negativa a respeito da morte e superstições que a rodeiam, conduzindo uma prática voltada para a manutenção da vida e concentrada em hospitais e médicos, dando pouca ênfase ao objetivo de tornar o processo de morte menos doloroso e sofrido para os envolvidos.

O PROFISSIONAL COMO INTERLOCUTOR DA REDE DE ATENÇÃO À SAÚDE

Quanto às competências de um profissional de reabilitação, é fundamental que ele assuma o papel de interlocutor na conjuntura "pessoa com doença letal-família-equipe interdisciplinar-rede de atenção à saúde", com o intuito claro e específico de conduzir um ótimo plano de cuidados e facilitar o manejo das decisões compartilhadas, auxiliando ainda na identificação desse indivíduo para o sistema.

Todavia, no contexto de uma rede de atenção à saúde, é necessária uma mudança cultural, estrutural e com incentivo financeiro suficiente para que os cuidados paliativos obtenham espaço e relevância entre os membros da equipe, que devem reconhecer a etapa final da vida e a morte em si como um processo natural, sem entendê-las como fracasso ou desistência pessoal. Esse reconhecimento os levará a garantir os melhores cuidados paliativos possíveis e acesso a eles, com tudo que os cerca: formação, estrutura, equipamentos, equipe e medicamentos (Silva *et al.*, 2021).

Considerando a escassez de recursos formais de assistência à saúde nas comunidades vulneradas, torna-se imprescindível repensar o modelo habitual de intervenção por meio de cuidados paliativos nesse contexto. De acordo com o conceito preconizado pelo Plano Estratégico para o Desenvolvimento dos Cuidados Paliativos (Despacho n. 3.721/2019), a prática de comunidades compassivas é uma estratégia de suporte social, apoio à família e importância da comunidade (Floriani e Schramm, 2007).

As pessoas ligadas aos cuidados, profissionalmente ou não, devem sempre reconhecer o direito de qualquer pessoa de ser cuidada com respeito, dignidade e responsabilidade, sem importar o local em que resida, participando de forma ativa das decisões, respeitando sua biografia e sendo protagonista do seu processo de morte e morrer.

REFERÊNCIAS

BRASIL. Ministério da Saúde. Portaria GM/MS n. 3.681/2024. Institui a Política Nacional de Cuidados Paliativos (PNCP) no âmbito do Sistema Único de Saúde (SUS), por meio da alteração da Portaria de Consolidação GM/MS n. 2, de 28 de setembro de 2017. Brasília: Ministério da Saúde, 2024. Disponível em: https://bvsms.saude.gov.br/bvs/saudelegis/gm/2024/prt3681_22_05_2024.html?utm_source=chatgpt.com. Acesso em: 16 abr. 2025.

Da Mata, D.; Lall, S. V.; Wang, H. G. "Favelas e dinâmica das cidades brasileiras". *In:* Carvalho, A. X. Y. *et al. Ensaios de economia regional e urbana*. Brasília: Ipea, 2007. p. 47-64.

Dadalto, L.; Guirro, U. B. P. "Bioética e cuidados paliativos — Cuidados paliativos nas favelas". *In:* Dadalto, L.; Guirro, U. B. P. (orgs.). *Bioética e cuidados paliativos*. Indaiatuba: Foco, 2023. p. 118-122.

Epidemiologia. *In:* Houaiss, A.; Villar, M. S. (orgs.). *Dicionário da língua portuguesa*. Rio de Janeiro: Instituto Antônio Houaiss: Objetiva, 2009.

Eva, G.; Wee, B. "Rehabilitation in end-of-life management". *Current Opinion in Support and Palliative Care*. v. 4, n. 3, p. 15862, 2010.

Floriani, C. A.; Schramm, F. R. "Desafios morais e operacionais da inclusão dos cuidados paliativos na rede de atenção básica". *Cadernos de Saúde Pública*, Rio de Janeiro, v. 23, n. 9, p. 2072-2080, set. 2007. Disponível em: https://doi.org/10.1590/S0102-311X2007000900015.

IBGE (Instituto Brasileiro de Geografia e Estatística). "Favelas e comunidades urbanas", 2022. Disponível em: https://www.ibge.gov.br/geociencias/organizacao-do-territorio/tipologias-do-territorio/15788-favelas-e-comunidades-urbanas.html?=&t=resultados. Acesso em: 10 mar. 2025.

Guirro, U. B. P. *et al. Atlas dos cuidados paliativos no Brasil 2022*. 1. ed. São Paulo: Academia Nacional de Cuidados Paliativos, 2023. 18 p.

Loureiro, C. R. O. M. S. "Mistanásia social, covid-19 e direitos humanos — Um tratado internacional para o enfrentamento das pandemias". *Revista de Direitos e Garantias Fundamentais*, Vitória, v. 22, n. 3, p. 135-158, 2021.

Macinko, J. *et al.* "La renovación de la atención primaria de salud en las Américas". *Revista Panamericana de Salud Pública*, v. 21, n. 2-3, p. 73-84, 2007.

Marcucci, F. C. I. "O papel do fisioterapeuta nos cuidados paliativos a pacientes com câncer". *Revista Brasileira de Cancerologia*, v. 51, n. 1, p. 67-77, 2005.

Minosso, J. S. M.; Souza, L. J. O.; Campos, M. A. "Reabilitação em cuidados paliativos". *Texto & Contexto — Enfermagem*, Florianópolis, v. 25, n. 3, 2016.

Opas (Organización Panamericana de la Salud). *Redes integradas de servicios de salud — Conceptos, opciones de política y hoja de ruta para su implementación en las Américas*. [*S. l.*]: Opas, 2010. Serie La Renovación de la Atención Primaria de Salud en las Américas, n. 4.

Paiva, C. H. A.; Teixeira, L. A. "Reforma sanitária e a criação do Sistema Único de Saúde — Notas sobre contextos e autores". *História, Ciências, Saúde*, Rio de Janeiro, v. 21, n. 1, p. 15-35, jan.-mar. 2014.

Payne, C. *et al*. "A qualitative exploration of patient and healthcare professionals' views and experiences of palliative rehabilitation during advanced lung cancer treatment". *Palliative Medicine*, v. 32, n. 10, p. 1624-1632, 2018.

Ramanjulu, R. "Palliative rehabilitation — The essence of personalized care". *Indian Journal of Palliative Care*, v. 26, n. 4, p. 399-400, out.-dez. 2020.

Santos, A. F. J.; Ferreira, E. A. L.; Guirro, U. B. P. *Atlas dos cuidados paliativos no Brasil 2019*. São Paulo: Academia Nacional de Cuidados Paliativos, 2020.

Schmidt, M. I. *et al*. "Chronic non-communicable diseases in Brazil — Burden and current challenges". *The Lancet*, Londres, v. 377, n. 11, p. 1949-1961, jun. 2011.

Schramm, F. R. "Proteger os vulnerados e não intervir aonde não se deve". *Revista Brasileira de Bioética*, v. 3, n. 3, p. 377-389, 2007.

_______. "A bioética de proteção — Uma ferramenta para a avaliação das práticas sanitárias?" *Ciência & Saúde Coletiva*, v. 22, n. 5, p. 1531-1538, 2017.

_______. "Bioética de proteção — Ferramenta válida para enfrentar problemas morais na era da globalização". *Revista Bioética*, v. 16, n. 1, p. 11-23, 2018.

Silva, A. E. *et al*. "Cuidados paliativos em favelas no Brasil — Uma revisão integrativa". *Research, Society and Development*, v. 10, n. 6, p. 2-8, 2021.

Sotero, M. "Vulnerabilidade e vulneração — População de rua, uma questão ética". *Revista Bioética*, v. 19, n. 3, p. 799-817, 2011. Disponível em: https://revistabioetica.cfm.org.br/revista_bioetica/article/view/677. Acesso em: 13 mar. 2025.

Sousa, N. F. S. *et al*. "Desigualdades sociais na prevalência de indicadores de envelhecimento ativo na população brasileira — Pesquisa Nacional de Saúde, 2013". *Revista Brasileira de Epidemiologia*, n. 22 (Supl. 2), 2019. Disponível em: https://doi.org/10.1590/1980-549720190013.supl.2.

Tennison, J. M. *et al*. "Palliative rehabilitation in acute inpatient rehabilitation — Prognostic factors and functional outcomes in patients with cancer". *The Oncologist*, v. 28, n. 2. p. 180-186, 2023.

Tiberini, R.; Turner, K.; Talbot-Rice H. "Rehabilitation in palliative care". *In:* MacLeod, R.; Van den Block, L. (orgs.). *Textbook of palliative care*. Cham: Springer Nature, 2019. p. 1-16.

Werlang, R.; Mendes, J. M. R. “Sofrimento social”. *Serviço Social e Sociedade*, São Paulo, n. 116, p. 743-768, out.-dez. 2013. Disponível em: https://doi.org/10.1590/S0101-66282013000400009.

WHO (World Health Organization). *Palliative care — Key facts*. [*S.l.*]: WHO, 5 ago. 2020. Disponível em: https://www. who.int/news-room/fact-sheets/detail/palliative-care. Acesso em: 30 jan. 2025.

12. PRIVAÇÃO E ENGAJAMENTO OCUPACIONAL NA REABILITAÇÃO PALIATIVA

Daniel Cezar da Cruz

INTRODUÇÃO

Este capítulo aborda os conceitos de privação e engajamento ocupacionais. Na justiça ocupacional, a privação ocupacional é descrita como uma consequência da falta de atendimento às necessidades de indivíduos, famílias, grupos e populações. Falaremos também sobre o conceito de engajamento ocupacional e o direito de todos os seres humanos de se envolver em ocupações, independentemente de doenças terminais, crônicas, deficiências ou condições de saúde que possam ameaçar sua participação em atividades significativas.

Um exemplo de engajamento ocupacional é o estado de *flow*, que será descrito e exemplificado com base em evidências. Por fim, o capítulo apresenta o Marco Participativo da Justiça Ocupacional (POJF, na sigla em inglês) como estratégia para melhorar a qualidade de vida de pessoas em reabilitação paliativa (Minosso, Souza e Oliveira, 2016; Whiteford *et al.*, 2021). Esse conhecimento é útil não apenas para terapeutas ocupacionais, mas também para todos os profissionais envolvidos na reabilitação paliativa.

JUSTIÇA E INJUSTIÇA OCUPACIONAL: RELAÇÕES COM A REABILITAÇÃO PALIATIVA

Segundo Whiteford *et al.* (2021), o conceito mais atual de justiça ocupacional implica o acesso equitativo a oportunidades e recursos para que as pessoas possam exercer, ser, pertencer e se tornar o que têm de potencial, a fim de evitar danos físicos, mentais ou sociais (Wilcock e Hocking, 2015). Por outro lado, políticas sociais e estruturas governamentais que regem as relações de poder por vezes limitam a participação de certas pessoas e grupos em atividades significativas (Nilsson e Townsend, 2010).

O leitor pode se perguntar: como a reabilitação paliativa pode promover a justiça ocupacional? Considerando que indivíduos, famílias, grupos e populações têm o direito de fazer escolhas, ter ocupações significativas, manter um equilíbrio e participar ativamente — todos, resultado da justiça ocupacional (Townsend, 2012) —, de que modo, nos níveis micro, meso e macro, a falta de políticas, serviços e profissionais na reabilitação paliativa gera injustiças ocupacionais? Vejamos alguns exemplos.

- *No nível micro.* Que indivíduos, grupos e populações não recebem cuidados de reabilitação paliativa? Em que medida a ausência de profissionais qualificados no campo repercute em privação ocupacional do público-alvo que poderia se beneficiar da reabilitação paliativa?
- *No nível meso.* Quais são os serviços, públicos ou privados, que oferecem reabilitação paliativa no Brasil e quais são os profissionais que compõem a equipe e suas ações? Onde esses serviços estão localizados e como a população tem acesso equitativo a eles?
- *No nível macro.* Quais são as políticas públicas (governamentais, estaduais, municipais, organizacionais e associativas) que recomendam a reabilitação paliativa e quais são os seus principais fundamentos? Tais macropolíticas são suficientes para prover serviços no nível meso e alcançar o público-alvo no nível micro?

Destaca-se ainda que, enquanto a justiça social levanta a questão da igualdade de oportunidades, a justiça ocupacional almeja trazer a público a conscientização sobre injustiças que persistem quando a participação em certas ocupações é barrada, restrita, confinada, segredada, proibida, subdesenvolvida, interrompida, alienada, marginalizada, explorada, excluída ou restrita, segundo Elizabeth Townsend e Ann Wilcock (2004).

Essas autoras propuseram inicialmente quatro desfechos ou resultados da injustiça ocupacional, os quais estavam relacionados a direitos ocupacionais específicos: privação ocupacional, alienação ocupacional, desequilíbrio ocupacional e marginalização ocupacional. Atualmente, outros dois resultados de injustiça foram acrescentados: o "apartheid" ocupacional (Kronenberg e Pollard, 2005) e o deslocamento ocupacional (Pizarro *et al.*, 2018; Whiteford *et al.*, 2021). Dada a ênfase deste capítulo na privação ocupacional e no engajamento ocupacional, estes serão descritos e exemplificados nos tópicos a seguir.

O DIREITO AO DESENVOLVIMENTO HUMANO E À PARTICIPAÇÃO OCUPACIONAL

O termo "privação ocupacional" é mencionado pela primeira vez na literatura da terapia ocupacional no trabalho de Polatajko (1992), quando ela descreve o caso de Nancy B., canadense de 25 anos de idade que recebeu o diagnóstico de síndrome de Guillain-Barré, o que a deixou paralisada completamente abaixo da região cervical.

Segundo Polatajko, Nancy B. estava hospitalizada havia um ano e meio, sua saúde mental era descrita como "boa" e havia um prognóstico de vida longa com auxílio de respirador. Porém, a jovem optou por encerrar a própria vida, uma vez que a única coisa que ela poderia fazer, segundo o seu próprio relato, era assistir à televisão e olhar para as paredes 24 horas por dia Para Polatajko (1992, p. 190), Nancy B. não morreu em virtude de sua situação clínica, mas porque se encontrava em "privação ocupacional". Este tipo de privação poderia ter sido evitada se a paciente tivesse suas necessidades ocupacionais atendidas por um terapeuta ocupacional. Assim, a ausência desse profissional na equipe e os desfechos resultantes da privação ocupacional de Nancy B. ilustram uma situação de injustiça ocupacional.

Embora o termo "privação ocupacional" tenha sido mencionado inicialmente no texto de Polatajko (1992), foi no trabalho de Wilcock (1988) que o conceito foi descrito pela primeira vez como a influência de circunstâncias externas que impedem uma pessoa de adquirir, realizar ou desfrutar de alguma ocupação. Pense nos hospitais de diversos países em que as crianças internadas não têm acesso a brinquedos, brincadeiras e profissionais que facilitem o engajamento no ato de brincar. Portanto, uma criança hospitalizada por um longo período pode ter atrasos no desenvolvimento não devido a características internas, como condições genéticas ou doenças, mas a fatores externos, que poderiam ser alterados a fim de evitar a privação ocupacional.

Whiteford (2000), em artigo seminal, definiu a privação ocupacional como um estado de exclusão do engajamento em ocupações que as pessoas precisam realizar ou são significativas devido a fatores externos ao controle imediato. A privação ocupacional resulta de restrições ambientais (culturais, institucionais, físicas, políticas e sociais) e não de influências pessoais (Hocking, 2017; Polatajko *et al.*, 2007). Vejamos a seguir algumas consequências da privação ocupacional documentadas em pesquisas (Townsend, 2012; Hocking, 2017; Polatajko *et al.*, 2007; Polatajko, 1992; Whiteford, 2000):

- atrasos no crescimento e no desenvolvimento;
- processos degenerativos das funções corporais;
- diminuição da percepção de bem-estar;
- perda do senso de controle da vida;
- alteração da percepção de identidade ocupacional;
- desmotivação;
- marginalização;
- depressão;
- suicídio;
- produtividade reduzida;
- violência;
- abuso de álcool e de outras drogas lícitas e ilícitas;
- pobreza e exclusão social.

Muitas vezes, os terapeutas ocupacionais utilizam o termo "ruptura ocupacional", mas na verdade estão se referindo à privação ocupacional. Toda privação é resultado de uma ruptura; no entanto, o que diferencia a privação é o longo período em que o paciente não participa de ocupações, tendo como consequência um ou mais problemas listados. Portanto, ruptura ocupacional é um estado temporário ou transitório, que ocorre quando o padrão rotineiro de engajamento na ocupação é interrompido por acontecimentos da vida, como a chegada de um bebê, ou mudanças ambientais, como se mudar de residência ou cidade, adoecimento ou lesão, com prognóstico de recuperação completa em curto prazo. Além de ser um estado temporário, a ruptura ocupacional pode ser eliminada quando há apoio (Whiteford, 2000).

ENGAJAMENTO OCUPACIONAL: UM ENVOLVIMENTO COM A OCUPAÇÃO PARA ALÉM DO DESEMPENHO

Retornando ao caso de Nancy B. e sua história de privação ocupacional, embora Polatajko (1992) não mencionasse o termo "engajamento ocupacional", o caso sugere a existência de outras formas de ocupação — que não estão necessariamente relacionadas ao fazer ativo, mas implicam engajamento. Isso poderia ter ajudado Nancy B., que não tinha estruturas e funções corporais íntegras, a se engajar em ocupações que tivessem propósito e significado para ela (Cruz, 2023).

Na literatura da terapia ocupacional e da ciência ocupacional[1], os conceitos de engajamento ocupacional variam e, por vezes, são vistos como sinônimo de participação ativa (desempenho ocupacional) ou como engajamento terapêutico na reabilitação — para elaborar objetivos e plano terapêutico em conjunto com os terapeutas (Cezar da Cruz, 2023). Neste capítulo, o engajamento ocupacional descreve uma forma de envolvimento com a ocupação que não requer desempenho e se relaciona às dimensões afetiva e cognitiva do envolvimento com a ocupação (Cezar da Cruz, Taff e

1. Disciplina que estuda os seres humanos como seres ocupacionais, incluindo a necessidade de e a capacidade para se engajar em ocupações e organizar ocupações diárias ao longo do curso da vida. Em função da complexidade da ocupação, a ciência ocupacional sintetiza o conhecimento de uma série de disciplinas (das ciências biológicas e sociais). A ciência ocupacional pesquisa a forma, a função e o significado das ocupações (Yerxa *et al.*, 1989).

Davis, 2023). O engajamento ocupacional vai além da dimensão observável da ocupação. Portanto, implica a experiência subjetiva da pessoa com as ocupações (Yerxa, 1980), considerando a qualidade do envolvimento com a ocupação "no momento" (Egan e Restall, 2022). São exemplos de engajamento ocupacional (não prescritivos) na reabilitação paliativa o envolvimento com ocupações significativas como:

- visitar, com o auxílio de profissionais, familiares ou amigos, os lugares que fizeram história na vida pessoal ou profissional;
- ditar uma carta ou escrever um cartão com a ajuda de alguém;
- apreciar a natureza, parques, praias, cachoeiras, montanhas;
- ouvir um audiolivro ou ler um livro com o auxílio de alguém;
- preparar um livro de receitas, álbum de fotografias ou diário como forma de transcendência e ancestralidade;
- ter autonomia para delegar tarefas e escolher pessoas para resolver pendências;
- participar, com o apoio de tecnologias, equipe profissional, acessibilidade e transporte adequado, de cerimônias religiosas e recitais de música ou outras ocupações culturais;
- escolher, ouvir ou cantar uma música favorita;
- contar sua história a partir de uma narrativa oral, escrita ou com uso de fotografias;
- comunicar-se com os outros por meio de cartas, cartões, tecnologias (como Google Meet, Skype, WhatsApp, Facebook, Instagram etc.);
- participar de ocupações de autocuidado, como cuidados com os cabelos ou a peruca, unhas, maquiagem, barba, escolher roupas para ocasiões específicas;
- contar com espaços de silêncio para descansar, meditar e estar consigo próprio(a).

Segundo terapeutas e indivíduos, as evidências sobre o engajamento ocupacional mostram que o envolvimento com ocupações é subjetivo. Exemplos disso incluem estar presente e aproveitar o momento com amigos e familiares, além de participar de atividades graduadas que ajudam a desviar o foco da dor, combinando momentos de atividade com períodos de descanso.

Esse tipo de engajamento ocupacional vai além da simples participação ativa. Um estudo de Lim *et al.* (2023) encontrou resultados semelhantes. Nele, terapeutas ocupacionais de Singapura descreveram diferentes formas de engajamento em pacientes idosos com doenças terminais. Destacaram, por exemplo, a importância de estar emocionalmente presente em um engajamento significativo, mesmo que sem atividade física, e o envolvimento dos pacientes com outras pessoas que estejam fisicamente ativas na ocupação.

Molineux (2017) destaca que o engajamento ocupacional é um estado de participação na ocupação que vai além do desempenho e inclui a percepção de total imersão nela. O foco na "imersão" sugere que o engajamento ocupacional pode elicitar ou desencadear diferentes estados — encontrando associação com a teoria do psicólogo e pesquisador húngaro-americano Mihaly Csikszentmihalyi, o qual estudou por décadas o que fazia as pessoas felizes enquanto estavam ocupadas fazendo algo significativo. Csikszentmihalyi (1997) descobriu que o envolvimento com uma ocupação pode gerar diferentes estados, descritos como ansiedade, preocupação, alerta, apatia, tédio, controle, relaxamento e *flow*. Em particular, *flow* ou estado de fluxo indica um estado de profundo prazer e absorção enquanto a pessoa se ocupa fazendo algo, o que o autor chamou de experiência ótima. Vejamos as condições para que a pessoa entre em estado de *flow*, amplamente pesquisadas por ele (Csikszentmihalyi, 1985, 1990, 1993; Nakamura e Csikszentmihalyi, 2014).

Desafio versus habilidade. Percepção do desafio ou de oportunidades para a ação que ampliem (nem superando nem subutilizando) as habilidades existentes; trata-se da percepção de estar engajado em desafios em nível apropriado para as próprias capacidades. Quando se encontram desafios muito compatíveis com as habilidades das pessoas, elas experimentam um estado raro de consciência. Esse estado abrange uma expansão da consciência provocada pelo fazer que gera prazer.

Objetivos claros e *feedback* imediato. Refere-se ao progresso do que está sendo feito. Estar em *flow* significa vivenciar uma experiência subjetiva de engajamento em desafios gerenciados por uma série de objetivos, com processamento contínuo de *feedback* sobre o progresso, ajustando as ações com base nesse *feedback*. As pessoas sabem o que deve ser feito e recebem retorno imediato sobre como estão se saindo. Por exemplo, um tenista sabe para onde irá a bola depois de cada raquetada. Um pianista conhece cada tecla do teclado e sabe se as notas estão soando como ele gostaria. Nessas condições, a experiência se desenrola de momento a momento, resultando em um estado subjetivo que tem as seguintes características:

- Concentração intensa e focada no que se está fazendo no momento presente. A profundidade da concentração requerida pelo equilíbrio refinado dos desafios e habilidades impede as preocupações quanto ao tempo. As pessoas esquecem de si mesmas e tornam-se imersas ou absortas na ocupação. Os estímulos são filtrados de formas diferentes para cada indivíduo de acordo com a sua relevância para a tarefa.
- Fusão da ação com a consciência. A concentração leva a uma imersão na ocupação. Ocasionalmente, pode provocar um senso de transcendência, de fusão além das fronteiras da realidade.
- Alteração da consciência autorreflexiva, ou seja, da consciência de si mesmo como um ator social.
- Percepção de controle sobre a ação. Trata-se da sensação de que se pode lidar com uma situação porque se sabe como reagir ou se tem conhecimento sobre o que acontecerá em seguida.
- Distorção temporal da experiência (noção de que o tempo passou mais rápido do que o normal). A consciência do tempo desaparece e as horas parecem passar sem ser notadas.
- Experiência de que a ocupação foi intrinsecamente gratificante, que o objetivo é apenas uma "desculpa" para o processo. A experiência de *flow* é unanimemente descrita como de êxtase, gratificante, prazerosa, recompensadora em si mesma.

Embora em um de seus estudos Csikszentmihalyi (1989) tenha utilizado o termo "atividade" em vez de "ocupação", ele reconheceu a associação com o que na terapia ocupacional se chama de ocupação: "O estudo sistemático da ocupação tem o potencial de revelar muito do que é importante sobre a psicologia humana, sobre instituições sociais que facilitam ou impedem a experiência ótima, e sobre os valores culturais e práticas que apoiam a liberdade para escolher as atividades" (p. xvii).

O alto nível de engajamento ocupacional tem sido comparado à teoria do *flow*, em que um equilíbrio ideal entre as demandas de uma tarefa (desafios) e a habilidade para realizá-la cria uma experiência profunda de imersão (Kennedy e Davis, 2017). Considerar o estado psicológico de *flow* um nível de engajamento ocupacional o reconhece como parte do engajamento, mas não como um requisito obrigatório — afinal, existem outros estados, como o de relaxamento e o de *mindfulness*.

Se os terapeutas ocupacionais dão oportunidade para que os pacientes alcancem estados de engajamento ocupacional como o de *flow*, contribuem para que a qualidade de vida daqueles com condições crônicas — como deficiências, doenças progressivas ou em terminalidade — se amplie (Rebeiro e Polgar, 1999). Além disso, na terapia ocupacional as experiências de *flow* produzem um bem-estar subjetivo — por exemplo, após o diagnóstico de uma doença ou durante o seu tratamento clínico e de reabilitação.

O estado psicológico conhecido como *flow* pode melhorar temporariamente o bem-estar subjetivo, afastando pensamentos intrusivos sobre doença e morte, além de redirecionar a atenção para longe da dor e de outros sintomas. Estudos anteriores, como os de Hopkins *et al.* (2024) e Reynolds e Prior (2006), destacaram esse efeito em sobreviventes de câncer que participaram de ocupações artísticas. Um estudo com pacientes com câncer de cabeça e pescoço também associou experiências de *flow* à felicidade e à sensação de estarem vivendo para algo que valia a pena, como atividades ligadas a natureza, lazer e família. Além disso, o *flow* foi identificado como um recurso importante para aliviar o estresse e a ansiedade, ajudando os participantes a se concentrarem em sua rotina diária (Björklund, Fridlund e Mårtensson, 2019).

Uma característica importante do *flow* está na experiência de transcendência do eu, em que preocupações e distrações do cotidiano são secundárias à ocupação (Rebeiro e Polgar, 1999). A facilitação de experiências de transcendência poderia levar a menor estresse e aumento da resiliência — ou até mesmo da sobrevivência — em situações de privação? Ao relacionar o engajamento ocupacional à transcendência (que vai além do nível físico), Yerxa (1988) narra a experiência de pessoas sob extremas condições de privação e desespero que sentem alívio com efeitos transcendentes do engajamento ocupacional, o qual promove sobrevivência e sanidade (Yerxa, 1988).

Desse modo, a busca ou a indução de estados de *flow* na terapia ocupacional pode gerar um maior nível de engajamento, contribuindo qualitativamente para aumentar e reforçar a associação do engajamento ocupacional com mudanças tanto fisiológicas quanto subjetivas que gerem prazer, felicidade e satisfação. Evidências científicas têm apontado que pessoas em estado de *flow* ativam o sistema de recompensa cerebral do sistema nervoso central (SNC). A dopamina está associada a efeitos motores, cognitivos, motivação e recompensa — portanto, tem impacto na sensação de prazer, na capacidade de aprendizagem e nas emoções positivas (Gutman, 2017).

Com base na ampla revisão sobre as bases neurológicas do engajamento na ocupação, há evidências de que a liberação de dopamina também tem sido observada em indivíduos que leem gibis, observam imagens de rostos bonitos, ouvem suas músicas prediletas e jogam videogame (Gutman e Schindler, 2007); há uma alteração do humor e, possivelmente, do sistema imunológico (Wright, 2004). O profundo estado mental de concentração característico do *flow* pode também produzir ondas teta e delta, as quais são observadas durante esforços criativos (Gutman e Schindler, 2007).

Estudos sugerem que o estado de *flow* pode estar relacionado à ativação do *locus cœruleus* do sistema norepinefrina (LC-NE). Essa região do cérebro desempenha um papel crucial em processos como ciclo sono-vigília, atenção, reação ao estresse, formação e retenção de memória, regulação do fluxo sanguíneo, do metabolismo e da distribuição de oxigênio e glicose no cérebro (Ross e Van Bockstaele, 2021).

Assim, esses estudos indicam que o engajamento ocupacional pode ser uma forma eficaz de tratamento não medicamentoso (Cezar da Cruz, Taff e Davis, 2023; Gutman & Schindler, 2007). Os resultados oferecem subsídios para que os terapeutas ocupacionais incluam atividades que favoreçam o engajamento e induzam o estado de *flow* em seus atendimentos.

Depois de abordar os conceitos de privação e engajamento ocupacional na reabilitação paliativa, a seção final deste capítulo apresentará um modelo para que os terapeutas criem e implementem serviços que promovam a justiça ocupacional e a reabilitação paliativa, sempre fundamentados nos conceitos de ocupação discutidos anteriormente.

UM REFERENCIAL DE PROCESSO PARA A PRÁTICA

O Participatory Framework of Occupational Justice (POJF) (Whiteford *et al.*, 2021) será chamado aqui, em tradução livre, de Marco Participativo da Justiça Ocupacional (MPJO). Esse referencial teórico foi criado por terapeutas ocupacionais, sendo utilizado tanto por esses profissionais quanto por aqueles que se interessem pela teoria da justiça ocupacional, respeitadas as suas especificidades e identidades profissionais.

Devido à complexidade da ocupação e à natureza colaborativa do MPJO, a equipe de reabilitação paliativa pode trabalhar em conjunto com indivíduos, famílias, grupos e comunidades, tanto em objetivos compartilhados quanto em metas individuais. Os terapeutas ocupacionais são profissionais habilitados para defender e promover a justiça social e ocupacional para pessoas que necessitam de cuidados paliativos ou estão em fase terminal. No entanto, é necessário um aprimoramento na formação profissional, com foco na ocupação, para otimizar sua atuação nessa área (Kessner e Hitch, 2022). O MPJO, por sua vez, facilita a atuação do terapeuta na busca de justiça ocupacional, apresentando as seguintes características (Whiteford e Townsend, 2011):

- engajamento profissional com base em reflexão crítica;
- abordagem participativa e colaborativa;
- objetivos focados em comunidades ou populações em desvantagem ou oprimidas;
- engajamento de indivíduos ou coletivos em ocupações desejadas;
- ênfase na mudança social e individual pela transformação do ambiente (contexto), a fim de desenvolver maiores oportunidades equitativas, recursos, privilégios e possibilidades.

O MPJO considera três pilares na terapia ocupacional:

1. Qual é o conhecimento central?
2. Como os terapeutas atuam?
3. Por que facilitar a ocupação?

No âmbito do conhecimento central estão a participação e o engajamento ocupacional e as ocupações desejadas: a vida diária. Já a atuação dos terapeutas implica a prática centrada na pessoa, com indivíduos, comunidades e populações: o *empoderamento*. Facilitar a ocupação consiste em facilitar a justiça ocupacional e consequentemente reduzir injustiças: *inclusão social* (Whiteford e Townsend, 2011). O MPJO, que ocorre nos contextos local, regional e global, apresenta seis habilidades para facilitação ou empoderamento:

1. conscientizar-se sobre injustiças ocupacionais;
2. engajar-se colaborativamente com parceiros;
3. mediar um plano em comum acordo;
4. elaborar estratégias para fomentar recursos;
5. apoiar a implementação do programa e sua avaliação contínua;
6. angariar apoio para a manutenção ou a finalização do plano.

Na versão atualizada do MPJO, Whiteford *et al.* (2021) propõem um conjunto de questões reflexivas que os terapeutas podem utilizar para aplicar as seis habilidades de empoderamento. Estas compõem um modelo de prática não linear e interdependente, que orienta o terapeuta do início ao término da intervenção. Vejamos quais são elas.

CONSCIENTIZAR-SE SOBRE INJUSTIÇAS OCUPACIONAIS

É importante que os profissionais da área de reabilitação paliativa estejam atentos às injustiças ocupacionais e busquem a inclusão social dos indivíduos em sua rotina diária. Para isso, o MPJO propõe algumas questões reflexivas:

- De que maneiras podemos colaborar, incluindo diferentes perspectivas, para identificar e abordar as injustiças ocupacionais?
- Como a exclusão social se manifesta no cotidiano das pessoas na forma de injustiças e da privação ocupacional prolongada?
- Que tipo de documentação pode ser criada para evidenciar e descrever as injustiças ocupacionais?
- Como tornar acessíveis as informações sobre injustiças contra outras pessoas? Por exemplo, como divulgar a importância da reabilitação paliativa, seus conceitos e benefícios para a população na internet, em materiais impressos ou relatórios elaborados por grupos específicos?

ENGAJAR-SE COLABORATIVAMENTE COM PARCEIROS

Trata-se de responder a encaminhamentos, oferecer contratos ou angariar outros acordos para iniciar uma parceria. Perguntas norteadoras:

- Que populações ou comunidades são o foco principal e que problemas relacionados a esses grupos se conectam com a terapia ocupacional? (Exemplo: indivíduos em tratamento oncológico sem acesso a serviços de terapia ocupacional.)
- Qual é o nível de preparo dos parceiros? Qual é o nível de resiliência e esperança deles em relação ao processo?

- De que forma os pacientes e outros parceiros (cuidadores, voluntários, equipe de saúde, secretários de saúde, representantes de associações de classe) participam do processo?
- Que formas de comunicação são necessárias (interação verbal, documentos escritos, expressões não verbais por meio de fotografias, objetos, rodas de conversa, grupos focais)?
- Como o conhecimento é disseminado (por meio de um pôster, contrato, prontuário, acordo comunitário)?

MEDIAR UM PLANO EM COMUM ACORDO

Nessa etapa é elaborado um plano em parceria. Perguntas norteadoras:

- Que objetivos e resultados se deseja alcançar com a reabilitação paliativa? Como eles se relacionam com as injustiças ocupacionais que serão abordadas?
- Que programas e serviços podem gerar maior impacto coletivo na redução das injustiças ocupacionais vividas pelo grupo ou pela comunidade?
- Que estratégias educacionais sobre injustiças ocupacionais devem ser incluídas para estimular a participação ativa da população e dos líderes governamentais no reconhecimento do problema?
- Que tipo de avaliação e documentação é necessário para demonstrar os benefícios do programa ou serviço para a população, os profissionais e os financiadores?
- De que forma o plano assegura o engajamento ocupacional dos indivíduos e a participação de todos os envolvidos?

ELABORAR ESTRATÉGIAS PARA FOMENTAR RECURSOS

Refere-se à busca de recursos humanos, financeiros e físicos, entre outros. Perguntas norteadoras:

- Quem são os agentes de mudança e pessoas interessadas em buscar recursos e soluções, e quais destes estão disponíveis?
- Quais métodos, comunidades de prática, fóruns de profissionais etc. podem identificar tais recursos (população, voluntários, profissionais)?
- Quais recursos governamentais, corporativos ou filantrópicos estão disponíveis?
- Quais são as prioridades?
- Que problemas impactam o engajamento ocupacional, espiritual e ambiental das pessoas?
- Quais são os pontos fortes, recursos e desafios da população atendida?
- Como utilizar princípios de empoderamento para apoiá-la e promover mudanças?
- Como os terapeutas ocupacionais na reabilitação paliativa podem reunir esforços para beneficiar indivíduos (micro), serviços (meso) e governantes e associações?
- O programa tem métodos quantitativos e qualitativos de avaliação (narrativas, autorreflexões, pesquisas, avaliação por pares etc.)? De que forma os resultados são medidos?

APOIAR A IMPLEMENTAÇÃO DO PROGRAMA E SUA AVALIAÇÃO CONTÍNUA

Trata-se de integrar abordagens e parcerias para obter os resultados desejados. Perguntas norteadoras:

- Como os parceiros facilitam a mudança nas ocupações por meio do engajamento ocupacional?
- Como tais ocupações são desempenhadas? "Simulação" em cozinha, jardim, pátio do hospital? Brinquedoteca? No leito ou em um banheiro adaptado? No jardim interno ou externo à instituição?
- Como essa "simulação" do engajamento na ocupação ajuda pacientes, cuidadores e outros profissionais a agirem na vida real? A filosofia da

"aprendizagem por meio do engajamento na ocupação" é explicitamente utilizada e compreendida por todos os parceiros?
- Que avaliações formativas (do processo) ou somativas (do resultado final) podem mensurar se o plano acordado alcançou os objetivos de facilitação da justiça ocupacional (por exemplo, eliminação da privação e facilitação do engajamento ocupacional?)
- Que dados qualitativos — narrativas, imagens etc. — apoiam a mudança para a justiça ocupacional? Que dados quantitativos indicam que os resultados foram alcançados?

ANGARIAR APOIO PARA A MANUTENÇÃO OU A FINALIZAÇÃO DO PLANO

Trata-se de mobilizar apoio para manter ou finalizar o plano elaborado e renegociar ou encerrar a relação profissional. Perguntas importantes:

- Quais decisões levarão à sustentabilidade do plano ou ao seu encerramento?
- Qual é a percepção de sucesso e que lições foram aprendidas pelos parceiros?
- Que estratégias de empoderamento motivarão os profissionais a continuarem ou finalizarem o trabalho?
- Qual é a documentação necessária (encaminhamentos, contratos, relatórios etc.)?
- Como garantir que os parceiros compreendam o papel da terapia ocupacional e a importância da justiça ocupacional na reabilitação paliativa?

CONSIDERAÇÕES FINAIS

Este capítulo, pioneiro no Brasil, apresenta e descreve os conceitos de privação e engajamento ocupacional e mostra como eles se relacionam à justiça ocupacional. Com o Marco Participativo da Justiça Ocupacional (MPJO), os profissionais podem militar pela reabilitação paliativa no âmbito dos indivíduos, grupos e populações; pela criação e expansão de serviços; e pelo desenvolvimento de políticas públicas. Assim, espera-se que o presente texto possa contribuir para reflexões, discussões e aplicações na pesquisa, na educação e na prática profissional no campo da reabilitação paliativa no país.

REFERÊNCIAS

BJÖRKLUND, M.; FRIDLUND, B.; MÅRTENSSON, J. "Experiences of psychological *flow* as described by people diagnosed with and treated for head and neck cancer". *European Journal of Oncology Nursing*, v. 43, 2019. Disponível em: https://doi.org/10.1016/j.ejon.2019.09.012.

CEZAR DA CRUZ, D. "The promise of occupational therapy — Occupational engagement". *The Open Journal of Occupational Therapy*, v. 11, n. 3, p. 1-6. 2023. Disponível em: https://doi.org/10.15453/2168-6408.2111.

CEZAR DA CRUZ, D.; TAFF, S.; DAVIS, J. "Occupational engagement — Some assumptions to inform occupational therapy". *Cadernos Brasileiros de Terapia Ocupacional*, v. 31, p. e3385, 2023.

CSIKSZENTMIHALYI, M. "Reflections on enjoyment". *Perspectives in Biology and Medicine*, v. 28, n. 4, p. 489-497, 1985. Disponível em: https://doi.org/10.1353/pbm.1985.0019.

_______. "Foreword". *In:* JOHNSON, J.; YERXA, E. *Occupational science — The foundation for new models of practice*. Londres: Nova York: The Haworth Press, 1989.

_______. "*Flow*" — *The psychology of optimal experience*. Nova York: Harper Perennial, 1990. Coleção Modern Classics.

_______. "Activity and happiness — Towards a science of occupation". *Journal of Occupational Science*, v. 1, n. 1, p. 38-42, 1993. Disponível em: https://doi.org/10.1080/14427591.1993.9686377.

_______. *Finding flow — The psychology of engagement with everyday life*. Nova York: Basic Books, 1997.

EGAN, M.; RESTALL, G. "The Canadian model of occupational participation". *In:* EGAN, M.; RESTALL, G. (orgs.). *Promoting occupational participation — Collaborative relationship-focused occupational therapy*. Ottawa: CAOT Publications, 2022. p. 74-96.

GUTMAN, S. A. *Quick reference neuroscience for rehabilitation professionals — The essential neurologic principles underlying rehabilitation practice*. 3. ed. Nova York: Slack, 2017.

GUTMAN, S. A.; SCHINDLER, V. P. "The neurological basis of occupation". *Occupational Therapy International*, v. 14, n. 2, p. 71-85. 2007. Disponível em: https://doi.org/10.1002/oti.225.

HOCKING, C. "Occupational justice as social justice — The moral claim for inclusion", *Journal of Occupational Science*, v. 24, n. 1, p. 29-42, 2017. Disponível em: https://doi.org/10.1080/14427591.2017.1294016.

HOPKINS, C. *et al.* "An exploration into the occupational identity of women following breast cancer and treatment — A qualitative study". *British Journal of Occupational Therapy*, v. 87, n. 6, p. 383-391, 2024. Disponível em: https://doi.org/10.1177/03080226231225103.

Kennedy, J.; Davis, J. A. "Clarifying the construct of occupational engagement for occupational therapy practice". *Occupational Therapy Journal of Research*, v. 37, n. 2, p. 98-108, 2017. Disponível em: https://doi.org/10.1177/1539449216688201.

Kessner, K.; Hitch, D. "Development of an evidence-informed education package for occupational therapists for palliative and end of life care — Promoting occupational justice". *Cadernos Brasileiros de Terapia Ocupacional*, v. 30, n. especial, p. e3117, 2022. Disponível em: https://doi.org/10.1590/2526-8910.ctoRE23883117.

Kronenberg, F.; Pollard, N. "Overcoming occupational apartheid — A preliminary exploration of the political nature of occupational therapy". *In:* Kronenberg, F.; Simó Algado, S.; Pollard, N. (orgs.). *Occupational therapy without borders — Learning from the spirit of survivors*. Londres: Elsevier: Churchill Livingstone, 2005. p. 58-87.

Lim, G. H. *et al.* "Occupational therapy practice with terminally ill Chinese older adults in Singapore — A qualitative exploratory study". *Australian Occupational Therapy Journal*, v. 70, n. 1, p. 18-31, 2023. Disponível em: https://doi.org/10.1111/1440-1630.12828.

Minosso, J. S. M.; Souza, L. J. de; Oliveira, M. A. de C. "Rehabilitation in palliative care". *Texto & Contexto — Enfermagem*, v. 25, n. 3, p. e1470015, 2016.

Molineux, M. "Occupational engagement". *In: Dictionary of occupational science and occupational therapy.* Oxford: Oxford University Press, 2017.

Nakamura, J.; Csikszentmihalyi, M. "The concept of '*flow*'". *In: Flow and the foundations of positive psychology*. Dordrecht: Springer, 2014. p. 239-263.

Nilsson, I.; Townsend, E. A. "Occupational justice — Bridging theory and practice". *Scandinavian Journal of Occupational Therapy*, v. 17, n. 1, p. 57-63, 2010. Disponível em: https://doi.org/10.3109/11038120903287182.

Pizarro, E. *et al.* "Understanding occupational justice from the concept of territory — A proposal for occupational science". *Journal of Occupational Science*, v. 25, n. 4, p. 463-473, 2018. Disponível em: https://doi.org/10.1080/14427591.2018.1487261.

Polatajko, H. J. "Naming and framing occupational therapy — A lecture dedicated to the life of Nancy B". *Canadian Journal of Occupational Therapy*, v. 59, n. 4, p. 189-199, 1992. Disponível em: www.doi.org/10.1177/000841749205900403.

Polatajko, H. *et al.* "Occupational science — Imperatives for occupational therapy". *In:* Townsend, E. A. *et al. Enabling occupation II — Advancing an occupational therapy vision for health, well-being & justice through occupation*. Ottawa: Canadian Association of Occupational Therapists, 2007. p. 63-82.

Rebeiro, K. L.; Polgar, J. M. "Enabling occupational performance — Optimal experiences in therapy". *Canadian Journal of Occupational Therapy*, 1999, v. 66, n. 1, p. 14-22. Disponível em: https://doi.org/10.1177/000841749906600102.

Reynolds, F.; Prior, S. "Creative adventures and *flow* in art-making — A qualitative study of women living with cancer". *British Journal of Occupational Therapy*, v. 69, n. 6, p. 255-262, 2006. Disponível em: https://doi.org/10.1177/030802260606900603.

Ross, J. A.; Van Bockstaele, E. J. "The locus coeruleus-norepinephrine system in stress and arousal — Unraveling historical, current, and future perspectives". *Frontiers in Psychiatry*, v. 11, 601519, 2021. Disponível em: https://doi.org/10.3389/fpsyt.2020.601519.

Townsend, E. A. "Boundaries and bridges to adult mental health — Critical occupational and capabilities perspectives of justice". *Journal of Occupational Science*, v. 19, n. 1, p. 8-24, 2012. Disponível em: https://doi.org/10.1080/14427591.2011.639723.

Townsend, E.; Wilcock, A. A. "Occupational justice and client-centred practice — A dialogue in progress". *Canadian Journal of Occupational Therapy*, v. 71, n. 2, p. 75-87, 2004. Disponível em: https://doi.org/10.1177/000841740407100203.

Whiteford, G. "Occupational deprivation — Global challenge in the new millennium". *British Journal of Occupational Therapy*, v. 63, n. 5, p. 200-204, 2000. Disponível em: https://doi.org/10.1177/030802260006300503.

Whiteford, G.; Townsend, E. "Participatory occupational justice framework (POJF 2010)". *In:* Kronenberg, F.; Pollard, N.; Sakellariou, D. (orgs.) *Occupational therapy without borders — Towards an ecology of occupation-based practices*. v. 2. Londres: Churchill Livingstone, 2011. p. 65-84.

Whiteford, G. *et al.* "Understanding and advancing occupational justice and social inclusion". *In:* Liamputtong, P. (org.). *Handbook of social inclusion*. Nova York: Springer, 2021.

Wilcock, A. A. *An occupational perspective of health*. Thorofare: Slack, 1988.

Wilcock, A.; Hocking, C. *An occupational perspective of health*. 3. ed Nova York: Routledge, 2015.

Wright, J. "Occupation and *flow*". *In:* Molineux, M. (org.). *Occupations for occupational therapists*. Oxford: Blackwell, 2004.

Yerxa, E. J. "Occupational therapy's role in creating a future climate of caring". *American Journal of Occupational Therapy*, v. 34, n. 8, p. 529-534, 1980.

______. "Oversimplification — The Hobgoblin of theory and practice in occupational therapy". *Canadian Journal of Occupational Therapy*, v. 55, n. 1, p. 5-7, 1988. Disponível em: https://doi.org/10.1177/000841748805500101.

Yerxa, E. *et al.* "An introduction to occupational science, a foundation for occupational therapy in the 21st century". *In:* Johnson, J.; Yerxa, E. (orgs.). *Occupational science — The foundation for new models of practice*. Nova York: Haworth Press, 1989. p. 1-17.

13. DEPENDÊNCIA COMO FONTE DE SOFRIMENTO: POR QUE CONSIDERÁ-LA?

JANAÍNA SANTOS NASCIMENTO
ERNANI COSTA MENDES

ESTE CAPÍTULO FOI ESCRITO por meio da parceria entre uma terapeuta ocupacional e um fisioterapeuta que trabalham juntos no estado do Rio de Janeiro. Buscou-se respeitar as singularidades de escrita, assim como a *expertise* de cada um no processo de construção de um trabalho colaborativo.

Viver com uma doença grave e suas complicações pode trazer grandes dificuldades para o nosso dia a dia. Entre elas, destacam-se: dor, falta de ar e de energia, alteração no sono, perda da independência, interrupção de projetos de vida, obstáculos financeiros, preocupações familiares e sobrecarga, afastamento do que é sagrado para o paciente e sua família — como sentir a brisa do vento no rosto, tomar uma cerveja e muito mais.

A dependência funcional, tema deste capítulo, se caracteriza pela necessidade de apoio e assistência de terceiros para que seja possível realizar atividades necessárias e desejadas (Aota, 2020). Entre elas, destacam-se as atividades da vida diária (AVD): tomar banho, vestir-se, ir ao banheiro, arrumar-se, alimentar-se, cuidar de dispositivos pessoais (manejar dentaduras e aparelhos auditivos), ter mobilidade funcional (movimentar-se no espaço onde mora) e atividade sexual. Elas são consideradas essenciais para o cuidado do próprio corpo e do bem-estar a fim de garantir sobrevivência (Aota, 2020).

Entretanto, antes das AVD, muitas pessoas em cuidados paliativos perdem a capacidade de desempenhar atividades mais complexas, como o trabalho, as atividades instrumentais da vida diária (AIVD) — atividades domésticas, preparação de refeições, compras —, a participação social e o acesso ao lazer (Aota, 2020).

POR QUE É IMPORTANTE ABORDAR ESSE TEMA?

Em cuidados paliativos, os sintomas e as consequências da doença e/ou dos tratamentos podem dificultar que as pessoas realizem o que desejam e precisam para manter uma vida independente e autônoma. A possibilidade de continuar envolvida em atividades ajuda o paciente a estruturar e manter uma vida com sentido, assim como contribui para sentimentos de competência (Brose, Willis e Morgan, 2023). Muitas vezes, as pessoas só pensam no significado e na importância dessas atividades quando surge algum impedimento para realizá-las.

A dependência funcional pode gerar um processo de luto, tendo em vista que, em geral, os pacientes com doenças ameaçadoras da vida precisam abandonar determinadas atividades, bem como incluir e/ou modificar a forma de desempenhá-las (Frizzo e Corrêa, 2017). Os movimentos, antes automáticos, por vezes se tornam difíceis — inclusive ações simples, como ficar em pé ou levantar-se da cama (Morgan *et al.*, 2017). O luto é uma experiência individualizada e não está relacionado exclusivamente à morte.

Um exemplo dessa necessidade de modificação é em relação ao banho. Muitos pacientes hospitalizados com sintomas (como falta de equilíbrio e medo de cair) passam a desempenhar essa ação na posição sentada. Para alguns, será a oportunidade de continuar exercendo-a sem ajuda. Para outros, gerará um sentimento de pesar pela impossibilidade de realizá-la como antes. Estes vivenciam diminuição da motivação, medo e sentimento de incompetência, ou seja, um profundo sofrimento.

Ressalte-se que, embora todos nós tomemos banho, cada indivíduo atribui um significado a essa atividade e a realiza de maneira diferente. Do mesmo modo, cada pessoa reagirá de maneira distinta em relação à necessidade de incluir ou modificar o modo de executar suas etapas.

O sofrimento pela dificuldade e impossibilidade de desempenhar as atividades do dia a dia pode gerar dúvidas: como seguir com a minha vida? Como continuar encontrando sentido nela? Representarei um fardo para minha família? Por que continuar vivendo se não consigo trabalhar nem fazer nada de útil? Por isso, torna-se fundamental acolher as emoções e os sentimentos relacionados às perdas funcionais, assim como realizar intervenções individualizadas.

A sensação de ser um fardo é um fenômeno comum em pacientes com dependência funcional, trazendo ansiedade, sintomas depressivos, desesperança, ideação suicida e sobrecarga do cuidador. Além disso, essas pessoas se sentem desencorajadas por imaginarem que deixaram de ser bons parceiros. Ademais, não é incomum perceberem luto, medo da perda, dor espiritual e desamparo entre os seus cuidadores, mas também culpa, raiva e decepção (Gudat *et al.*, 2019).

Em um estudo realizado por terapeutas ocupacionais, os entrevistados destacaram que participar de atividades do dia a dia levou a uma sensação de normalidade, fosse lendo um livro, escovando os dentes ou passeando com o cachorro. Além disso, o desejo de se envolverem nessas atividades foi mantido ou aumentado, mesmo diante do declínio funcional e da proximidade de morte (Brose, Wills e Morgan, 2023).

A dependência funcional pode não ser linear (ora aumenta, ora diminui), variando de acordo com os sintomas, o quadro clínico, a presença de intercorrências e tratamentos, assim como fatores pessoais e ambientais (Ferreira, Fuly e Nascimento, 2023). Algumas perguntas devem ser feitas com frequência, como: você está tendo alguma dificuldade para se movimentar ou realizar as atividades do dia a dia? Quais são suas preocupações no momento? Você tem feito atividades fora de casa?

Adicionada aos sintomas provocados pelas doenças, muitas vezes numerosos e variáveis, a dependência funcional pode criar a necessidade de que os familiares prestem cuidados. É importante acrescentar ainda que determinadas doenças podem ter cursos longos e precisam de cuidados intensificados à medida que progridem.

Diante disso, o cotidiano do cuidador é comprometido no desempenho de projetos e atividades de autocuidado, trabalho, participação social e lazer, o que pode gerar consequências negativas, como isolamento, diminuição da qualidade de vida e sobrecarga física, psicológica e financeira (Sullivan e Miller, 2015). Os cuidadores expressam preocupações com a própria saúde e com a capacidade futura de cuidar (Morgan *et al.*, 2022).

Além de a perda de funcionalidade ser considerada uma ferramenta importante para a tomada de decisão e o prognóstico em cuidados paliativos (Muhandiramge *et al.*, 2022), ela precisa ser abordada precocemente e ao longo de toda a trajetória do adoecimento (Dolgoy, Driga e Brose, 2021).

Nesse contexto, a reabilitação paliativa tem papel fundamental na qualidade e na eficiência dos cuidados em saúde. Ela deve ser considerada parte dos cuidados paliativos e envolver a equipe interdisciplinar durante as avaliações, o planejamento e a realização dos cuidados, além de favorecer maior atenção ao impacto do quadro clínico na autonomia e na independência funcional (WHO Europe, 2023).

REABILITAÇÃO PALIATIVA COMO DIREITOS HUMANOS

Segundo dados da OMS (WHO, 2020), o sofrimento relacionado à área de saúde aumentará cerca de 87% até 2060. Dito isso, estamos diante de uma fonte de sofrimento vertiginosa de pessoas que receberão diagnósticos de doenças crônicas evolutivas, sobretudo aquelas em que a funcionalidade e a qualidade de vida estarão comprometidas.

A independência funcional é umas das mais importantes habilidades humanas, pois é ela que dá o tom e o movimento da vida. Sem a capacidade de ir e vir, direcionar e movimentar a vida, a pessoa poderá experimentar sofrimentos diversos em todas as dimensões da vida. Entendendo que o movimento transcende, liberta e ressignifica diariamente a existência, a reabilitação paliativa é imperiosa para "habilitar" essa pessoa à vida — seja física, emocional, social ou espiritual — em todas as fases da sua doença.

No contexto da reabilitação paliativa, Jennings (2013) destaca o termo alternativo "habilitação" para dissipar quaisquer expectativas irrealistas de retorno aos níveis pré-mórbidos de função que o "re" da reabilitação possa ocasionar.

Assim, com base em nossa experiência e nas evidências disponíveis na literatura, nós, profissionais de saúde, defendemos que os cuidados paliativos e o processo de reabilitação sejam iniciados simultaneamente para todas as pessoas que necessitem preservar suas funcionalidades comprometidas pela progressão de uma doença que ameaça a continuidade da vida (Rezende, 2022).

Depois de realizar entrevistas com profissionais do Brasil e da Inglaterra, Rezende (2022) concluiu que superar as deficiências na oferta de cuidados paliativos no Brasil, bem como a falta de opções de reabilitação para aqueles que necessitam desses serviços, depende exclusivamente de uma reestruturação sociopolítica e de um compromisso efetivo com o cuidado público. Desse modo, a sociedade civil deve se sensibilizar quanto aos impactos da dependência funcional no tecido social. A implementação de políticas públicas passa a ser fundamental para a administração do problema gerado por essa dependência.

Os cuidados paliativos devem ser defendidos como um direito humano fundamental. Indivíduos cuja saúde é comprometida por doenças que ameaçam a vida e/ou ultrapassam os limites de tratamentos curativos, avançando apesar das intervenções propostas, têm sua autonomia (capacidade de autogoverno) fragilizada. Além disso, sua independência funcional é impactada, muitas vezes devido às limitações físicas ou cognitivas resultantes da progressão dessas enfermidades.

A grave vulnerabilidade que a doença impõe ao indivíduo o sujeita a diferentes dimensões de sofrimento. Abordar a questão da cidadania nesse contexto é fundamental, pois estar doente não significa deixar de ser cidadão. Esse ponto é especialmente relevante no cotidiano dos cuidados paliativos — em que, muitas vezes, os profissionais acabam, de forma não intencional, automática ou intuitiva, ignorando o reconhecimento da cidadania das pessoas adoecidas. Isso pode levar à desconsideração de suas subjetividades e alteridades, resultando em desrespeito à sua identidade como cidadão. Para Mendes e Vasconcellos (2020, p. 32), "consuma-se como uma violação de direito a falta de assistência paliativa para o manejo e o controle de sintomas de doenças que cursam para a incurabilidade [...]. A terminalidade e o seu sofrimento sem o cuidado paliativo destroçam a dignidade do ser humano e sua humanidade".

O direito à saúde, reconhecido como direito fundamental no Brasil, é um dos que formam os princípios dos direitos humanos. Dito de outra forma, não se concebe a sua violação, principalmente em relação ao acesso à saúde. Essa violação alcança, prioritariamente, os grupos sociais vulneráveis, como mulheres, crianças, pessoas idosas, com deficiências e afrodescendentes, impactando negativamente sua existência (Mendes e Vasconcellos, 2020).

Os direitos humanos têm uma vocação dual que implica a proteção da dignidade humana e a prevenção do sofrimento (Arendt, 2013). Trata-se de um estatuto jurídico que preserva a condição humana, fundamentado na ideia de que, para ser verdadeiramente humano, é essencial viver com dignidade. Em outras palavras, os direitos humanos defendem a condição de ser humano ao salvaguardar a dignidade e prevenir o sofrimento que pode ser evitado.

Em paralelo, o cuidado é uma prerrogativa essencial para a continuidade e a permanência da vida. Também com uma vocação dual, o cuidado acolhe a vida e nutre as possibilidades de existir. Ele é, por natureza, inter-relacional e se manifesta nos encontros e no comportamento humano em relação ao outro. Essa postura comportamental sustenta a ontologia humana e contribui para a construção de subjetividades ao longo das diversas fases da vida.

Para Mortari (2018, p. 269),

> [...] em certas fases da vida, [...] o estado de fragilidade e vulnerabilidade gera uma forte dependência dos outros, como na infância ou durante a enfermidade; em outras, como a fase adulta, [...] mesmo dispondo de certa autonomia e autossuficiência, não se chega a fazer desabrochar as próprias possibilidades de ser nem se encontra proteção diante do sofrimento sem a ajuda solícita de outras pessoas.

Como pensar em preencher as lacunas encontradas na cobertura de reabilitação paliativa sem se importar com a oferta, o acesso, a universalidade e a integralidade da assistência nessa área? A preocupação com o cuidado acolhedor e reabilitador na área da saúde, ao lado de uma justiça social que garanta o acesso a todos que precisam de cuidado, formaria a base sólida para a efetivação do direito fundamental à saúde e a um programa de reabilitação paliativa de excelência, como os modelos inglês (Tiberini e Richardson, 2015) e europeu (WHO Europe, 2023).

Para prevenir o sofrimento causado pela dependência funcional, é essencial que profissionais, cuidadores, famílias e toda a sociedade civil se empenhem em um esforço educacional. Esse esforço deve promover uma mudança de perspectiva diante das necessidades das pessoas que demandam cuidado e reabilitação. Trata-se de adotar um olhar transformador para um cuidado que viabilize o "ser-no-mundo" e, da mesma forma, para uma reabilitação que assegure a permanência dessas pessoas no mundo, atendendo-as em um nível de complexidade compatível com seu quadro clínico.

Os profissionais da área da saúde precisam avançar e defender um cuidado reabilitador e transformador de vidas. Transformador no sentido de permitir que a imanência humana desabroche e transborde na mais pura essência da vida. Só assim conseguiremos entender as sutilezas que os nossos pacientes exalam por sua pele ferida e por seu corpo marcado e limitado pela doença — permitindo, assim, a migração para um corpo mais sutil, mais espiritualizado, que suplante toda e qualquer restrição imposta pelo físico.

Uma comunicação que construa laços fraternos com os pacientes é indispensável nesse processo. Isso significa adotar uma abordagem mais compassiva, solidária e capaz de permitir a expressão do sagrado — um recurso interno do ser humano que emerge especialmente em momentos de ameaça à vida. Ao agir dessa forma, reconhecemos e legitimamos o sofrimento, dando significado ao cuidado e promovendo um caminho que valorize a dignidade humana.

Precisamos lutar por um cuidado público que abarque todas as necessidades das pessoas que têm a vida ameaçada ou limitada por doenças. É sob o guarda-chuva da política pública que devemos proteger e ressignificá-la. Uma política que contemple a rigor um polo formador de profissionais imbuídos de um *ethos* público que respeite as singularidades e as diversidades da vida.

Sem respeito à diversidade não é possível respeitar as existências nem a autonomia da vida. Necessitamos de uma política que contemple o território onde as pessoas vivem e os limites que ele lhes impõe, e que a sabedoria comunitária seja um espelho para inspirar gestores e profissionais da saúde na melhoria do cuidado oferecido. Uma política que contemple uma infraestrutura realística, leve em consideração as necessidades individuais e interprete os desejos, as vontades e a autonomia — em que pese o fato de que as pessoas são donas do seu destino, mesmo estando sob o cuidado estatal.

Precisamos ir além das barreiras impostas por nossas profissões e abandonar a suposta autoridade conferida pelo sistema de saúde para nos aproximarmos da dor que corrói o corpo e fere a alma das pessoas que necessitam de reabilitação paliativa para continuar vivendo. São vidas marcadas por derrotas, decepções e fracassos, e, além disso, pela dependência funcional. Em muitos casos, essa dependência é agravada pela ausência de rede de apoio, de carinho, de afeto e pelo terrível abandono. Por isso, é fundamental a existência de uma rede de saúde com um *ethos* de cuidado bem estabelecido, composta por profissionais livres de preconceitos, prontos para acolher as mazelas decorrentes do desamparo dessas pessoas. Dessa maneira, é possível prevenir o sofrimento que pode ser evitado.

No Quadro 1, elencamos os pontos que consideramos fundamentais para uma abordagem de reabilitação em cuidados paliativos.

Quadro 1. Reabilitação paliativa: pontos principais

Ajuda o paciente a obter oportunidades, controle, independência e dignidade.
Ajuda rapidamente os pacientes a se adaptarem a seu adoecimento.
Tem uma abordagem realística perante os objetivos possíveis.
Delimita o ritmo das intervenções com base na individualidade do paciente.
Visa à restauração da qualidade de vida.
"Traz mais vida aos dias do que dias à vida."

Fonte: adaptado de WHO Europe (2023); Tiberini e Richardson (2015).

Acreditamos que reabilitar em cuidados paliativos é uma potência a ser desenvolvida pelo sistema de saúde brasileiro. Isso compreende a elaboração de protocolos clínicos e projetos de pesquisa cêntricos ou multicêntricos voltados para uma realidade que coloque o ser humano no centro do cuidado, sendo ele o protagonista da sua história, escolhendo o cuidado que deseja receber.

CONSIDERAÇÕES FINAIS

A dependência funcional pode representar uma das principais fontes de sofrimento para o paciente e sua família. Ao considerar que o sofrimento é uma preocupação fundamental em cuidados paliativos, a dependência funcional deve ser avaliada e considerada durante todo o processo. Além disso, torna-se premente o desenvolvimento de políticas públicas no Brasil que possibilitem a implementação da reabilitação paliativa o mais rápido possível.

REFERÊNCIAS

Aota (American Occupational Therapy Association). "Occupational therapy practice framework — Domain and process". 4. ed. *American Journal of Occupational Therapy*, v. 74, suppl. 2, p. 1-87, ago. 2020. Disponível em: https://doi.org/10.5014/ajot.2020.74S2001.

Arendt, H. *As origens do totalitarismo*. São Paulo: Companhia das Letras, 2013.

Brose, J. M.; Willis, E.; Morgan, D. D. "A longitudinal qualitative study of working-aged adults living with advanced cancer". *Journal of Palliative Medicine*, v. 8, n. 37, p. 1210-1221, jun. 2023. Disponível em: https://doi.org/10.1177/02692163231180911.

Dolgoy, N ; Driga, A.; Brose, J. M. "The essential role of occupational therapy to address functional needs of individuals living with advanced chronic cancers". *Seminars in Oncology Nursing*, n. 37, v. 4, p. 1-5, ago. 2021. Disponível em: https://doi.org/10.1016/j.soncn.2021.151172.

Ferreira, A. P. C.; Fuly, P. S. C.; Nascimento, J. S. "Intervenções terapêuticas ocupacionais para as atividades da vida diária em cuidados paliativos oncológicos — Revisão integrativa". *Research, Society and Development*, v. 12, n.1, p. e12212139497, 2023. Disponível em: https://doi.org/10.33448/rsd-v12i1.39497.

Frizzo, H., Corrêa, V. "Perdas e luto em terapia ocupacional nos contextos hospitalares e cuidados paliativos". *In:* De Carlo, M. M. R. P.; Kudo, A. M. (orgs.). *Terapia ocupacional em contextos hospitalares e cuidados paliativos*. São Paulo: Payá, 2017. p. 387-398.

GUDAT, H. *et al.* "How palliative care patients' feelings of being a burden to others can motivate a wish to die — Moral challenges in clinics and families". *Bioethics*, n 33, v. 4, p. 421-430, 2019. Disponível em: https://doi.org/10.1111/bioe.12590.

JENNINGS, R. "Who is the palliative care physiotherapist?" *In:* TAYLOR, J.; SIMADER, R.; NIELAN, P. (orgs.). *Potential and possibility — Rehabilitation at the end of life*. Munique: Elsevier, 2013.

MENDES, E. C; VASCONCELLOS, L. C. F (orgs.). *Cuidados paliativos — Uma questão de direitos humanos, saúde e cidadania*. Curitiba: Appris, 2020.

MORGAN, D. D. *et al.* "Living actively in the face of impending death — Constantly adjusting to bodily decline at the end-of-life". *BMJ Supportive & Palliative Care*, v. 2, n. 7, p. 179-188, jun. 2017. Disponível em: https://doi.org/10.1136/bmjspcare-2014-000744.

_______. "The complexities of prescribing assistive equipment at the end of life — Patient and caregivers' perspectives". *Healthcare*, n. 10, v. 6, 2022. Disponível em: https://www.ncbi.nlm.nih.gov/pmc/articles/PMC9222988. Acesso em: 16 abr. 2025.

MORTARI, L. *Filosofia do cuidado*. Tradução: Dilson D. Junior. São Paulo: Paulus, 2018.

MUHANDIRAMGE, J. *et al.* "Functional decline in the cancer patient — A review". *Cancers*, n. 14, v. 8, p. 1-20, 2022. Disponível em: https://doi.org/10.3390/cancers14061368.

REZENDE, G. *Cuidados paliativos e reabilitação para a população oncológica adulta — Um estudo qualitativo multicêntrico com enfermeiros e terapeutas ocupacionais do Brasil e da Inglaterra*. Tese (doutorado em Enfermagem) — Universidade de São Paulo, Ribeirão Preto, 2022.

SULLIVAN, A. B.; MILLER, D. "Who is taking care of the caregiver?" *Journal of Patient Experience*, v. 2, n. 1, p. 7-12, 2015. Disponível em: https://doi.org/10.1177/237437431500200103.

TIBERINI, R.; RICHARDSON, H. *Rehabilitative palliative care — Enabling people to live fully until they die — A challenge for the 21st century*. *Hospice UK*, 3 jul. 2015. Disponível em: https://www.hospiceuk.org/publications-and-resources/rehabilitative-palliative-care-enabling-people-live-fully-until-they-die. Acesso em: 5 abr. 2025.

WHO (World Health Organization). *Worldwide Palliative Care Alliance. Global atlas of palliative care at the end of life*. 2. ed. Londres: WHO, 2020. Disponível em: https://thewhpca.org/resources/global-atlas-of-palliative-care-2nd-ed-2020. Acesso em: 16 abr. 2025.

WHO EUROPE (World Health Organization Regional Office for Europe). *Policy brief on integrating rehabilitation into palliative care services*. Copenhague: WHO Europe, 2023. Disponível em: https://www.who.int/europe/publications/i/item/WHO-EURO-2023-5825-45590-68173. Acesso em: 10 mar. 2025.

14. TERAPIA OCUPACIONAL E MANEJO DE SINTOMAS EM REABILITAÇÃO PALIATIVA

Maria Denise Pessoa Silva
Tatiana Barbieri Bombarda

O CUIDADO A PACIENTES com doenças que ameaçam a vida abrange uma trajetória de adoecimento composta por diferentes fases: pré-diagnóstico, diagnóstico, períodos de estabilidade/instabilidade durante o tratamento e terminalidade. Em cada uma delas, é fundamental considerar a possível presença de sintomas e déficits funcionais. Assim, tornam-se essenciais ações direcionadas ao controle ou alívio de sintomas, bem como à manutenção, adaptação ou recuperação das capacidades funcionais ao longo do processo de adoecimento.

De acordo com dados do *Atlas global de cuidados paliativos*, há um grupo diversificado de doenças que demandam tais cuidados, como demências, doenças cerebrovasculares, doenças cardíacas, malformação congênita, doença degenerativa do sistema nervoso central, febres hemorrágicas, HIV/aids, doença hepática, doenças pulmonares, neoplasia maligna e insuficiência renal, entre outras (WHPCA, 2020).

Embora cada diagnóstico apresente um curso prognóstico com características específicas e proposições individualizadas de tratamento, é certa a presença de sintomas que interferem diretamente na qualidade de vida do paciente e de seus familiares — como dor, ansiedade, humor deprimido, *delirium*, constipação, diarreia, boca seca, fadiga, prurido, náusea/vômito, dispneia, fraqueza e sonolência. Tais sintomas podem estar presentes isoladamente ou em conjunto, ocasionando intenso sofrimento e repercussões no funcionamento físico, ocupacional, social, emocional e espiritual do paciente.

Assim, é fundamental refletir sobre o manejo de sintomas no contexto da reabilitação paliativa. De início, é importante compreender que o processo de reabilitação paliativa tem natureza não linear, dada a ocorrência de episódios que podem afetar a progressão e a eficácia da intervenção reabilitativa (Henson *et al.*, 2020). Essa não linearidade pode ser atribuída a uma série de fatores, como flutuações no quadro clínico do paciente, intercorrências agudas, reações adversas a tratamentos e mudanças nas preferências e metas de cuidado. Por exemplo: episódios de descompensação clínica, como crises de dispneia, dor intensa ou exacerbação de outros sintomas, podem interromper temporariamente o progresso da reabilitação e exigir uma abordagem de cuidados mais imediata e de controle.

A presença de sintomas em pacientes paliativos exerce influência significativa no processo de reabilitação, afetando tanto sua capacidade quanto sua motivação para participar das intervenções propostas. Sintomas como dor, fadiga, dispneia e ansiedade limitam sua tolerância à atividade física, dificultam a concentração e a participação em atividades terapêuticas, bem como comprometem a adesão ao plano de cuidados. Além disso, a gravidade e a variabilidade dos sintomas podem influenciar a resposta do paciente à reabilitação, com períodos de melhora e outros de deterioração funcional (Jones *et al.*, 2013).

Nesse contexto, é fundamental que os profissionais de saúde adotem uma abordagem flexível e adaptável ao planejar e executar a reabilitação paliativa. É necessário reconhecer as necessidades que surgem e as variações na condição do paciente, respondendo a elas de maneira adequada.

Tal abordagem pode implicar ajustes frequentes no plano de cuidado, intervenções oportunas para controlar sintomas agudos e apoio emocional para lidar com as incertezas e mudanças de cuidado dados os diferentes estágios da doença. Ao integrar uma abordagem centrada no paciente e na família, os terapeutas ocupacionais promovem uma experiência de reabilitação mais significativa e eficaz, que respeita os valores, objetivos e as preferências de cada indivíduo (Henson *et al.*, 2020).

É preciso considerar que o controle e o alívio de sintomas configuram uma demanda de urgência na conduta do profissional, sendo princípios norteadores da assistência em cuidados paliativos.

INTERFACE ENTRE SINTOMAS E OCUPAÇÕES NA REABILITAÇÃO PALIATIVA

Um estudo realizado em um serviço de atenção domiciliar vinculado a um hospital da região Norte do Brasil identificou diversas repercussões ocupacionais enfrentadas por pacientes em cuidados paliativos oncológicos. Entre elas, destacam-se a interrupção de atividades do repertório ocupacional e a necessidade de auxílio parcial ou total para realizar ocupações básicas (Chagas, 2023).

Os participantes relataram que as ocupações afetadas pelo adoecimento e tratamento incluíram higiene, vestuário, alimentação, mobilidade, cuidado com outra pessoa, compras, gestão da residência, promoção e manutenção da saúde social e emocional, além do trabalho. Os principais fatores responsáveis por essas alterações foram os sintomas físicos e emocionais e as barreiras ambientais (Chagas, 2023).

As modificações na rotina e nas relações cotidianas carregam simbolismos que tendem a prejudicar o engajamento do paciente ao tratamento. Tais alterações, por vezes, associam-se à presença de um ou mais sintomas, os quais podem causar danos à funcionalidade e trazer repercussões negativas para o bem-estar e a participação ocupacional nos diferentes contextos de vida do paciente.

Nota-se que o sofrimento na vivência de uma doença avançada está vinculado, direta ou indiretamente, a declínio funcional, modificações na rotina, perda de papéis, alterações no nível de independência e redução da autonomia, fatores que afetam o senso de dignidade. Para prevenir e/ou reduzir tais problemas, a reabilitação emerge como estratégia fundamental no planejamento de cuidado (WHO Europe, 2023).

A reabilitação paliativa auxilia a reduzir os sintomas e possibilita maior nível de participação dos pacientes em ocupações que lhes são importantes. Com base em uma avaliação adequada, que considere as habilidades motoras, cognitivas e sensoriais, o status funcional, o repertório ocupacional, o padrão atual de desempenho em atividades básicas — além das queixas e prioridades do paciente e de seus cuidadores —, devem ser definidas metas terapêuticas focadas nas necessidades e prioridades do paciente.

Salienta-se que, no processo da reabilitação paliativa, o acompanhamento terapêutico implica reavaliações periódicas para medir a eficácia das intervenções, analisar o alcance dos objetivos terapêuticos e, se necessário, readequar as metas terapêuticas em conjunto com o paciente e seus familiares.

Nesse contexto, é importante que o terapeuta ocupacional estabeleça com o paciente metas de curto prazo, sendo uma sugestão de apoio para essa realização o estabelecimento de objetivos terapêuticos apoiados no modelo de cumprimento de metas chamado *SMART* (S = *Specific*, M = *Measurable*, A = *Attainable*, R = *Realistic*, T = *Time-bound*), ou seja, a formulação de metas específicas, mensuráveis, atingíveis, realistas e com limite de tempo (Silva *et al.*, 2021).

Ao considerar o estadiamento da doença e os objetivos terapêuticos, é essencial que o raciocínio clínico do profissional leve em conta a proporcionalidade das intervenções, garantindo que o bem-estar do paciente permaneça como prioridade central.

Desse modo, o cuidado pode englobar:

- *Ações preventivas.* Com base em uma análise prognóstica, antecipam as incapacidades esperadas na evolução da doença, implementando intervenções para prevenir ou mitigar pioras funcionais.
- *Ações restaurativas.* Objetivam recuperar habilidades funcionais, promovendo o retorno ao estado funcional anterior ao adoecimento ou o mais próximo possível dele.
- *Ações adaptativas.* Auxiliam o paciente a lidar com déficits permanentes, maximizando sua participação por meios adaptativos em ocupações que são prioritárias para ele.
- *Ações paliativas.* Enfocam o controle de sintomas e a redução da dependência em atividades cotidianas, proporcionando conforto e bem-estar (Bombarda e Dahdah, 2023).

CONTRIBUIÇÕES DO TERAPEUTA OCUPACIONAL NO MANEJO DE SINTOMAS

A avaliação e o manejo dos sintomas devem ocorrer mediante um trabalho interdisciplinar e abranger medidas farmacológicas e não farmacológicas.

O terapeuta ocupacional, como integrante da equipe multiprofissional, tem competência para desenvolver medidas não farmacológicas. Contudo, abordar essas medidas neste capítulo é desafiador, devido à variedade de sintomas que podem surgir, dependendo do quadro clínico do paciente. Por isso, decidimos focar na descrição dos sintomas que, em nossa prática, consideramos mais frequentes e mais prejudiciais ao desempenho e engajamento ocupacional: dor, fadiga, dispneia e *delirium*. A discussão sobre esses sintomas será realizada em associação com os problemas de mobilidade e funcionalidade.

Na Tabela 1 (p. 198), apresentamos a definição de cada sintoma, os instrumentos avaliativos e os potenciais recursos para lidar com eles; em seguida, discorremos sobre sua aplicabilidade.

Com base na conceituação dos sintomas, na indicação de instrumentos que possam apoiar o processo de avaliação e no repertório de recursos interventivos apresentados na Tabela 1, proporemos reflexões sobre a assistência prestada pelo terapeuta ocupacional. Como linha de raciocínio básico, o profissional, ao avaliar a presença de sintoma(s), deve compreender sua causa, intensidade e periodicidade. É importante analisar o impacto dos sintomas no desempenho ocupacional e identificar as queixas e prioridades do paciente relacionadas ao seu repertório de ocupações.

Para embasar esse raciocínio clínico, é essencial integrar conhecimentos das seguintes áreas: ocupação, patologia, cinesiologia, análise da atividade, princípios básicos de farmacologia, bioética e tanatologia. Esses elementos formam a base necessária para a indicação e a implementação qualificadas das melhores medidas não farmacológicas em cada caso ou situação. A *expertise* do terapeuta ocupacional e seu diferencial no cuidado interdisciplinar para o manejo de sintomas estão em realizar uma avaliação

Tabela 1. Informações gerais sobre sintomas recorrentes na prática clínica

Sintoma	Definição	Instrumentos de avaliação	Estratégias de manejo
Dor	Experiência sensitiva e emocional desagradável associada ou semelhante àquela ligada a uma lesão tecidual real ou potencial	• Escala Visual Analógica (EVA) • Escala Numérica da Dor • Escala de faces • Questionário McGill • Diário da dor	• Posicionamentos articulares • Mobilizações e exercícios com/sem resistência • Técnicas de liberação miofascial e facilitação neuromuscular proprioceptiva • Educação em dor • Técnicas de massagem e de relaxamento • Práticas integrativas complementares (Pics)
Fadiga	Sintoma complexo e multifacetado, em geral descrito como uma sensação subjetiva de cansaço, exaustão, energia diminuída e aumento da necessidade de descanso	• Edmonton Symptom Assessment System Revised (ESAS-r) • Palliative Care Outcome Scale (POS) • Palliative Performance Scale • Inventário Breve de Fadiga	• Exercícios cardiovasculares, de flexibilidade ou treinamento de força, treinamento de resistência, exercícios aeróbicos • Técnicas de conservação de energia • Estratégias de higiene do sono • Técnicas de relaxamento • Estratégias educativas • Pics
Dispneia	Sensação subjetiva de falta de ar, muitas vezes descrita como dificuldade respiratória ou desconforto respiratório (Parshall *et al.*, 2012)	• Escala Visual Analógica de Dispneia • Escala de Borg • Modified Medical Research Council	• Orientações para aumentar o fluxo de ar, que tende a diminuir a sensação subjetiva da dispneia pela estimulação de receptores nervosos (ex.: uso de ventiladores, janelas abertas, locais arejados) • Posicionamentos que facilitem o fluxo respiratório • Técnicas de relaxamento e distração • Treinamento da respiração diafragmática, *pacing* de atividades, conservação de energia centrada na coordenação dos movimentos respiratórios durante atividades básicas
Delirium	Transtorno neuropsiquiátrico de início agudo, curso flutuante e origem orgânica que ocasiona alterações no funcionamento cognitivo e na regulação do comportamento do indivíduo	• Confusion Assessment Method (CAM) • Memorial Delirium Assessment Scale (MDAS) • Delirium Rating Scale-Revised-98	• Estimulação cognitiva • Estimulação sensorial e correção de déficits sensoriais • Estímulos motores e treinamento de atividades da vida diária • Orientações para ajustamento do ciclo sono-vigília

Fontes: Raja *et al.* (2020); Mota e Pimenta (2006); Vattimo e Ribeiro (2023).

que vá além de identificar déficits, destacando também os pontos fortes do paciente. Isso permite planejar intervenções focadas no aumento da participação do indivíduo em atividades significativas para ele. Essa abordagem considera fatores estruturais, fisiológicos, psicológicos, ambientais e pessoais que influenciam a experiência dos sintomas, analisando o uso de estratégias de autogestão, atividades funcionais e exercícios específicos. O objetivo final é aliviar os sintomas e melhorar a participação ocupacional (Reeves *et al.*, 2022).

É importante lembrar que, no contexto da reabilitação paliativa, um dos princípios norteadores consiste no foco na funcionalidade, considerando o impacto dos sintomas na capacidade de realizar as funções que os pacientes desejam executar. Isso implica capacitá-los para gerenciar a própria saúde, a fim de que tenham o máximo de escolha e controle sobre o que desejam fazer e realizem o que puderem por si mesmos, com o apoio necessário para tal (Tiberini e Richardson, 2015).

Como podemos notar, há uma relação entre a presença de sintomas e o prejuízo ocupacional. Nesse contexto, é importante destacar que, na prática clínica, as queixas dos pacientes são muitas vezes expressas por meio de dificuldades funcionais, e não de uma descrição direta dos sintomas. A Tabela 2 (p. 200) apresenta exemplos dessas manifestações.

Os sintomas prevalentes em pacientes em cuidados paliativos exercem um impacto significativo na participação ocupacional desses indivíduos. A dor, seja ela caracterizada como aguda ou crônica, limita a capacidade do indivíduo de realizar atividades diárias, interrompendo sua rotina ocupacional e reduzindo a sua qualidade de vida. Da mesma maneira, a dispneia pode restringir a capacidade do paciente para participar de atividades que lhes são importantes, como caminhar ou realizar tarefas domésticas, afetando seu nível de independência e de funcionalidade.

A depressão, comumente associada a doenças graves e ameaçadoras à vida, pode resultar em desinteresse por atividades anteriormente prazerosas, isolamento social e diminuição da motivação para participar de atividades que compõem o repertório ocupacional do paciente. O *delirium*, diante das alterações de funções cognitivas que ocasionam

Tabela 2. Interface entre sintoma e ocupação

Queixa manifestada	Indicador da interlocução entre sintoma e aspectos ocupacionais
"Eu preciso que minha filha faça compras para mim, porque não consigo caminhar até o mercado e carregar as sacolas na volta."	O paciente apresenta fadiga intensa, que o impede de caminhar longas distâncias e carregar objetos pesados.
"Eu tenho dificuldade de subir escadas e perco o fôlego pra fazer coisas simples, como trocar de roupa."	O paciente apresenta dispneia e desconforto respiratório durante esforço físico mínimo e moderado, o que impacta sua capacidade de subir escadas, trocar de roupas e realizar outras tarefas.
"Antes eu conseguia levar meu cachorro para passear. Hoje, eu saio de casa e tenho que voltar depois de dez minutos, porque não aguento ficar em pé por muito tempo."	O paciente apresenta dor na região pélvica, resultante de metástase óssea. A dor limita sua mobilidade, sobretudo no contexto de descarga de peso sobre o quadril.
"Não tenho cabeça para fazer mais nada, larguei meu trabalho e mal consigo sair de casa, pois começo a tremer e a entrar em pânico."	O paciente apresenta ansiedade e depressão, que impactam sua participação e circulação sociais e seus relacionamentos.
"Preciso de ajuda para fazer tudo que quero, nem mesmo consigo levantar da cama sozinho."	O paciente apresenta déficits neurológicos decorrentes de metástase cerebral, que afetam a sua capacidade motora global de membros inferiores e superiores.

Fonte: elaborada pelas autoras.

agitação ou sonolência, promove desajustes nos padrões de desempenho, demandando adequação dos estímulos ambientais e daqueles ligados às interações pessoais. Além disso, a perda de mobilidade e função, seja devido à progressão da doença ou aos efeitos colaterais dos tratamentos, pode exacerbar sintomas e impactar significativamente a autoestima do paciente, limitando suas oportunidades de engajamento em atividades significativas e produtivas.

É fundamental que terapeutas ocupacionais identifiquem e compreendam os fatores limitantes das demandas funcionais dos pacientes e que busquem, com eles, encontrar estratégias de apoio, educação e gerenciamento de sintomas para que atinjam os objetivos traçados.

No que tange à dor, é importante que o profissional compreenda a causa e, na avaliação, considere não apenas a intensidade do sintoma, mas também sua localização; fatores de melhora e/ou piora; se é contínua ou intermitente; se se manifesta em aperto, pontada, queimação etc.; impactos da dor na funcionalidade e na rotina diária. Com base nessa análise, o terapeuta ocupacional terá informações abrangentes para indicar e promover a melhor estratégia interventiva para o manejo álgico.

No manejo da fadiga, os terapeutas ocupacionais integram estratégias de conservação de energia e adaptação do ambiente físico. As estratégias de conservação de energia prescritas visam educar os pacientes no que concerne (Cooper, 2006):

- ao planejamento de atividades com base na demanda energética de cada uma delas;
- à priorização de atividades personalizadas e à identificação das demandas significativas;
- ao equilíbrio e revezamento de atividades e descanso;
- à identificação de sinais precoces e padrões de apresentação da fadiga;
- à prescrição de adaptações, equipamentos e dispositivos assistivos no ambiente domiciliar para a conservação de energia durante o desempenho de tarefas cotidianas;
- ao esclarecimento do paciente no que se refere à "permissão" para pedir auxílio quando necessário, bem como à permissão que o paciente é orientado a oferecer a terceiros para receber ajuda.

As técnicas de conservação de energia empregadas no manejo da fadiga também são amplamente aplicadas no controle da dispneia. No contexto dos cuidados paliativos, a intervenção da terapia ocupacional pode incluir o posicionamento adequado do paciente, favorecendo uma respiração mais eficiente e confortável durante as atividades diárias. Além disso, a orientação ao paciente e à família sobre o gerenciamento de crises de dispneia, incluindo a identificação de sinais de alerta e o uso de técnicas de relaxamento, é essencial para personalizar e complementar o cuidado oferecido (Higginson *et al.*, 2014) .

Dados de um ensaio controlado aleatório mostraram melhorias significativas no manejo da dispneia em pacientes que receberam a intervenção de um serviço multiprofissional integrado. Tal serviço combinou medicina respiratória, fisioterapia, terapia ocupacional e cuidados paliativos com o objetivo de atender às necessidades físicas, emocionais, psicológicas e espirituais dos pacientes.

Especificamente no âmbito da terapia ocupacional, as ações incluíram orientações para o uso de miniventiladores portáteis e borrifadores de água, visitas domiciliares para avaliar necessidades de adaptação, disponibilização de dispositivos de auxílio para marcha e equipamentos que facilitam transferências e atividades diárias. Também foram fornecidas orientações educativas sobre o manejo da dispneia, como técnicas de respiração e estratégias de conservação de energia (Higginson *et al.*, 2014).

As intervenções da terapia ocupacional que visam facilitar a mobilidade e a funcionalidade do paciente também se aplicam com frequência no manejo da fadiga e da dispneia, uma vez que possibilitam a participação em atividades utilizando menor demanda energética. Nesses casos, as intervenções utilizadas são tão variadas quanto a apresentação das incapacidades físicas. Podem incluir treino de atividades da vida diária, como tarefas de cuidado e higiene pessoal, e prescrição de adaptações e equipamentos para promover segurança do paciente no ambiente domiciliar e facilitar maior participação e independência.

Referente ao manejo do sintoma de *delirium*, é preciso atentar para a influência do ambiente, sendo necessário considerar os estímulos sonoros e luminosos que facilitem a higiene do sono, bem como a disposição de objetos que favoreçam a sensopercepção e a orientação espacial e temporal do paciente, tais como óculos, aparelho auditivo, relógio e calendário (Vattimo e Ribeiro, 2023).

No manejo do *delirium*, é importante considerar que a execução de protocolos compostos por ações que abrangem estimulação sensorial, posicionamentos, estimulação cognitiva, treinamento de atividades da vida diária, estimulação motora e educação à família é a melhor estratégia para reduzir a incidência desse sintoma e o tempo de hospitalização, além de melhorar o nível de independência funcional (Alvarez *et al.*, 2012).

CONSIDERAÇÕES FINAIS

Ao adotar uma abordagem centrada no paciente e estabelecer objetivos terapêuticos compartilhados com ele, a terapia ocupacional busca mitigar os sintomas presentes na trajetória de adoecimento. Isso não apenas alivia o sofrimento de pacientes em cuidados paliativos, mas também amplia e/ou mantém sua participação ocupacional. Sintomas e desempenho funcional são trabalhados de forma articulada pelo terapeuta ocupacional para garantir qualidade de vida ao paciente, por meio de ações focadas no escopo profissional.

REFERÊNCIAS

ALVAREZ, E. *et al.* "Terapia ocupacional precoz e intensiva en la prevención del delirium en adultos mayores ingresados a unidades de paciente crítico — Ensayo clínico randomizado (resultados preliminares)". *Revista Chilena de Terapia Ocupacional*, v. 12, n. 1, p. 44-59, 2012.

BOMBARDA, T. B.; DAHDAH, D. F. "Cuidados paliativos". *In* : CRUZ, D. M. C.; ZANONA, A. F. (orgs.). *Reabilitação pós AVC — Terapia ocupacional e interdisciplinaridade*. Rio de Janeiro: Medbook, 2023. p. 238-247.

CHAGAS, A. C. N. *Cuidados paliativos oncológicos em um serviço de atendimento domiciliar — Enfoque sobre as repercussões ocupacionais vivenciadas pelo paciente*. Dissertação (mestrado em Terapia Ocupacional) — Universidade Federal de São Carlos, São Carlos, 2023.

COOPER, J. (org.). *Occupational therapy in oncology and palliative care*. 2. ed. Londres: Wiley, 2006.

HENSON, A. L. *et al.* "Palliative care and the management of common distressing symptoms in advanced cancer — Pain, breathlessness, nausea and vomiting, and fatigue". *Journal of Clinical Oncology*, v. 38, n. 9, p. 905-914, 2020. Disponível em: https://doi.org/10.1200/JCO.19.00470.

HIGGINSON, I. J. *et al.* "An integrated palliative and respiratory care service for patients with advanced disease and refractory breathlessness — A randomised controlled trial". *The Lancet Respiratory Medicine*, v. 2, n. 12, p. 979-987, 2014.

JONES, L. *et al.* "Rehabilitation in advanced, progressive, recurrent cancer: a randomized controlled trial". *Journal of Pain and Symptom Management*, v. 46, n. 3, p. 315-325, 2013. Disponível em: https://www.jpsmjournal.com/article/S0885-3924(12)00498-8/fulltext. Acesso em: 11 mar. 2025.

MOTA, D. D. C. F.; PIMENTA, C. A. M. "Self-report instruments for fatigue assessment — A systematic review". *Research and Theory for Nursing Practice*, v. 20, n. 1, p. 49-78, 2006.

Parshall, M. B. *et al.* "An official American Thoracic Society statement — Update on the mechanisms, assessment, and management of dyspnea". *American Journal of Respiratory and Critical Care Medicine*, v. 185, n. 4, p. 435-52, 2012.

Raja, S. N. *et al.* "The revised International Association for the Study of Pain definition of pain — Concepts, challenges, and compromises". *Pain*, v. 161, n. 9, p. 1976-1982, 2020. Disponível em: https://doi.org/10.1097/j.pain.000000000000193.

Reeves, L. *et al.* "The role of occupational therapy in comprehensive integrative pain management". American Occupational Therapy Association, 2022. Disponível em: https://www.aota.org/practice/practice-essentials/quality/quality-resources/role-of-ot-pain-management. Acesso em: 12 mar. 2025.

Silva, M. D. P. *et al.* "Occupational therapy in palliative care". *In* : Cherny, N. I.; Fallon, M. T.; Kaasa, S. *Oxford Textbook of Palliative Medicine*. 6. ed. Oxford: Oxford University Press, 2021. p. 206-211.

Tiberini, R.; Richardson, H. *Rehabilitative palliative care — Enabling people to live fully until they die: a challenge for the 21st century*. Londres: Hospice UK, 3 jul. 2015. Disponível em: https://www.hospiceuk.org/publications-and-resources/rehabilitative-palliative-care-enabling-people-live-fully-until-they-die. Acesso em: 16 abr. 2025.

Vattimo, E. F. Q.; Ribeiro, H. "*Delirium*". *In* : Vattimo, E. F. Q. *et al.* (orgs.). *Cuidados paliativos — Da clínica à bioética*. v. 1. São Paulo: Cremesp, 2023. p. 277-296.

WHO Europe (World Health Organization Regional Office for Europe). *Policy brief on integrating rehabilitation into palliative care services*. Copenhague: WHO Europe, 2023. Disponível em: https://www.who.int/europe/publications/i/item/WHO-EURO-2023-5825-45590-68173. Acesso em: 11 mar. 2025.

WHPCA (Worldwide Hospice Palliative Care Alliance). *Global atlas of palliative care*. 2. ed. Londres: WHPCA, 2020. Disponível em: https://thewhpca.org/resources/global-atlas-of-palliative-care-2nd-ed-2020. Acesso em: 11 mar. 2025.

15. TERAPIA OCUPACIONAL E REABILITAÇÃO PALIATIVA COM CRIANÇAS HOSPITALIZADAS

Aide Mitie Kudo
Walkyria de Almeida Santos

A reabilitação de pacientes em cuidados paliativos tem sido discutida em termos de conceitos e práticas assistenciais, como observado em estudos realizados em *hospices*, hospitais gerais e hospitais especializados. A maioria dos pacientes estudados é composta de adultos com doenças limitantes de vida, internados em hospitais ou clínicas e em instituições dedicadas exclusivamente aos cuidados paliativos (Fu, Raj e Guo, 2017).

A prática da reabilitação paliativa nos hospitais infantis, como é atualmente conceituada, foi construída a partir do trabalho de reabilitadores nas equipes de cuidados pediátricos. Esses profissionais são chamados a atuar em diversas frentes, como a orientação para posicionamentos que aliviem a dor, a indicação de dispositivos técnicos e adaptações que promovam conforto físico ou mantenham a mobilidade mínima e a adequação para a realização de atividades básicas da vida diária (ABVD), como higiene e alimentação. Além disso, no contexto de internações hospitalares, eles também atendem outras necessidades específicas de crianças com doenças crônicas e condições de vida limitantes.

No século passado, em instituições asilares conhecidas como "hospitais de retaguarda", crianças com patologias neurológicas irreversíveis eram cuidadas em regime de assistência higiênico-dietética, sem acesso significativo a profissionais capacitados em reabilitação, pois eram classificadas como cronicamente doentes. No entanto, com a implementação de políticas do Sistema Único de Saúde, a valorização do trabalho de equipes multiprofissionais e a integração de protocolos de qualidade de vida aos projetos de humanização hospitalar, esse cenário foi transformado. Hoje, no contexto hospitalar, terapeutas ocupacionais, fisioterapeutas e fonoaudiólogos atuam continuamente nessas instituições. De início, esses profissionais orientavam as equipes de enfermagem no uso de tecnologias assistivas para mobilidade, posicionamento, comunicação e atividades básicas da vida diária. Hoje, eles integram plenamente as equipes de cuidado hospitalar.

É importante destacar que os hospitais infantis são uma inovação relativamente recente na história do Brasil. Na década de 1940, a pediatria foi consolidada como uma especialidade médica no país, o que incentivou a criação de alas específicas nos hospitais para o atendimento e a internação de crianças, separadas dos adultos. Apenas na segunda metade do século 20 começaram a surgir hospitais dedicados exclusivamente ao público infantojuvenil (Sabará Hospital Infantil, 2024).

No final do último século, hospitais especializados em pediatria, centros dedicados ao tratamento de doenças infecciosas infantis, unidades de oncologia e hematologia pediátrica e diversas policlínicas infantis registraram importantes avanços nas equipes de cuidado. Esses avanços incluíram a incorporação de outros profissionais da saúde, além de médicos e enfermeiros, promovendo uma integração de saberes e práticas. Nessas instituições, o conhecimento sobre cuidados paliativos na infância foi gradualmente assimilado e integrado às equipes multiprofissionais, tendo os reabilitadores desempenhado um papel ativo em diferentes fases da doença e durante a internação hospitalar.

Desse modo, o desenvolvimento das ações de reabilitação, aliado aos cuidados paliativos em muitos centros e hospitais pediátricos, precede o que chamamos hoje de reabilitação paliativa — pelo menos em relação ao trabalho da terapia ocupacional com pacientes pediátricos em condições crônicas e limitantes. Até o presente momento, porém, não se tem acesso a um modelo de reabilitação paliativa pediátrica que efetivamente evidencie os resultados obtidos com a população de crianças hospitalizadas. Assim, faz-se necessária uma reflexão ampla e profunda sobre os conceitos adotados na atual abordagem de reabilitação paliativa, de modo que sejam equivalentes aos utilizados para a população de adultos hospitalizados.

Entre as publicações científicas a respeito de cuidados críticos em pediatria, destaca-se um estudo asiático de 2022 que explora a reabilitação paliativa em unidades de terapia intensiva pediátrica (Utips). Esse estudo define a reabilitação paliativa pediátrica (RPP) como uma abordagem de cuidado centrada na família, com foco no controle de sintomas, estabilização do declínio funcional, promoção da independência no autocuidado e apoio aos familiares. Na Utip analisada, a maioria dos pacientes era gravemente enferma, recebendo tanto cuidados paliativos pediátricos (CPP) quanto RPP.

Com base na revisão de prontuários dos pacientes e no levantamento dos atendimentos multiprofissionais realizados, os pesquisadores concluíram que a RPP pode, de fato, ser iniciada na UTI pediátrica. O estudo retrospectivo reforça a viabilidade dessa abordagem quando realizada por uma equipe multiprofissional capacitada, unindo cuidados paliativos e reabilitação em um ambiente hospitalar pediátrico. O trabalho também destacou que a implementação da reabilitação paliativa depende da integração de toda a equipe de profissionais da UTI, cada um contribuindo de acordo com sua especialidade. Esse parece ser um elemento-chave para o sucesso da abordagem, já que os melhores resultados são alcançados quando todos os profissionais instruem cuidadores e familiares com base nos mesmos princípios de RPP (Pak *et al.*, 2022).

A integração entre reabilitação e cuidados paliativos é fundamental para ajudar o paciente a se adaptar à doença, elevar seu senso de controle sobre a própria vida, reduzir danos psicológicos e angústia espiritual e auxiliá-lo a viver tão plenamente quanto possível, de forma significativa, até seus últimos dias de vida (Rezende *et al.*, 2023).

CUIDADOS PALIATIVOS PEDIÁTRICOS

Os cuidados paliativos pediátricos seguem o mesmo conceito e os mesmos princípios norteadores dos cuidados paliativos, devendo, entretanto, adaptá-los à população pediátrica considerando as peculiaridades da infância.

Diferentemente do adulto, a criança está em pleno processo de crescimento e desenvolvimento neuropsicomotor, que poderá ser afetado em função do adoecimento e do tratamento. As características específicas dessa faixa etária — de bebês a adolescentes — implicarão tratamentos, manejos e abordagens diferenciados. É necessário que a equipe de CPP tenha um olhar especializado e esteja treinada para atuar com esses pacientes.

A capacidade de compreensão e comunicação da criança está diretamente relacionada ao seu estágio de maturação cognitiva, que varia de acordo com a faixa etária. Esse aspecto influencia significativamente a forma como ela assimila o processo de adoecimento, o tratamento, a hospitalização e suas consequências.

Ao contrário do que acontece com os adultos, as ocupações na infância são caracterizadas por atividades lúdicas, escolares e de lazer — que, em consequência das limitações e restrições do adoecimento, poderão estar prejudicadas tanto no seu desempenho como no repertório.

É preciso ressaltar que a dependência de atividades básicas da vida diária na infância muitas vezes está relacionada com a superproteção dos pais, em função do aspecto emocional que permeia o cuidado da criança adoecida. Além disso, a autonomia de crianças e adolescentes para decidir sobre o tratamento e o plano terapêutico passa por questões éticas e jurídicas.

É preciso lembrar que, culturalmente, a morte de um filho representa uma inversão do curso natural da vida. Portanto, aceitar e lidar com essa perda é muito mais impactante, sendo o auxílio de uma equipe multiprofissional fundamental para elaboração desse luto.

O manejo da dor e dos sintomas que causam sofrimento na criança é fundamental nos cuidados paliativos. Por isso, é essencial que essas avaliações sejam bem conduzidas. Em bebês, crianças em idade pré-escolar e pacientes com incapacidade de comunicação verbal e não verbal, a avaliação é dificultada, em virtude da capacidade de compreensão e expressão. Nesses casos, há instrumentos específicos de avaliação da dor. Como exemplos, podemos citar: Escala NFCS (*Neonatal Facial Coding System*), para o recém-nascido (Tabela 1, p. 209), FLACCr (*Face, Legs, Activity, Cry, and Consolability revised*), para crianças sem capacidade de verbalização (Tabela 2, p. 209), Escala de expressões faciais de dor de Wong-Baker, para crianças a partir de 3 anos (Figura 1, p. 210), e Escala Visual Analógica e Numérica de Dor (Figura 2, p. 210), para crianças a partir de 6 anos.

Tabela 1. Escala NFCS

Movimento facial	0 ponto	1 ponto
Fronte saliente	Ausente	Presente
Fenda palpebral estreitada	Ausente	Presente
Sulco nasolabial aprofundado	Ausente	Presente
Boca aberta	Ausente	Presente
Boa estirada (horizontal ou verticalmente)	Ausente	Presente
Língua tensa	Ausente	Presente
Protusão da língua	Ausente	Presente
Tremor de queixo	Ausente	Presente

Pontuação máxima de 8, considerando dor ≥ 3

Fonte: Silva *et al.* (2007).

Tabela 2. Escala FLACCr

	0	1	2
Expressão facial	Nenhuma expressão particular ou sorriso	Caretas ou sobrancelhas franzidas às vezes, introversão, desinteresse	Tremor frequente do queixo, maxilares cerrados
Pernas	Posição normal ou relaxada	Inquietas, agitadas, tensas	Aos pontapés ou esticadas
Atividade	Deitado calmamente, posição normal, mexe-se facilmente	Contorcendo-se, virando-se para trás e para a frente, tenso	Curvado, rígido ou com movimentos bruscos
Choro	Ausência de choro (acordado ou adormecido)	Gemidos ou choramingos, queixas ocasionais	Choro persistente, gritos ou soluços, queixas frequentes
Consolabilidade	Satisfeito, relaxado	Tranquilizado por toques, abraços ou conversas ocasionais; pode ser distraído	Difícil de consolar ou confortar

Somatório dos pontos: 0 = sem dor; 1 a 3 = dor leve; 4 a 6 = dor moderada; 7 a 10 = dor intensa

Fonte: Bussotti, Guinsburg e Pedreira (2015).

Figura 1. Escala de Faces de Wong-Baker

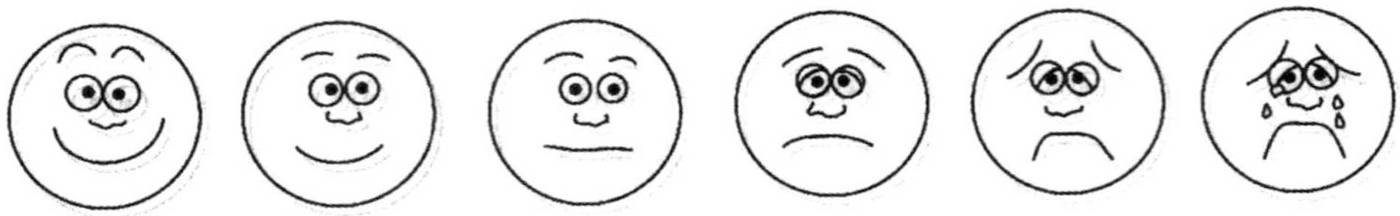

0	1	2	3	4	5
Sem dor	Dói um pouco	Dói um pouco mais	Dói ainda mais	Dói muito mais	A pior dor

Fonte: Polastrini e Barbosa (2019).

Figura 2. Escala Visual Analógica e Numérica de Dor

Leve			Moderada					Intensa		
0	1	2	3	4	5	6	7	8	9	10

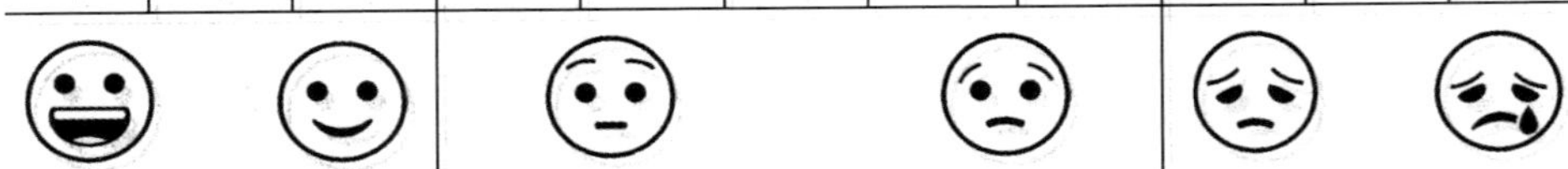

Classificação da dor

0 — Sem dor; 1 a 3 — dor fraca; 4 a 6 — dor moderada; 6 a 9 — dor forte; 10 — dor insuportável

Fonte: Polastrini e Barbosa (2019).

A perda da mobilidade e da funcionalidade geram dependência e podem limitar a execução das ocupações de atividade diária dos pacientes — e, em consequência, afetar a qualidade de vida ao longo do curso da doença e do tratamento. Dessa maneira, é fundamental uma avaliação criteriosa da funcionalidade do público infantil. A Escala de Lansky (Tabela 3, p. 211) é um instrumento objetivo que auxilia na avaliação do paciente quanto à funcionalidade, indo da criança totalmente ativa àquela que não responde a nenhum comando (Sociedade Brasileira de Pediatria, 2021).

Nos CP, o cuidado integral envolve a família, e nos CPP deve-se ter um olhar especial para os irmãos do paciente, muitas vezes negligenciados pela família em virtude de toda a preocupação e atenção estarem voltadas para a criança adoecida. Assim, equipe precisa estar atenta e dar o suporte às necessidades emocionais dos irmãos.

Tabela 3. Escala de avaliação de funcionalidade — Escore de Lansky

Escore	Avaliação da *performance*
100	Totalmente ativo, normal.
90	Pequena restrição em atividade física extenuante.
80	Ativo, mas cansa mais rapidamente.
70	Maior restrição nas atividades recreativas e menor tempo gasto nestas atividades.
60	Levanta-se e anda, mas brinca ativamente o mínimo; brinca em repouso.
50	Veste-se, mas permanece deitado a maior parte do tempo, sem brincar ativamente, mas é capaz de participar de todas as atividades e de jogos em repouso.
40	Maior parte do tempo na cama; brinca em repouso.
30	Na cama, necessita de auxílio, mesmo para brincar em repouso.
20	Frequentemente dormindo; o brincar está totalmente restrito a jogos muito passivos.
10	Não brinca; não sai da cama.
0	Irresponsivo.

Fonte: Sociedade Brasileira de Pediatria (2025).

De acordo com a Organização Mundial da Saúde, determinados quadros clínicos que restringem a expectativa de vida são considerados aptos para a implementação dos cuidados paliativos pediátricos. Entre eles estão doenças crônicas, doenças neurológicas degenerativas progressivas, enfermidades oncológicas com prognóstico reservado, condições genéticas e prematuridade extrema, entre outros (Tabela 4, p. 212) (WHO, 2018). Os CPP devem ser implantados segundo as limitações e necessidades decorrentes da patologia e do tratamento, do estado clínico e do tempo de evolução da doença, sempre com prognósticos adequados e individualizados para cada criança/família (Sociedade Brasileira de Pediatria, 2021).

A CRIANÇA HOSPITALIZADA

As doenças crônicas, sejam progressivas ou não, são caracterizadas pelo seu curso prolongado, que demanda tratamento contínuo. Muitas crianças

Tabela 4. Populações que necessitam de cuidados paliativos pediátricos

Grupos	Situações envolvidas	Exemplos de doenças e doenças
Grupo 1	Crianças com doenças agudas com risco de vida, cuja recuperação pode ou não ser possível.	Qualquer doença ou lesão grave, desnutrição grave.
Grupo 2	Crianças com doenças crônicas com risco de vida que são curáveis ou controláveis por um longo período, mas também podem ser letais.	Malignidades, tuberculose multirresistente, HIV/aids.
Grupo 3	Crianças com doenças progressivas com risco de vida para as quais não existe cura disponível.	Atrofia muscular espinhal, distrofia muscular de Duchenne.
Grupo 4	Crianças com doenças neurológicas graves que não são progressivas, mas podem se agravar e causar a morte.	Encefalopatia estática, tetraplegia espástica, espinha bífida.
Grupo 5	Recém-nascidos que são extremamente prematuros ou têm anomalias congênitas graves.	Prematuridade grave, anencefalia, hérnia diafragmática congênita, trissomia do 13 ou do 18.
Grupo 6	Membros da família de um feto ou criança que morre inesperadamente.	Morte fetal, encefalopatia hipoxicoisquêmica, sepse avassaladora em criança antes saudável, trauma por acidente de veículo motorizado, queimaduras etc.

Fonte: WHO (2018).

com doenças crônicas necessitarão de internações, frequentes ou prolongadas, devido ao declínio e à instabilidade do seu quadro clínico.

O processo da hospitalização, acrescido do declínio clínico, pode acarretar incapacidades temporárias ou permanentes, impactando as atividades cotidianas e modificando hábitos e costumes do paciente e de seus familiares.

O próprio ambiente hospitalar se torna um fator estressante. Procedimentos invasivos e estímulos dolorosos, ruídos e equipamentos estranhos ao seu convívio, limitações físicas, mudanças na alimentação (por vezes restritivas) e contato com pessoas desconhecidas — tudo isso pode desencadear reações negativas que afetam a capacidade de compreensão e colaboração da criança diante do adoecimento e do tratamento.

Ansiedade, medo, angústia e insegurança são alguns dos sentimentos que costumam surgir no decurso da doença, acarretando sofrimento emocional e alteração comportamental na criança. As reações à hospitalização variam com a faixa etária do paciente e sua capacidade de adaptação e compreensão; o seu estado clínico e a complexidade do procedimento a ser realizado; o prognóstico e o estágio em que a doença se encontra (Kudo *et al.*, 2014).

Para os bebês, o adoecimento e a hospitalização são fatores estressores que prejudicam o desenvolvimento neuropsicomotor, seja em função da patologia incapacitante, seja em virtude da privação de estímulos sensório-motores e afetivos.

Para as crianças em idade escolar, as repercussões da hospitalização estão ligadas ao repertório e ao desempenho ocupacional. Afinal, as atividades básicas da vida diária e as atividades instrumentais da vida diária ficam comprometidas devido ao declínio clínico, à fragilidade e à hospitalização. Além disso, as atividades lúdicas, inerentes a essa faixa etária, sofrem prejuízo, o que impacta o desenvolvimento global das crianças.

No caso dos adolescentes, estando afastados do seu grupo social, restritos ao ambiente hospitalar e com o horizonte de adiamento/cancelamento de planos futuros, seu estado emocional fica seriamente abalado. Nesse contexto, a terapia ocupacional (TO) desempenha papel fundamental na assistência integral a crianças hospitalizadas com patologias limitantes ou ameaçadoras da vida que exibem comprometimento no desempenho ocupacional. Esse apoio é relevante sobretudo da perspectiva da reabilitação paliativa.

A reabilitação paliativa tem como objetivo promover e preservar os níveis de desempenho físico, mental, social e intelectual, além de prevenir a perda de funções relacionadas às atividades cotidianas. Seu foco é apoiar a independência e a autogestão, capacitando as crianças e suas famílias a participar ativamente dos cuidados, melhorar o funcionamento geral e, sobretudo, alcançar uma melhor qualidade de vida. Esse é um prospecto de cuidado que está em total consonância com a prática assistencial na TO hospitalar

Não obstante a idade e as condições do paciente em internação hospitalar, as metas da terapia ocupacional se pautarão pela busca da independência e da autonomia nas ocupações. Nesse sentido, o entendimento claro e objetivo do que representa a reabilitação paliativa no contexto da internação hospitalar de crianças e adolescentes vai definir o papel da terapia ocupacional para equipe, cuidadores, familiares e paciente.

Seu objetivo é promover a independência e a participação sempre que possível, procurando minimizar o impacto da doença avançada por meio do tratamento com metas realistas, baseadas nas necessidades dos pacientes e no alívio da intensidade de seus sintomas psicológicos e físicos.

Assim, os principais itens a serem abordados pela TO, do ponto de vista da reabilitação paliativa, são:

- o desempenho nas atividades básicas da vida diária e nas atividades instrumentais da vida diária, de acordo com a faixa etária do paciente e o seu quadro clínico;
- o desempenho ocupacional nas atividades inerentes à faixa etária, como brincar, realizar atividades escolares, ter momentos de lazer e participação social;
- o nível de dependência e a necessidade de tecnologia assistiva para executar essas atividades;
- a execução das atividades significativas, considerando as funções sensoriais e neuromusculoesqueléticas;
- a prescrição e confecção de dispositivo de tecnologia assistiva para prevenir contraturas e deformidades, trazer conforto ou alívio e auxiliar no desempenho das atividades significativas.
- a prescrição e confecção de dispositivos para adequação postural tanto no leito como em sedestação, visando conforto e prevenção de lesões por pressão;
- a orientação quanto a técnicas de conservação de energia, visando melhorar o desempenho ocupacional nas atividades significativas;
- a elaboração de estratégias e de dispositivos de comunicação aumentativa e alternativa;
- orientação, apoio e acolhimento familiar.

Além de apresentarem quadros crônicos complexos, as crianças em cuidados paliativos em geral evoluem com múltiplos sistemas comprometidos, o que resulta em grande vulnerabilidade e instabilidade clínica. Nesse contexto, o terapeuta ocupacional deve ir além da simples observação clínica e compreender os principais valores dos exames laboratoriais. Isso é essencial para elaborar um plano terapêutico seguro para o paciente. Os valores laboratoriais ajudam a decidir quando fornecer, ajustar ou adiar a intervenção em terapia ocupacional.

EXEMPLO DE CASO CLÍNICO

No caso clínico de uma criança com doença pulmonar crônica em reabilitação paliativa, o foco está na melhoria da qualidade de vida e na oferta de medidas de conforto, e não na busca da cura ou da reabilitação como um fim em si mesma. A abordagem implica cuidados abrangentes voltados não apenas para os sintomas físicos, mas também para as necessidades emocionais, sociais e espirituais da criança e da sua família.

Os especialistas em cuidados paliativos e reabilitação trabalham em estreita colaboração com a equipe de saúde da criança para criar um plano de cuidados holístico adaptado às suas necessidades individuais. Isso também pode contar com serviços de aconselhamento e suporte para ajudar a família a enfrentar os desafios emocionais de cuidar de uma criança com doença crônica e limitante.

O plano de tratamento deve conter medidas para controlar os sintomas, como manejo da dor, oxigenoterapia e exercícios respiratórios que promovam a melhoria da função pulmonar.

Dessa maneira, a reabilitação paliativa exige que o terapeuta ocupacional colabore no desenvolvimento de habilidades para as atividades da vida diária, enquanto outros reabilitadores atuam na mobilidade e em condições físicas específicas. O objetivo central é aprimorar o bem-estar geral da criança, proporcionando o maior nível possível de independência e conforto no contexto de condições limitantes de vida.

É importante, na medida do possível, envolver a criança na tomada de decisões, levando em conta a sua idade e a fase de desenvolvimento em que se encontra. A equipe de cuidados deve se comunicar de forma aberta e honesta com a criança e sua família, prestando apoio e orientação durante todo o processo de reabilitação paliativa. E, quando possível, acompanhar o desfecho do caso, como um *continuum* da assistência aos que cuidaram em algum momento do paciente.

CONSIDERAÇÕES FINAIS

Na promoção da reabilitação paliativa, é importante levar em consideração os contextos culturais e pessoais das crianças e dos adolescentes gravemente enfermos internados em hospitais. A busca de qualidade de vida não pode prescindir do contexto de origem de cada paciente, sendo este um fator primordial em sociedades multiétnicas como a nossa.

Algumas particularidades do ambiente e das unidades hospitalares pediátricas, como a presença de recursos humanos especializados e intervenções diferenciadas, aliadas a espaços de convivência e lazer integrados, oferecem maneiras criativas de minimizar o sofrimento e elevar a qualidade de vida das crianças e de suas famílias.

Porém, ainda são poucos os equipamentos de saúde preparados para o cuidado paliativo de crianças, e a realidade assistencial de nossos pais é bastante diversa. Por outro lado, a reabilitação já foi incorporada ao hospital na assistência prestada por terapeutas ocupacionais. Esse fato é comprovado pelo desenvolvimento de protocolos em pediatria neuro-ortopédica, cirúrgica, oncológica e cardiopulmonar.

Utilizando as mais diversas abordagens, os terapeutas ocupacionais avaliam e intervêm desde o acolhimento das crianças na unidade de internação até os desfechos dos tratamentos, o que aumenta a possibilidade de se estabelecer, em breve, um modelo de reabilitação paliativa pediátrica fundamentado na realidade do país.

REFERÊNCIAS

Bussotti, E. A.; Guinsburg, R.; Pedreira, M. L. G. "Cultural adaptation to Brazilian Portuguese of the Face, Legs, Activity, Cry, Consolability revised (FLACCr) scale of pain assessment".

Revista Latino-Americana de Enfermagem, v. 23, n. 4, p. 651-659, 2015. Disponível em: https://doi.org/10.1590/0104-1169.0001.2600.

FU, J. B.; RAJ, V. S.; GUO, Y. "A guide to inpatient cancer rehabilitation — Focusing on patient selection and evidence-based outcomes". *Contemporary Issues in Cancer Rehabilitation*, v. 9, n. 9S2, p. S324-S334, 2017. Disponível em: https://doi.org/10.1016/j.pmrj.2017.04.017.

KUDO, A. M. *et al.* "Cuidados paliativos em pediatria e o impacto da hospitalização no quotidiano da criança e do adolescente com doença crônica". *In:* COSTA, A. P.; OTHERO, M. B. Reabilitação em cuidados paliativos. Loures: Lusodidacta, 2014.

PAK, H. *et al.* "Paediatric palliative rehabilitation in paediatric intensive care unit — The multidisciplinary team approach". Conference. 11th Congress of the World Federation of Pediatric Intensive & Critical Care Societies. África do Sul: Cidade do Cabo, jun. 2022.

POLASTRINI, R. T. V.; BARBOSA, S. M. M. "Escalas e instrumentos de avaliação". *In:* BARBOSA, S. M. M.; ZOBOLI, I.; IGLESIAS, S. B. O. *Cuidados paliativos na prática pediátrica*. Rio de Janeiro: Atheneu, 2019. p. 383-389.

REZENDE, G. *et al.* "The importance of a *continuum* of rehabilitation from diagnosis of advanced cancer to palliative care". *Disability and Rehabilitation*, v. 45, n. 24, p. 3978-3988, 2023. Disponível em: https://doi.org/10.1080/09638288.2022.2140456.

SABARÁ HOSPITAL INFANTIL. "Origens da pediatria no Brasil". Disponível em: https://www.hospitalinfantilsabara.org.br/quem-somos/origens-da-pediatria-no-brasil. Acesso em: 13 mar. 2025.

SILVA, Y. P. E. *et al.* "Avaliação da dor em neonatologia". Revista Brasileira de Anestesiologia, v. 57, n. 5, p. 565-574, 2007.

SOCIEDADE BRASILEIRA DE PEDIATRIA. "Cuidados paliativos pediátricos — O que são e qual sua importância? Cuidando da criança em todos os momentos". Documento científico n. 5, 8 nov. 2021. Disponível em: https://www.sbp.com.br/fileadmin/user_upload/23260c-DC_Cuidados_Paliativos_Pediatricos.pdf. Acesso em: 13 mar. 2025.

WHO (World Health Organization). *Integrating palliative care and symptom relief into paediatrics — A WHO guide for health care planners, implementers and managers*. [*S. l.*]: WHO, 2018. Disponível em: https://www.who.int/publications/i/item/integrating-palliative-care-and-symptom-relief-into-paediatrics. Acesso em: 10 mar. 2025.

16. TERAPIA OCUPACIONAL E REABILITAÇÃO PALIATIVA NA ONCOLOGIA PEDIÁTRICA

Amanda Mota Pacciulio Sposito
Mariana Oliveira Leite Silva

O que torna belo o deserto é que
ele esconde um poço em algum lugar.
— Saint-Exupéry, *O Pequeno Príncipe*

O câncer infantojuvenil engloba um conjunto de enfermidades que afetam crianças e adolescentes entre 0 e 19 anos, as quais têm em comum a proliferação descontrolada de células anormais, podendo ocorrer em qualquer local do organismo (Inca, 2022).

De modo geral, a incidência e a mortalidade por câncer estão aumentando no mundo todo (Sung *et al.*, 2021). As taxas de sobrevida de crianças e adolescentes com câncer excedem os 80% nos países desenvolvidos; porém, nos países em desenvolvimento, não chegam a 30% (Lam *et al.*, 2019). O câncer infantojuvenil constitui a principal causa de morte por doença no Brasil, destacando-se como importante causa de óbito no mundo todo (Bhakta *et al.*, 2019; Inca, 2022).

O prognóstico varia de acordo com o tipo e as características da doença (Snaman *et al.*, 2018), bem como com a precocidade do diagnóstico e início do tratamento. Assim, apesar de todo o progresso, ainda existe um grupo de pacientes em que não é possível atingir a cura (Camargo e Kurashima, 2021).

Os cuidados paliativos em oncologia pediátrica têm o objetivo de auxiliar as crianças com câncer e suas famílias a lidar com a incerteza do prognóstico e os encargos físicos, psicológicos, sociais e espirituais da doença, que começam no diagnóstico e se estendem até o período de luto (Snaman *et al.*, 2018).

CUIDADOS PALIATIVOS EM ONCOLOGIA PEDIÁTRICA

A International Association for Hospice and Palliative Care (IAHPC, 2019) definiu os cuidados paliativos como uma espécie de cuidado holístico e ativo, destinado a pessoas de todas as idades que enfrentam intenso sofrimento relacionado à saúde, causado por doenças graves que representam alto risco de mortalidade. Seu propósito é aprimorar a qualidade de vida dos pacientes, assim como a de seus familiares e cuidadores.

Embora a definição e os princípios dos cuidados paliativos se apliquem a todo o ciclo de vida, os cuidados paliativos pediátricos requerem atenção especial a fenômenos físicos, psicossociais, éticos, espirituais e do desenvolvimento que são exclusivos das crianças (WHO, 2018). Vejamos aspectos importantes a ser considerados: prognóstico, expectativa de vida e resultado funcional em geral menos claros, com necessidade mais frequente de integrar cuidados paliativos a tratamentos modificadores da doença; maior carga emocional para familiares e equipe; mudanças contínuas no desenvolvimento físico, hormonal, cognitivo, expressivo, recreacional e emocional, com dependência de adultos (Levine *et al.*, 2013, Weaver *et al.*, 2015).

Na oncologia pediátrica, o ideal é que os cuidados paliativos sejam disponibilizados a todos os pacientes e suas famílias desde o momento do diagnóstico. Esses cuidados devem ser personalizados, combinando estratégias voltadas tanto para o tratamento da doença quanto para atender às necessidades físicas, emocionais, sociais e espirituais da criança e de seus cuidadores. O objetivo é adotar um modelo dinâmico que garanta um cuidado integrado, abrangente e de qualidade ao longo de todo o curso da doença (Levine *et al.*, 2013).

Uma equipe interprofissional com experiência em cuidados paliativos pediátricos é essencial. Os cuidados paliativos podem auxiliar no controle de sintomas; minimizar o desconforto causado pelos cuidados intensivos; oferecer uma alternativa ao tratamento de suporte à vida que tenha benefícios questionáveis; e garantir o conforto quando o tratamento curativo for suspenso. Além disso, o próprio tratamento oncológico por vezes exacerba ou gera novos sintomas, além de criar dilemas clínicos complexos, para os quais a experiência em cuidados paliativos pode ser crucial (WHO, 2018).

Portanto, as terapias direcionadas à criança com câncer devem refletir objetivos de cuidados relacionados a: viver o maior tempo possível, da melhor maneira possível; e viver o mais confortavelmente possível (Wolfe *et al.*, 2000).

REABILITAÇÃO PALIATIVA EM ONCOLOGIA PEDIÁTRICA

O câncer infantojuvenil e seus múltiplos tratamentos podem levar à perda da capacidade funcional (Kasven-Gonzalez, Souverain e Miale, 2010), justificando a importância de intervenções de reabilitação em todos os estágios da doença.

A reabilitação no tratamento do câncer foi dividida em quatro categorias, de acordo com as necessidades individuais do paciente e suas contribuições potenciais durante os diferentes estágios da doença: preventiva, restaurativa, de suporte ou paliativa. A reabilitação paliativa tem como objetivo promover qualidade de vida nas dimensões física, psicológica e social, respeitando os desejos de pacientes e familiares (Barawid *et al.*, 2015).

A reabilitação se assemelha aos cuidados paliativos, no sentido de que o objetivo não é curar a doença, mas melhorar a qualidade de vida. Ambos surgiram como componentes importantes do cuidado, em um modelo interprofissional que visa melhorar os níveis de função e conforto dos pacientes. Assim, a equipe de reabilitação pode ajudar a aliviar sintomas, restaurar ou manter a funcionalidade e retardar o declínio funcional (Barawid *et al.*, 2015).

Crianças com câncer podem vivenciar grande sofrimento físico, emocional, social e espiritual, em consequência do processo da própria doença, dos tratamentos e de seus efeitos colaterais (Kassam, Widger e Benini, 2018). Wolfe *et al.* (2000) observaram elevada carga de sofrimento no contexto da oncologia pediátrica, tendo sido os sintomas mais relatados: fadiga, dor, dispneia, falta de apetite, náuseas e vômitos, constipação e diarreia. A prevalência e a gravidade dos sintomas aumentam à medida que o câncer avança e o fim de vida se aproxima.

A equipe interprofissional precisa de conhecimento e *expertise* para o manejo eficaz de diversos sintomas. A criança e o adolescente devem ocupar a posição central no cuidado, que será direcionado tanto às suas necessidades quanto às da família, visando abordar e aliviar as causas do sofrimento em suas múltiplas dimensões (Leite, 2021).

O cuidado de qualidade abrange: avaliação das queixas utilizando instrumentos validados para a pediatria; controle dos sintomas com terapêuticas farmacológicas e/ou não farmacológicas; reavaliação e monitoramento, a fim de garantir que o tratamento esteja adequado (Leite, 2021). Entre os profissionais atuantes em reabilitação paliativa está o terapeuta ocupacional.

ATUAÇÃO DA TERAPIA OCUPACIONAL EM REABILITAÇÃO PALIATIVA NA ONCOLOGIA PEDIÁTRICA

O consenso internacional sobre intervenções de terapia ocupacional para pessoas com necessidades de cuidados paliativos identificou cinco componentes centrais da intervenção: ser centrada no cliente; promover o engajamento em ocupações significativas; envolver o ambiente social e relacional; minimizar sintomas; e adaptar atividades (Wæhrens *et al.*, 2023).

O objetivo principal da terapia ocupacional é promover o desempenho ocupacional, e um dos fatores mais incapacitantes para as pessoas em cuidados paliativos é o impacto de sintomas como fadiga, dor, dispneia e ansiedade. Assim, as intervenções de terapia ocupacional visam permitir que as pessoas desempenhem suas ocupações apesar dos sintomas (Wæhrens *et al.*, 2023).

A reabilitação é um dos pilares dos terapeutas ocupacionais nos cuidados paliativos. Com o objetivo de promover função e independência, os profissionais se concentram no que é mais importante para as pessoas e no que elas precisam ser capazes de fazer para consegui-lo. Sua atuação estará pautada em: minimizar os efeitos funcionais decorrentes do avanço da doença; manter e apoiar a independência; auxiliar no alívio de sintomas e do sofrimento; permitir que as pessoas participem de atividades significativas. Para isso, intervenções no contexto da reabilitação paliativa implicam: exercícios e atividades; participação em atividades de vida diária; uso de estratégias não farmacológicas e orientações (Tiberini, Turner e Talbot-Rice, 2018).

Com o objetivo de melhorar o desempenho ocupacional de crianças com câncer com mais autonomia e independência, os terapeutas ocupacionais podem realizar treino de atividades de vida diária e orientações aos cuidadores; favorecer o engajamento em atividades de lazer e no brincar; atuar no posicionamento e nas adaptações durante as atividades; oferecer treino de mobilidade e atendimentos fora do leito, possibilitando a interação social (Garcia-Schinzari, Sposito e Pfeifer, 2013).

O sofrimento físico é um dos principais fatores que contribuem para o sofrimento global da criança com câncer e sua família, sendo a fadiga, a dispneia e a dor os sintomas mais frequentes (Postovsky *et al.*, 2018).

A fadiga pode prejudicar o bem-estar físico e psicológico, sendo as causas multifatoriais: relacionadas ao próprio câncer; ao mau estado nutricional e à anemia; e psicológicas (Postovsky *et al* , 2018). Como manifestações da fadiga, a criança e/ou adolescente pode apresentar (Leite, 2021):

- *alterações físicas* — sensação de fraqueza, cansaço, falta de energia;
- *alterações cognitivas* — dificuldade de concentração, lentidão de pensamentos, falta de memória;
- *alterações emocionais* — depressão, apatia, irritabilidade, motivação diminuída, desinteresse pelas atividades;
- *alterações no sono* — insônia, sonolência, sono não reparador ou interrompido.

Para o manejo da fadiga, recomenda-se o encaminhamento para o terapeuta ocupacional, e as intervenções abrangem: atividades físicas em níveis adequados de duração e intensidade; estratégias para conservação de energia e adaptações de atividades, como graduação, priorização de ocupações e uso de tecnologia assistiva; higiene do sono; além de outras técnicas como relaxamento, acupuntura e de recursos como músicas e artes (L'Hotta *et al.*, 2023, Wæhrens *et al.*, 2023).

Para aliviar os desconfortos associados à dispneia, o terapeuta ocupacional pode oferecer orientações sobre posicionamentos adequados e aplicar técnicas voltadas para a conservação de energia e a priorização de atividades significativas. Também pode incluir a realização de exercícios leves com controle respiratório, a adaptação de atividades e a prescrição de cadeira de rodas. Como a falta de ar costuma desencadear crises de ansiedade e pânico, o uso de técnicas de relaxamento é particularmente eficaz nesses casos (Silva *et al.*, 2021). Destaca-se aqui a importância de adequação da abordagem à população infantil.

Em geral, nos estágios mais avançados do câncer infantojuvenil, a dor é persistente, multifacetada e acompanhada de exacerbações frequentes. Pode ser fruto de crescimento tumoral, invasão metastática ou fraturas patológicas, mas também pode estar relacionada aos tratamentos, como quimioterapia, radioterapia e cirurgia (Postovsky *et al.*, 2018).

Reconhecendo a existência de diversas dimensões da experiência dolorosa, sua compreensão deve levar em conta:

- *aspectos físicos* — classificar a dor quanto a etiologia, tipo clínico, duração, intensidade, localização, padrão temporal e de recorrência;
- *aspectos cognitivos* — investigar o que a criança e/ou adolescente sabe sobre as causas da dor e possibilidades de controle desta;
- *aspectos afetivos e sociais* — investigar como a dor é percebida, crenças, fantasias e expectativas, mudanças acarretadas pela dor, como reage, como demonstra e como já lidou com experiências dolorosas no passado (Miceli, 2009).

Para o manejo da dor, L'Hotta *et al.* (2023) sugerem uma abordagem interprofissional, com a participação do terapeuta ocupacional. Essa abordagem recomenda uma avaliação completa, que englobe o nível funcional do paciente — como atividades de vida diária, *performance* e padrões de sono —, além de considerar aspectos físicos, emocionais, sociais e espirituais.

O manejo da dor deve integrar uma abordagem farmacológica multimodal e intervenções não farmacológicas (Postovsky *et al.*, 2018). As medidas não farmacológicas não substituem a terapia farmacológica, mas podem ser utilizadas a fim de restabelecer e melhorar a qualidade de vida. As terapêuticas não farmacológicas têm um custo menor, apresentam menos efeitos secundários e têm em comum o mecanismo de ação baseado em métodos físicos (mecânicos, térmicos ou elétricos). São algumas possibilidades: acupuntura, termoterapia, exercícios físicos e massagem, entre outros (Boldrini, 2021).

Quando corretamente aplicadas, as medidas não farmacológicas para controlar a dor levam ao aumento da eficácia das terapêuticas farmacológicas e à diminuição da necessidade de doses de opioides e outros medicamentos, resultando potencialmente em uma terapêutica mais eficaz e menos tóxica no contexto dos cuidados paliativos (Postovsky *et al.*, 2018).

Crianças e adolescentes com câncer relataram alívio da dor oncológica (dor total) depois de utilizarem as seguintes estratégias não farmacológicas: distração, sobretudo por meio do brincar; presença da família e de afeto; colaboração com os procedimentos; posicionamento; medidas de conforto, como tomar banho e permanecerem deitados em um ambiente calmo; e prática de orações (Rocha *et al.*, 2015).

Há evidências de que intervenções não farmacológicas contribuem, de modo geral, para melhorar a qualidade de vida de crianças e adolescentes com câncer. Em uma revisão de literatura, Xavier *et al.* (2020) descobriram que atividades físicas — exclusivas ou associadas a outra intervenção, como as ações educativas — foram as estratégias mais eficazes na melhoria da qualidade de vida dessa população.

Outro tipo de sofrimento vivenciado por uma criança e/ou um adolescente com câncer é o sofrimento psicológico, sendo os quadros mais frequentes os de ansiedade e depressão. Nas fases avançadas da doença, podem ser manifestados ainda angústia emocional, agitação e *delirium* (Weaver *et al.*, 2015).

Nesse cenário, a intervenção da terapia ocupacional visa desenvolver estratégias de enfrentamento positivas e, assim, minimizar o sofrimento psicológico. Entre as estratégias utilizadas estão a escuta terapêutica e empática, a brincadeira e as técnicas expressivas (Sposito *et al.*, 2018). Técnicas de relaxamento e visualização guiada podem ser úteis em casos de exacerbação da ansiedade (Silva *et al.*, 2021) em crianças e adolescentes.

A principal ocupação da infância é o brincar, e a criança tem o direito de participar de brincadeiras e vivenciar a infância. Crianças com doenças potencialmente fatais, como o câncer, costumam sofrer privação de oportunidades de brincar (Jasem *et al.*, 2020). No caso de crianças hospitalizadas, em especial, dificuldades de locomoção devido à fadiga, ao mal-estar geral e à necessidade constante de se manterem conectadas à bomba de infusão de medicamentos dificultam o engajamento no brincar (Sposito *et al.*, 2018).

As crianças com câncer se beneficiam muito de atividades lúdicas. O ideal é que essas atividades sejam planejadas de acordo com a idade, os gostos pessoais, as limitações físicas e o contexto cultural de cada criança, sempre em ambientes acessíveis e que permitam a interação com outras pessoas (Jasem *et al.*, 2020). Assim, o brincar ajuda a diminuir sintomas negativos do câncer e do tratamento, permite que a criança se sinta parte do ambiente e melhora sua qualidade de vida (Mohammadi, Mehraban e Damavandi, 2017).

Quanto ao contexto dos atendimentos, além do hospitalar, recomenda-se, sempre que possível, visitas/atendimentos domiciliares. Reunir-se com a família na própria casa permite ao profissional conhecer o contexto habitual do paciente, identificando não apenas as orientações necessárias, mas também as possíveis de ser implementadas naquele ambiente, considerando-se espaço físico, condições sociais etc.

Em relação à aproximação da terminalidade, deve-se levar em consideração os valores e as esperanças dos pacientes, procurando diminuir a ansiedade e manter uma atmosfera positiva — porém, estabelecendo metas realistas ao buscar a manutenção das funções, da autonomia e independência. Tais metas devem ser traçadas em conjunto com o paciente e seus familiares, o que minimizará a sensação de perda do controle da situação (Schleinich *et al.*, 2008).

CONSIDERAÇÕES FINAIS

As crianças com câncer podem se beneficiar da reabilitação paliativa em todas as fases da doença, do diagnóstico à terminalidade. O terapeuta ocupacional, integrando uma equipe de diversos profissionais, auxilia no desenvolvimento ou na preservação da funcionalidade da criança, no controle dos sintomas físicos e no alívio do sofrimento emocional causado pelo câncer e por seu tratamento. Em última análise, a reabilitação paliativa visa que a criança e sua família se envolvam em atividades importantes, buscando o máximo de autonomia e independência possível em cada momento da doença.

REFERÊNCIAS

BARAWID, E. *et al.* "The benefits of rehabilitation for palliative care patients". *American Journal of Hospice and Palliative Medicine*, v. 32, n. 1, p. 34-43, 2015.

BHAKTA, N. *et al.* "Childhood cancer burden — A review of global estimates". *The Lancet Oncology*, v. 20, n. 1, e42-e53, 2019.

BOLDRINI, E. "Dor". *In:* CAMARGO, B. *et al.* (orgs.). *Cuidados paliativos em oncologia pediátrica — O cuidar além do curar*. 2. ed. São Paulo: Lemar & Goi, 2021. p. 269-296.

CAMARGO, B.; KURASHIMA, A. Y. "Considerações especiais em oncologia pediátrica". *In:* CAMARGO, B. *et al.* (orgs.). *Cuidados paliativos em oncologia pediátrica — O cuidar além do curar*. 2. ed. São Paulo: Lemar & Goi, 2021. p. 33-50.

GARCIA-SCHINZARI, N. R.; SPOSITO, A. M. P.; PFEIFER, L. I. "Cuidados paliativos junto a crianças e adolescentes hospitalizados com câncer — O papel da terapia ocupacional". *Revista Brasileira de Cancerologia*, v. 59, n. 2, p. 239-247, 2013.

IAHPC (International Association for Hospice and Palliative Care). "Consensus-based definition of palliative care", 2019. Disponível em: https://hospicecare.com/what-we-do/projects/consensus-based-definition-of-palliative-care. Acesso em: 14 mar. 2025.

INCA (Instituto Nacional do Câncer, Brasil). *Estimativa 2023 — Incidência de câncer no Brasil*. Rio de Janeiro: Instituto Nacional de Câncer, 2022. Disponível em: https://www.inca.gov.br/sites/ufu.sti.inca.local/files//media/document//estimativa-2023.pdf. Acesso em: 14 mar. 2025.

JASEM, Z. A. *et al.* "Play in children with life-threatening and life-limiting conditions — A scoping review". *American Journal of Occupational Therapy*, v. 74, n. 1, p. 1-14, 2020.

KASSAM, A.; WIDGER, K.; BENINI, F. "Epidemiology of suffering in childhood cancer". *In:* WOLFE, J. *et al. Palliative care in pediatric oncology*. Cham: Springer, 2018. p. 1-12.

KASVEN-GONZALEZ, N.; SOUVERAIN, R.; MIALE, S. "Improving quality of life through rehabilitation in palliative care — Case report". *Palliative and Supportive Care*, v. 8, n. 3, p. 359-369, 2010.

LAM, C. G. *et al.* "Science and health for all children with cancer". *Science*, v. 363, n. 6432. p. 1182-1186, 2019.

LEITE, F. A. "Controle de sintomas". *In:* CAMARGO, B. *et al.* (orgs.). *Cuidados paliativos em oncologia pediátrica — O cuidar além do curar*. 2. ed. São Paulo: Lemar & Goi, 2021. p. 211-268.

LEVINE, D. *et al.* "Best practices for pediatric palliative cancer care: a primer for clinical providers". *The Journal of Supportive Oncology*, v. 11, n. 3, p. 114-125, 2013.

L'HOTTA, A. J. *et al.* "Clinical practice guideline and *expert* consensus recommendations for rehabilitation among children with cancer — A systematic review". *CA: A Cancer Journal for Clinicians*, v. 73, n. 5, p. 524-545, 2023.

MICELI, A. V. P. *Laços e nós — A comunicação na relação médico-paciente com câncer e dor crônica*. Dissertação (mestrado em Saúde Coletiva) — Universidade do Estado do Rio de Janeiro, Rio de Janeiro, 2009.

MOHAMMADI A.; MEHRABAN, A. H.; DAMAVANDI, S. A. "Effect of play-based occupational therapy on symptoms of hospitalized children with cancer — A single-subject study". *Asia-Pacific Journal of Oncology Nursing*, v. 4, n. 2, p. 168-172, 2017.

POSTOVSKY, S. *et al.* "Easing of physical distress in pediatric cancer". *In:* WOLFE, J. *et al. Palliative care in pediatric oncology*. Cham: Springer, 2018. p. 119-157.

ROCHA, A. F. P. *et al.* "O alívio da dor oncológica — Estratégias contadas por adolescentes com câncer". *Texto e Contexto Enfermagem*, v. 24, n. 1, p. 96-194, 2015.

SCHLEINICH, M. A. *et al.* "Palliative care rehabilitation survey — A pilot study of patients' priorities for rehabilitation goals". *Palliative Medicine*, v. 22, n. 7, p. 822-830, 2008.

SILVA, M. D. P. *et al.* "Occupational therapy in palliative care". *In:* CHERNY, N. I. *et al.* (orgs.). *Oxford Textbook of Palliative Medicine*. 6. ed. Oxford: Oxford University Press, 2021, p. 206-212.

SNAMAN, J. M. *et al.* "Pediatric palliative oncology — The state of the science and art of caring for children with cancer". *Current Opinion in Pediatrics*, v. 30, n. 1, p. 40-48, 2018.

SPOSITO, A. M. P. *et al.* "O melhor da hospitalização — Contribuições do brincar para o enfrentamento da quimioterapia". *Avances en Enfermería*, v. 36, n. 3, p. 328-337, 2018.

SUNG, H. *et al.* "Global cancer statistics 2020 — GLOBOCAN estimates of incidence and mortality worldwide for 36 cancers in 185 countries". *CA: A Cancer Journal for Clinicians*, v. 71, n. 3, p. 209-249, 2021.

TIBERINI, R.; TURNER, K.; TALBOT-RICE, H. "Rehabilitation in palliative care". *In:* MACLEOD, R. D.; VAN DEN BLOCK, L (orgs.). *Textbook of palliative care*. Cham: Springer, 2018. p. 579-607.

WEAVER, M. S. *et al.* "Palliative care as a standard of care in pediatric oncology". *Pediatric Blood and Cancer*, v. 62, p. 829-833, 2015.

WÆHRENS, E. E. *et al.* "International consensus on occupational therapy interventions for people with palliative care needs — A European Association for Palliative Care Group Concept Mapping study". *Palliative Medicine*, v. 37, n. 9, p. 1389-1401, 2023.

WOLFE, J. *et al.* "Symptoms and suffering at the end of life in children with cancer". *New England Journal of Medicine*, v. 342, n. 5, p. 326-333, 2000.

WHO (World Health Organization). *Integrating palliative care and symptom relief into paediatrics — A WHO guide for health care planners, implementers and managers*. [S. l.]: WHO, 2018.

XAVIER, W. S. *et al.* "Intervenções não farmacológicas na melhoria da qualidade de vida de crianças/adolescentes oncológicos". *Acta Paulista de Enfermagem*, v. 33, p. 1-11, 2020.

17. A IMPORTÂNCIA DA REABILITAÇÃO PALIATIVA PARA A PESSOA IDOSA E SUA FAMÍLIA

Maria Carolyna F. Batista Arbex
Maria Júlia da Cruz Souza

INTRODUÇÃO

Estudos sociodemográficos preveem que a proporção de pessoas idosas no mundo atingirá cerca de 16% em 2050 e cerca de 23% em 2100 (United Nations, 2020). No Brasil, são consideradas idosas as pessoas com 60 anos ou mais. Com o aumento da expectativa de vida e a diminuição das taxas de natalidade, essa parcela da população cresce exponencialmente e de forma significativa.

O censo de 2022 divulgado pelo Instituto Brasileiro de Geografia e Estatística (IBGE) acende um alerta sobre o envelhecimento populacional acelerado no Brasil. A parcela da população em idade avançada, que em 2012 era de 11,3%, hoje representa 15,1%. Esse fenômeno mundial traz consigo uma série de desafios, como o aumento da prevalência de doenças crônicas, incapacidades funcionais e fragilidades físicas e psicológicas (United Nations, 2020; Sun e Li, 2023).

Nesse contexto, a reabilitação paliativa emerge como uma abordagem crucial para cuidar da pessoa idosa em face de doenças crônicas e progressivas. Por meio de um plano individualizado e sensível aos valores do idoso e de sua família, a reabilitação paliativa vai além do alívio da dor e do sofrimento físico — visa à maximização da função e da independência, assim como proporciona conforto e apoio emocional (Voumard *et al.*, 2020). Além disso, oferece suporte à família, que assume a responsabilidade pelos cuidados e enfrenta o desafio de conciliar essa responsabilidade com outras atividades pessoais e profissionais.

A reabilitação paliativa reconhece que o envelhecimento é um processo multifacetado e atua, em conjunto com outros saberes, para atender às necessidades da pessoa idosa nas esferas física, psicológica, social e espiritual. Assim, com a adoção de uma abordagem multidisciplinar, pode contribuir para a redução da dor e de outros sintomas, melhorar a função física e a autonomia, promover o bem-estar, prevenir quedas e outras complicações e reduzir o custo dos cuidados com o idoso (Montagnini, Javier e Ritchie, 2017).

Para garantir o sucesso dessa estratégia, a geriatria e a gerontologia desempenham papel fundamental, avaliando as necessidades da pessoa idosa e elaborando um plano de tratamento individualizado e multidisciplinar com profissionais que atuam na reabilitação paliativa.

NECESSIDADES DOS IDOSOS EM UMA ABORDAGEM PALIATIVA

Em 2016, o Centro Dinamarquês de Conhecimento para Reabilitação e Cuidados Paliativos publicou uma revisão da literatura reconhecendo o importante papel da reabilitação no contexto de cuidados paliativos em pessoas com doenças potencialmente fatais, como doença pulmonar obstrutiva crônica (DPOC), acidente vascular cerebral, demências e câncer (Thuesen, Mikkelsen e Timm, 2016).

A saúde dos idosos costuma ser delicada por causa do próprio envelhecimento, que os torna mais suscetíveis a diversas doenças. É comum que apresentem múltiplos problemas de saúde ao mesmo tempo, como doenças nos músculos e ossos, problemas no coração e nos pulmões, questões neurológicas e problemas de saúde mental. Além disso, podem ter dificuldade para realizar tarefas do dia a dia, precisando da ajuda de outras pessoas. Por vezes, sua saúde piora de forma escalonada, e por isso eles precisam de uma avaliação médica completa (Ahmed, Ahmedzai e Harwood, 2021).

Os problemas de maior impacto são muitas vezes funcionais: dificuldade de mobilidade, quedas, incontinência, alterações comportamentais, dificuldade de gerir as tarefas domésticas e sensação de incapacidade ou de ser um fardo para o cuidador. Os sintomas predominantes no final da vida coincidem com aqueles observados por pacientes diante do enfrentamento do câncer, mas variam em intensidade, forma de apresentação e evolução: fadiga, anorexia, problemas de deglutição, esquecimento, psicose, ansiedade, depressão, falta de ar, dor crônica e declínio funcional (Voumard *et al.*, 2018). Todos esses sintomas contribuem para a diminuição da qualidade de vida.

Acontece que o processo de envelhecimento é bastante heterogêneo; cada pessoa idosa tem necessidades, valores e prioridades distintas. Em grande parte dos atendimentos e da rotina dos serviços de saúde, os pacientes com multimorbidade recebem tratamentos generalistas — ficando mais sujeitos à polifarmácia e a tratamentos fúteis.

Além disso, a decisão das prioridades individuais de saúde e tratamento quase nunca leva em conta a opinião dos próprios idosos, estando, com frequência, ligada à gravidade das doenças independentemente do impacto que provoca nas atividades diárias, na autonomia e na participação social (Junius-Walker *et al.*, 2019). O mais importante, portanto, seria identificar nos pacientes com multimorbidades os problemas de saúde que mais os incomodam a fim de orientar a equipe de saúde para estabelecer um plano terapêutico individualizado.

Muitos pacientes desejam manter o máximo de independência funcional possível e reduzir a carga sobre os seus cuidadores formais e/ou informais. Mesmo com câncer terminal, mais de 85% deles expressam o desejo de deambular ou usar cadeira de rodas para ganhar mobilidade e autonomia (Wittry, Lam e McNalley, 2018)

Utilizar escalas e instrumentos de avaliação de prognóstico pode ser bastante desafiador diante da gravidade do quadro clínico e da heterogeneidade do envelhecimento, mas eles são de suma importância para garantir a reavaliação frequente dos objetivos e desejos dos pacientes e das intervenções de reabilitação. À medida que a doença progride em direção aos cuidados de fim de vida, os objetivos e as prioridades muitas vezes mudam, mas ainda existem intervenções de reabilitação que podem ser úteis para apoiar a capacidade dos cuidadores de zelar por seus entes queridos em casa e manter uma sensação de bem-estar e dignidade.

Nesse sentido, Wei, Ratz e Mukamal (2020) desenvolveram e validaram um índice ponderado por multimorbidade, que incorpora o funcionamento físico por meio de ponderações de doenças em idosos participantes do Health and Retirement Study (HRS). Da mesma forma, protocolos clínicos que manejem problemas típicos em idosos, como a fragilidade, são igualmente relevantes (De Melo *et al.*, 2020).

A Avaliação Geriátrica Ampla (AGA) é composta de vários instrumentos de avaliação, muitos já validados no Brasil, com farta literatura científica que comprova não apenas a sensibilidade e a especificidade nesses rastreios, mas sobretudo a redução do risco de desfechos indesejados na saúde global da pessoa idosa. A medicina paliativa oferece, de forma complementar, seu compromisso com o atendimento psicológico e emocional, individualizando o cuidado.

Além disso, vale ressaltar que a idade, por si só, não define prognóstico. A ferramenta *Bisep* (*Burden of Illness Score for Elderly Persons*) leva em consideração a multimorbidade dos pacientes geriátricos e estima em um ano a mortalidade de idosos que tiveram uma internação hospitalar. Outra escala bastante utilizada no contexto de cuidados paliativos oncológicos é a Escala de Desempenho Paliativo (PPS), desenvolvida por Anderson e Downing em 1996. Trata-se de uma modificação da Escala de Desempenho de Karnofsky (KPS), usada para avaliar o desempenho funcional de um paciente e determinar a progressão em direção ao fim da vida. A KPS e a PPS podem ser utilizadas de forma intercambiável.

Vale citar também o ePrognosis, *site* da Universidade da Califórnia em San Francisco, que oferece ferramentas de avaliação prognóstica validadas na literatura. De forma bastante interessante, o *site* permite individualizar o paciente (por exemplo, se é ambulatorial ou se está internado) e, à medida que as perguntas são respondidas, o algoritmo seleciona que ferramentas utilizar em cada contexto.

A fadiga é um sintoma incapacitante para pacientes que sofrem de diversas condições crônicas e limitantes de vida, como câncer, insuficiência cardíaca avançada, doença pulmonar obstrutiva crônica (DPOC) e doença neuromuscular. Atualmente, o tratamento mais indicado para melhorar a fadiga é o exercício, e o local de realização da atividade não parece ser um fator crítico de eficácia. A fadiga pode ser tratada com exercícios terapêuticos, técnicas de conservação de energia e educação. Entre os benefícios percebidos pelos pacientes que realizam exercício físico regular estão melhor controle da perda de peso, distração em relação à doença e aumento da força e do bem-estar emocional.

Os indivíduos idosos têm alta prevalência de quadros dolorosos e sofrimento por dor crônica, causados principalmente por doenças musculares e ósseas. A prevalência naqueles acamados ou em regimento domiciliar, bem como nos pacientes institucionalizados, chega a 90%. O exercício e o aumento da atividade física podem ajudar a melhorar a dor, aumentando o senso de autonomia, reduzindo a tensão muscular e ampliando a eficiência motora. Além disso, os pacientes preferem os procedimentos não farmacológicos, pois temem os efeitos colaterais dos analgésicos e da polifarmácia (Pils, 2016).

O declínio funcional é comum em pacientes que enfrentam doenças sistêmicas avançadas ou em estágio terminal. Fraqueza, diminuição da resistência, humor deprimido, dor e fadiga contribuem para reduzir a mobilidade. Uma metanálise de intervenções para prevenir quedas em idosos avaliou 40 ensaios clínicos aleatórios e mostrou uma redução no risco de queda em pacientes submetidos a uma avaliação de risco de queda seguida de um programa de reabilitação e exercício. Entre os fatores de risco de queda comumente avaliados estão medicamentos, deficiência visual, problemas de equilíbrio e cognição e riscos ambientais.

O humor é outro componente crítico para alcançar uma melhor qualidade de vida em pacientes com doenças graves. Os transtornos de humor estão quase sempre associados à fadiga e a outros sintomas somáticos. Numa metanálise de 37 ensaios clínicos aleatórios, os sintomas depressivos foram vivenciados por até 60% dos sobreviventes do câncer. A reabilitação paliativa foi fundamental para fomentar, neles e em seus familiares, a esperança de manter ou melhorar a funcionalidade nas atividades cotidianas. Os exercícios incentivaram o desejo de viver e diminuíram os níveis de ansiedade e estresse, além de amenizar sintomas depressivos(Wittry, Lam e McNally, 2017).

A FAMÍLIA

A abordagem holística e multidisciplinar reconhece que o cuidado integral da pessoa idosa vai além do âmbito individual, necessitando também do apoio e da participação ativa dos familiares. Dessa forma, no contexto da reabilitação paliativa, é imperativo reconhecer e valorizar o papel fundamental desempenhado pela família do paciente. A inclusão do cuidador nesse processo não apenas fortalece os laços afetivos e o suporte emocional, mas também facilita o processo de reabilitação paliativa. Nesse contexto, a família se torna a principal fonte de apoio emocional do idoso e, ao longo do processo de adoecimento e finitude da vida, os cuidadores assumem papel crucial no cuidado.

É por meio da educação e do acesso à informação que os familiares compreendem melhor o processo de saúde e doença do paciente, desenvolvendo uma visão mais holística de suas necessidades. Além disso, fornecer orientações práticas para o cuidado diário do paciente é essencial para garantir a continuidade dos cuidados em casa. A família deve ser capacitada para lidar com demandas específicas — como administração de medicamentos e cuidados com higiene e nutrição — e orientada a acessar os recursos disponíveis — como serviços de saúde especializados, equipamentos médicos e apoio domiciliar —, que podem facilitar o processo de reabilitação e promover o conforto do paciente em seu domicílio.

Porém, por vezes surgem barreiras de comunicação entre os profissionais de saúde e as famílias dos pacientes idosos, o que pode prejudicar a eficácia dos cuidados prestados. Entre essas barreiras estão diferenças culturais, linguísticas e educacionais, além de emoções intensas, como o medo, a ansiedade e o estresse, que dificultam a compreensão mútua e a troca de informações. A literacia em saúde (LS) é um conceito que vai além da simples capacidade de ler e escrever. Implica a capacidade de compreender, avaliar e utilizar informações relacionadas à saúde para tomar decisões e promover o cuidado (Lima, 2020; Galvão e Nogueira, 2023).

Assim, no contexto de cuidados paliativos, a LS é crucial para garantir que as famílias dos pacientes compreendam as informações fornecidas pelos profissionais de saúde e participem ativamente do processo de cuidado. A LS ajuda a família a entender a doença da pessoa idosa, seus sintomas, seu prognóstico e suas opções de tratamento, promovendo uma participação mais capacitada nas decisões de cuidado e oferecendo um suporte emocional mais eficaz (Lima, 2020; Galvão e Nogueira, 2023).

Para garantir a transmissão eficaz de informações aos familiares, os profissionais de saúde devem adaptar sua comunicação às necessidades e ao nível de compreensão de cada família, utilizando uma linguagem clara e acessível. Além disso, o uso de materiais educativos, como folhetos, vídeos e recursos online, pode ser útil para reforçar as informações. Assim, promover a literacia em saúde e estabelecer uma comunicação clara e honesta por parte da equipe multidisciplinar é fundamental para que os familiares se tornem parceiros ativos, se sintam preparados para as diversas etapas do adoecimento e auxiliem, junto com a equipe multiprofissional, na tomada de decisões (Lima, 2020; Galvão e Nogueira, 2023).

Além dos aspectos práticos, é basilar fornecer apoio emocional aos familiares e cuidadores principais. Cuidar de um familiar com uma doença crônica ou terminal pode ser bastante desafiador e gerar grande impacto emocional na vida daqueles que se colocam no papel de cuidadores. Grupos de apoio e terapia permitem compartilhar experiências e receber suporte de outras pessoas que estão passando por situações semelhantes. Portanto, oferecer suporte psicológico e oportunidades para expressar preocupações e sentimentos é essencial para evitar o esgotamento emocional e promover o bem-estar mental da família e do cuidador.

CONSIDERAÇÕES FINAIS

Os principais objetivos nos cuidados de saúde da população idosa são manter a independência, minimizar o sofrimento e preservar a dignidade, o que requer cuidados médicos, gestão da saúde e promoção de reabilitação de forma adequada — mesmo quando prolongar a vida não é mais o objetivo principal. O diagnóstico médico correto, o adequado controle de sintomas e o acompanhamento multidisciplinar minimizam a incapacidade, o sofrimento físico e mental e os problemas resultantes de situações agudas e exacerbações.

A inclusão da família no processo de reabilitação paliativa é igualmente essencial para garantir uma abordagem abrangente e centrada no paciente idoso. Ao oferecer acesso à informação, educação, apoio emocional e orientação prática, fortalecemos os laços familiares e proporcionarmos cuidados de alta qualidade às pessoas idosas.

REFERÊNCIAS

AHMED, N.; AHMEDZAI, S. H.; HARWOOD, R. H. "The geriatrician's role in end-of-life care". *Age and Ageing*, v. 50, n. 2, p. 366-369, 2021.

DE MELO, R. C. *et al.* "Identifying and managing frailty in a Brazil context — A scoping review protocol". *JBI Database of Systematic Reviews and Implementation Reports*, v. 18, n. 4, p. 849-856, 2020.

GALVÃO, A. M.; NOGUEIRA, R. "A literacia em saúde e o papel do cuidador informal". *In:* ALMEIDA, C. V. de; FRAGOEIRO, I. *Manual de literacia em saúde — Princípios e práticas*. Lisboa: Pactor, 2023. p. 137-146.

JUNIUS-WALKER, U. *et al.* "How older patients prioritise their multiple health problems — A qualitative study". *BMC Geriatrics*, v. 19, n. 362, 2019.

LIMA, S. R. *Literacia em saúde em cuidados paliativos — Influência das variáveis sociodemográficas e de satisfação da família com os cuidados prestados*. Dissertação (mestrado em Enfermagem Médico-Cirúrgica) — Instituto Politécnico de Viseu, Viseu, 2020.

MONTAGNINI, M.; JAVIER, N. M.; RITCHIE, C. "Physical therapy and other rehabilitation issues in the palliative care setting", 2017. Disponível em: https://doctorabad.com/app/uptodate/d/topic.htm?path=physical-therapy-and-other-rehabilitation-issues-in-the-palliative-care-setting. Acesso em: 10 mar. 2025.

PILS, K. "Aspects of physical medicine and rehabilitation in geriatrics". *Wiener Medizinische Wochenschrift*, v. 166, n. 1-2, p. 44-47, 2016.

SUN, X.; LI, X. "Editorial, Aging and chronic disease — Public health challenge and education reform". *Frontiers in Public Health*, v. 11, n. 1175898, 2023.

THUESEN, J.; MIKKELSEN, T. B.; TIMM, H. U. *Koordinering af rehabilitering og palliation til mennesker med livstruende sygdom*. Nyborg: Rehpa: Videncenter for Rehabilitering og Pallation, 2016. Disponível em: https://www.rehpa.dk/wp-content/uploads/2017/04/Koordineringaf-rehabilitering-og-palliation-til-mennesker-med-livstruende-sygdom.pdf. Acesso em: 16 abr 2025.

UNITED NATIONS. *World population ageing 2019 — Highlights*. Nova York: UN Department of Economic and Social Affairs, 2020. Disponível em: https://digitallibrary.un.org/record/3846855/files/WorldPopulationAgeing2019-Highlights.pdf. Acesso em: 20 mar. 2025.

VOUMARD, R. *et al*. "Geriatric palliative care — A view of its concept, challenges and strategies". *BMC Geriatrics*, v. 18, p. 1-6, 2018.

WEI, M. Y.; RATZ, D.; MUKAMAL, K. J. "Multimorbidity in Medicare beneficiaries — Performance of an ICD-coded multimorbidity-weighted index". *Journal of American Geriatric Society*, v. 68, n. 5, p. 999-1006, 2020.

WITTRY, S. A ; LAM, N.; MCNALLEY, T. "The value of rehabilitation medicine for patients receiving palliative care". *American Journal of Hospice and Palliative Medicine*, v. 35, n. 6, p. 889-896, 2017. Disponível em: https://doi.org/10.1177/1049909117742896.

18. ATENÇÃO NUTRICIONAL E FONOAUDIOLÓGICA EM REABILITAÇÃO PALIATIVA

Danielle Brito-Rodrigues
Tamyris dos Santos Gonçalves
Alessandra Rischiteli Bragança Silva

TRANSPROFISSIONALIDADE E TRANSDISCIPLINARIDADE

A atuação transprofissional, pilar dos cuidados paliativos, promove ações interdisciplinares para o cuidado integral e continuado do paciente. Essa abordagem transcende as especialidades individuais, otimizando a integração profissional sem negligenciar as competências de cada área. O paciente e seu núcleo de cuidado, composto por familiares e cuidadores, são o foco central. A atuação transprofissional implica colaboração efetiva entre a equipe, visando a um plano de cuidado personalizado e adaptado às necessidades do paciente.

Neste capítulo, abordaremos duas áreas amplas e complexas: alimentação e cuidados paliativos. O ato de comer tem dimensões biológicas, sociais, religiosas, psicológicas, culturais e simbólicas. É por meio da alimentação que, por vezes, (res)significa-se a vida e se salvaguarda a dignidade da pessoa — ambos também pressupostos da abordagem paliativa.

A fonoaudiologia e a nutrição são ciências que atuam direta e cuidadosamente na relação intrínseca entre a alimentação e os cuidados paliativos. Considerando-se outras profissões e disciplinas que compõem esse cenário, as atribuições específicas e as interdisciplinares são importantes para promover cuidado e segurança ao paciente em todas as etapas da assistência.

A complexidade dos desafios clínicos contemporâneos demanda uma abordagem transdisciplinar na prática diária. Trata-se de atentar para o quê, quando, quanto, como e com quem comemos; para o momento em que a comida não é compreendida como combustível, mas como "recompensa emocional"; para quando a sensação de fome é suprimida pelo mecanismo neuroendócrino de caquexia refratária etc.

COMO A REABILITAÇÃO TRADICIONAL SE DIFERENCIA DA REABILITAÇÃO PALIATIVA?

A reabilitação e os cuidados paliativos não são conceitos antagônicos, mas complementares. A reabilitação tradicional proposta às pessoas acometidas por uma doença aguda já sanada ou mesmo crônica, porém em remissão (ou clinicamente estável), tem o propósito de promover melhorias funcionais mensuráveis ao longo de determinado tempo, usando uma abordagem interdisciplinar que requer o uso da reserva funcional e disciplina por parte da pessoa que está sendo submetida a esse programa (Tennisson *et al.*, 2023). Concentra-se na reabilitação sob a perspectiva de cura e recuperação de condições específicas, como restauração do estado nutricional e da força muscular da biomecânica da deglutição após um acidente vascular encefálico.

As intervenções de reabilitação paliativa são propostas singularizadas que reconhecem o diagnóstico, o prognóstico, os limites da capacidade funcional, o senso de dignidade da pessoa que convive com condições graves de saúde e a finitude da vida. Assim, promove sua participação e suas escolhas, resgatando-lhe o protagonismo e a autonomia. Também ajuda o paciente a adaptar-se às incertezas e perdas que podem surgir na trajetória do adoecimento e declínio funcional, recalculando a rota do cuidado sempre que necessário para que as pessoas vivam plenamente até morrerem (Tiberini, Turner e Talbot-Rice, 2018). Como exemplo, citamos a manutenção da alimentação por via oral mesmo diante de um quadro de desnutrição acompanhado de baixa aceitação alimentar por uma pessoa que enfrenta uma doença grave e avançada.

ATENÇÃO FONOAUDIOLÓGICA E NUTRICIONAL NOS CUIDADOS PALIATIVOS

Atenção fonoaudiológica

A atenção fonoaudiológica nos cuidados paliativos tem o desafio de apresentar soluções singularizadas para a segurança e o prazer alimentares, além de viabilizar os processos de comunicação humana, contribuindo na adaptação e/ou resolução dos comprometimentos na voz, fala, linguagem, deglutição e audição.

Hawksley *et al.* (2017) descreveram nove atribuições do fonoaudiólogo que trabalha com cuidados paliativos:

1 avaliar a alimentação e a deglutição e intervir nelas;
2 facilitar a comunicação entre paciente, seu núcleo de cuidados e profissionais de saúde;
3 avaliar a comunicação e a implementação de estratégias para apoiar a tomada de decisões, a autonomia, a independência e a qualidade de vida;
4 capacitar, por meio de uma comunicação eficaz, pacientes e familiares para que tenham a oportunidade de fazer escolhas informadas sobre seu futuro;
5 avaliar e potencializar a capacidade cognitiva dos pacientes;
6 planejar precocemente as estratégias a ser implementadas diante das mudanças na alimentação, deglutição, fala e cognição (com base no diagnóstico e no prognóstico);
7 atualizar o paciente, o núcleo de cuidados e a equipe de saúde a respeito das mudanças clínicas nas funções de deglutição, comunicação e cognição;
8 facilitar a tomada de decisões bioéticas relacionadas a alimentação, deglutição e cognição;

9 sempre que necessário e possível, adaptar a comunicação alternativa e aumentativa (CAA)[1] e outras estratégias de comunicação para aqueles que não se expressam verbalmente.

Os papéis e as responsabilidades do fonoaudiólogo nos cuidados paliativos também foram apontados na revisão crítica realizada por Forte (2019), que identificou quatro temas comuns nos artigos revisados:

1 a qualidade de vida foi apontada como foco da reabilitação paliativa fonoaudiológica;
2 o desenvolvimento de estratégias que favoreçam experiências positivas de alimentação e comunicação ao longo da progressão da doença;
3 a promoção da comunicação com a família e a equipe transdisciplinar para potencializar o plano de cuidados do paciente;
4 a importância de novos estudos que estabeleçam diretrizes para a atuação fonoaudiológica nos cuidados paliativos.

Embora o termo "reabilitação paliativa fonoaudiológica" não seja encontrado na literatura atual consultada, importantes publicações descrevem o papel do fonoaudiólogo nos cuidados paliativos (Pollens, 2004; Roe e Leslie, 2010; Pollens e Lynn, 2011; Pollens, 2012; O'Reilly e Walshe, 2015; Chahda, Mathisen e Carey, 2017). Precisamos advogar pela inclusão desse profissional nas equipes principais de cuidados paliativos e fortalecer a reabilitação paliativa fonoaudiológica.

ATENÇÃO NUTRICIONAL NOS CUIDADOS PALIATIVOS

Durante o curso de doenças ameaçadoras da vida, sintomas decorrentes do tratamento e/ou da própria doença (diarreia, constipação, disfagia, inapetência etc.) podem comprometer o estado nutricional e a qualidade de

1. Os termos "comunicação alternativa e aumentativa" (CAA) e "comunicação suplementar e alternativa (CSA)" são equivalentes.

vida (Miura *et al.*, 2019). Por isso, abordagens que combinam exercícios físicos e correção de déficits nutricionais devem ser os pilares de qualquer intervenção de reabilitação (Hall *et al.*, 2021).

A desnutrição é um dos quadros mais comuns observados nos pacientes elegíveis aos cuidados paliativos, sobretudo naqueles com doenças em estágio avançado. Nesses casos, a caquexia resulta da combinação de deficiências nutricionais e funcionais. A detecção precoce e precisa de alterações nutricionais é crucial. Para isso, são recomendadas a triagem e a avaliação nutricional, que incluem técnicas de antropometria, análise do histórico clínico, exame físico e investigação dos sintomas relatados pelo paciente. Esses procedimentos devem ser adaptados a cada fase da doença. Com base nos resultados, é possível indicar uma terapia nutricional individualizada, que pode contar com suplementação oral, nutrição enteral e, se necessário, uma combinação de ambas. Além disso, o aconselhamento nutricional personalizado e a prevenção de restrições alimentares desnecessárias são componentes importantes do cuidado nutricional (Uster *et al.*, 2018; Cotogni *et al.*, 2021).

O plano de cuidado nutricional na reabilitação paliativa deve:

- prever a oferta de nutrientes em quantidade suficiente para atender às demandas fisiológicas, de acordo com o aumento do gasto energético de repouso ocasionado pela doença;
- recuperar ou manter o estado nutricional nas fases iniciais da doença.

Esses cuidados levam à melhora dos sintomas e permitem que o paciente ingira maior variedade e quantidade de alimentos por meio de uma dieta adequada. Nesse caso, as condutas dietoterápicas respeitam a sua vontade e asseguram a melhora de sua qualidade de vida.

Embora as intervenções isoladas demonstrem benefícios, as abordagens multimodais integradas — que combinam acompanhamento nutricional, exercício físico e controle de sintomas — trazem benefícios como a manutenção do peso e da ingestão alimentar. Além disso, são seguras, viáveis, bem toleradas e economicamente melhores, inclusive em pessoas com doenças avançadas (Ester *et al.*, 2021).

Se toda a gama de sintomas não é controlada, o paciente não absorverá energia nem estará apto para fazer exercícios: alguém com dor e lutando para respirar não comerá. Desse modo, as intervenções que incluem familiares e cuidadores evitam internações hospitalares desnecessárias e reduzem o tempo de internação.

Percebe-se, assim, que na reabilitação paliativa os cuidados ligados à alimentação devem ser regra, e não exceção. O ato de comer pode possibilitar a realização de desejos, proporcionando funcionalidade, valor, propósito, significado e qualidade de vida.

O DESAFIO DE ALIMENTAR

A assistência alimentar no contexto de doenças graves e a implementação de reabilitação paliativa exigem uma compreensão aprofundada da "bibliografia alimentar" do paciente. Este conceito abrange a singularidade do significado atribuído ao ato de comer, construído através de sua historicidade, subjetividades e identidades, que por sua vez expressam seus vínculos e relações sociais. Ademais, é crucial considerar o impacto do declínio funcional (físico) e das vulnerabilidades emocionais, espirituais e sociais na experiência alimentar do indivíduo.

A alimentação em cuidados paliativos pode ser dividida didaticamente em três fases: 1) inicial e intermediária; 2) avançada; 3) de fim de vida. Cada etapa tem objetivos nutricionais e fonoaudiológicos pertinentes à trajetória da doença. Busca-se minimizar os limites e ampliar as possibilidades terapêuticas, sempre regidos pelos princípios bioéticos de justiça, autonomia, não maleficência e beneficência. Nesse contexto, é basilar que o profissional tenha domínio técnico para identificar a fase do cuidado.

A avaliação nutricional nas fases iniciais e intermediárias de doenças graves exige a utilização de parâmetros antropométricos e analíticos da composição corporal, instrumentos cruciais para determinar o grau de desnutrição, ou caquexia, além de auxiliarem no diagnóstico de sarcopenia.

Nesses estágios, em que o estado nutricional exerce influência significativa sobre o prognóstico, o suporte nutricional tem o objetivo de reverter quadros de fragilidade e otimizar a capacidade funcional. A reabilitação nutricional específica, com foco em quadros de pré-caquexia, caquexia, desnutrição e sarcopenia, demonstra maior eficácia fisiológica na reversão de fatores modificáveis, resultando em benefícios na qualidade de vida, atenuação da sintomatologia e aumento da tolerância aos tratamentos instituídos (Gallo *et al.*, 2001; Inca, 2022).

Uma estratégia de nutrição oral para abordar a anorexia consiste em aumentar o fracionamento alimentar. Isso envolve oferecer pequenas porções de alimentos com apresentações atrativas, que variem em texturas e sabores. Quando associada ao aconselhamento nutricional, essa abordagem pode aumentar a ingestão calórica, resultando em um acréscimo médio de 450 kcal por dia (Gallo *et al.*, 2001; Gonçalves e Capelas, 2016).

Os suplementos nutricionais podem ser uma fonte extra de calorias e proteínas, devendo estar na primeira linha de tratamento por desempenhar papel importante na reversão da caquexia. Porém, não podem substituir as refeições, pois a ingestão calórica se tornaria insuficiente.

Caso a ingestão oral não atinja as necessidades nutricionais, ou não seja possível devido à perda de peso secundária a essa incapacidade — como em casos de câncer de cabeça e pescoço —, a nutrição enteral está indicada. Já a nutrição parenteral está recomendada se a nutrição enteral não suprir as necessidades do paciente ou nos casos em que o funcionamento gastrointestinal esteja comprometido (Gallo *et al.*, 2001; Cotogni *et al.*, 2021).

Resumidamente, nas fases inicial e intermediária, o suporte nutricional beneficia o paciente, devendo ser instituído para garantir aporte calórico/proteico suficiente para cobrir o metabolismo basal e induzir a manutenção e/ou o ganho de peso e massa muscular (Gonçalves e Capelas, 2016; Cotogni *et al.*, 2021).

Para os pacientes em fase avançada de doença, sobretudo aqueles em fase final de vida, a avaliação clínica criteriosa para o diagnóstico nutricional é fundamental. Os parâmetros de avaliação abordados anteriormente não são indicados, podendo até ser considerados iatrogênicos, ou seja, quando a terapia nutricional causa efeitos adversos ao paciente. Por exemplo: o volume inadequado da dieta enteral causa anasarca, piora do padrão respiratório, náuseas e vômito. Nessa fase, a desnutrição é uma consequência da complexa síndrome da caquexia, muitas vezes refratária à intervenção terapêutica, sendo a terapia nutricional útil para proporcionar conforto ao paciente, como prima a bioética (Gallo *et al.*, 2001; Cotogni *et al.*, 2021).

Assim, é preciso:

- avaliar os benefícios, como aliviar a fome, reduzir a ansiedade e melhorar a astenia;
- considerar os riscos e os possíveis efeitos adversos ao decidir sobre a via mais adequada para alimentação e hidratação, em um processo de decisão compartilhada;
- preservar, sempre que possível, o aspecto social das refeições.

É fundamental dar menos ênfase à ingestão alimentar como objetivo terapêutico, atentando para o sentimento de angústia relacionado à caquexia. Pacientes, familiares e cuidadores devem receber apoio psicológico (Del Río *et al.*, 2012; Raijmakers, 2013).

A suplementação nutricional pode ser indicada diante da redução da aceitação alimentar caso contribua para minimizar o sofrimento e/ou nos casos em que o paciente desenvolva um valor afetivo com o produto, desde que não acarrete piora dos sintomas. O suporte nutricional artificial não é recomendado diante de baixa expectativa de vida, inclusive pelos riscos ou piora nos sintomas, devendo ser avaliado de forma individualizada (Gonçalves e Capelas, 2016).

Há momentos em que a nutrição sustenta a capacidade funcional e a qualidade de vida. No entanto, também há situações em que o corpo já não tem capacidade metabólica para absorção. Por isso, é essencial que o profissional tenha habilidade para identificar quando a doença, e consequentemente o cuidado, entram em uma nova etapa. Se a doença evoluir para caquexia, pode ser indicada uma alimentação voltada para reabilitar, com possível uso de via alternativa. Já em casos de caquexia refratária ao tratamento, o foco deve ser proporcionar conforto, tanto metabólico quanto afetivo.

Diante de uma pessoa com disfagia, os objetivos terapêuticos principais, tanto no modelo convencional quanto na reabilitação paliativa, são reduzir o risco de aspiração laringotraqueal, desidratação e/ou desnutrição, além de aumentar o bem-estar. A proposta terapêutica fonoaudiológica implica maximizar a função de deglutição, compensar a perda irreversível de função e reavaliar constantemente a mudança no *status* funcional (Frost, 2001).

Segundo Pollens (2004), na reabilitação paliativa há um passo além, porque a ênfase recai sobre o conforto e a liberdade de escolha. Nesse sentido, os pacientes têm o direito de:

- renunciar à recomendação de comer ou beber alimentos com consistência modificada;
- não comer nada por via oral (NPO);
- iniciar ou descontinuar o uso do suporte artificial de alimentação e hidratação — seja por uma recomendação técnica de segurança da equipe de saúde para minimizar a pneumonia por broncoaspiração ou para a manutenção do suporte nutricional.

Nos casos de renúncia ao suporte artificial de alimentação e hidratação — seja por disfagia, inapetência, seletividade ou parada voluntária de comer e beber nas condições graves de saúde —, os riscos devem ser reconhecidos, esclarecidos e debatidos por paciente, cuidadores e equipe de saúde. Dessa forma, "comer e beber com riscos reconhecidos" (CoBeRR) no contexto dos cuidados paliativos pode ser uma boa opção quando o foco do cuidado se afasta das intervenções de conforto e bem-estar, provocando distanásia (Royal College of Speech and Language Therapists, 2021).

Nessas situações, com o propósito de maximizar a qualidade de vida, o paciente, seu núcleo de cuidados e a equipe de saúde assumem o risco da alimentação por via oral e podem optar pela alimentação cuidadosamente assistida, em consistência, qualidade e quantidade adequadas ao paciente (Rodrigues e Coelho, 2023). Também chamada de alimentação de conforto, essa forma de cuidado é capaz de prevenir, aliviar ou reverter algum desconforto, garantindo a manutenção da funcionalidade possível nessa fase de vida.

O fonoaudiólogo pode lançar mão de técnicas e manobras para minimizar as possíveis complicações dessa alimentação — por exemplo, reduzir o volume da oferta e fazer pausas entre as colheradas para que uma deglutição extra ocorra naturalmente (Pollens, 2004) e maximizar o prazer de comer da maneira mais segura e confortável possível. O nutricionista pode prescrever suplementos alimentares mais adequados em macronutrientes, corrigir deficiências de micronutrientes, aconselhar métodos de preparo e resgatar preferências alimentares a fim de diminuir a angústia do núcleo de cuidados, que em geral se sente negligente nessas ocasiões.

Nesse contexto, a decisão quanto à via de alimentação e hidratação deve ser individualizada, respeitando as mudanças clínicas e levando em conta: a biografia alimentar e pessoal; os impactos pessoais da doença; o estilo de vida e as preferências, e os princípios e valores do indivíduo. As decisões devem ser pactuadas com a equipe de cuidados e o paciente (Rodrigues e Coelho, 2023).

Os exames diagnósticos objetivos que evidenciam a disfagia (videofluoroscopia ou videoendoscopia da deglutição) devem ser indicados com cautela na reabilitação paliativa, considerando a estabilidade clínica e o impacto dos possíveis achados no plano de cuidados. A avaliação clínica da deglutição é capaz de direcionar as condutas de forma mais adequada em cada caso.

Assim, criar um ambiente seguro de cuidado com a alimentação, tanto quanto possível e prazeroso, é o maior desafio da reabilitação paliativa nutricional e fonoaudiológica, uma vez que esse tema gera muito sofrimento e angústia nos cuidados de fim de vida. É necessário promover uma interação alimentar positiva, ao mesmo tempo que o paciente, seu núcleo de cuidados e a equipe se adaptam gradativamente ao declínio funcional característico daqueles que se aproximam da morte.

O DESAFIO DE COMUNICAR

Quando a capacidade de comunicação de um paciente diminui em consequência de um quadro clínico grave, o fonoaudiólogo pode colaborar com a avaliação e estratégias para otimizar os processos comunicativos, que são primordiais para que o paciente:

- assuma o protagonismo de sua vida;
- faça escolhas esclarecidas que facilitem a tomada de decisões;
- mantenha a autonomia e a dignidade;
- oriente seus familiares e responsáveis;
- norteie a equipe de saúde no plano de cuidados a ser proposto.

À medida que o paciente não é capaz de tomar decisões por si mesmo, é preciso identificar um substituto que represente seus interesses.

O fonoaudiólogo pode desenvolver estratégias individualizadas de comunicação, a depender das necessidades. Um paciente com disartria, por exemplo, pode ser orientado a diminuir a velocidade da fala e utilizar frases mais curtas para se comunicar com maior clareza. Um paciente com afasia pode ser orientado a construir um caderno com figuras e palavras-chave que facilitem a comunicação com seus familiares e cuidadores (uso de CAA). Um paciente com déficit auditivo pode adaptar um aparelho de amplificação sonora individual ou escrever suas necessidades tendo papel e caneta.

A incorporação do fonoaudiólogo à equipe precisa ocorrer o mais precocemente possível para que as dificuldades de comunicação sejam identificadas e sejam propostas estratégias e adaptações. Infelizmente, o fonoaudiólogo é chamado tardiamente, e observamos planos de cuidados desconexos, que não atendem adequadamente aos desejos e às necessidades do paciente e de seus familiares. Em consequência, a falta de comunicação efetiva e a permanência de um estado de vulnerabilidade comunicativa ampliam o sofrimento.

Uma ferramenta importante que favorece a comunicação da tríade paciente, núcleo de cuidados e equipe profissional é a conferência familiar — espaço de escuta ativa e diálogo. Não se trata de uma estratégia restrita à informação do boletim de saúde, em que os profissionais falam e os demais escutam. Na verdade, a conferência familiar (Glajchen *et al.*, 2022) permite:

- reduzir o sofrimento do paciente e de seu núcleo de cuidados;
- promover a aliança terapêutica e de consenso;
- preparar o núcleo de cuidados;
- aumentar a satisfação do paciente quanto ao atendimento de suas necessidades;
- promover o protagonismo pessoal e o letramento em saúde.

Ao viabilizar que o paciente em quadro clínico grave expresse seus desejos, suas necessidades, preocupações e vontades, nós lhe oferecemos a oportunidade de participar ativamente da construção de seu plano de cuidados de saúde, alcançando assim os propósitos essenciais da reabilitação paliativa.

CONSIDERAÇÕES FINAIS

O adoecimento impacta diversos aspectos da vida. Entre as pessoas elegíveis para cuidados paliativos, é comum o desejo de preservar a dignidade e a autonomia. Nesse contexto, a reabilitação paliativa promove a qualidade de vida com base no significado que esse conceito tem para cada indivíduo, capacitando-o a ser o centro do cuidado e respeitando suas particularidades e dimensões.

O conhecimento técnico-científico específico de cada área de atuação clínica, bem como as competências relacionais/culturais e de comunicação, são essenciais em todas as fases de cuidado e resultam em ganhos significativos na qualidade de vida do paciente. Trata-se de atuar na nutrição considerando não apenas a alimentação e a ingestão de nutrientes. E, na fonoaudiologia, indo além da biomecânica da deglutição.

REFERÊNCIAS

Chahda, L.; Mathisen, B. A.; Carey, L. B. "The role of speech-language pathologists in adult palliative care". *International Journal of Speech-Language Pathology*, v. 19, n. 1, p. 58-68, 2017.

COTOGNI, P. *et al.* "The role of nutritional support for cancer patients in palliative care". *Nutrients*, v. 13, n. 306, 2021. Disponível em: https://doi.org/10.3390/nu13020306.

DEL RÍO, M. M. *et al.* "Hydration and nutrition at the end of life — A systematic review of emotional impact, perceptions, and decision making among patients, family and health care staff". *Psycho-Oncology*, v. 21, n. 9, p. 913-921, set. 2012.

ESTER, M. *et al.* "Feasibility of a multimodal exercise, nutrition, and palliative care intervention in advanced lung cancer". *BMC Cancer*, v. 21, n. 159, p. 2021. Disponível em: https://doi.org/10.1186/s12885-021-07872-y.

FORTE, A. "Critical review — Pathologist's role in delivering adult end of life care". School of Communication Sciences and Disorders, University of Western Ontario, 2019. Disponível em: https://www.uwo.ca/fhs/lwm/teaching/EBP/2018_19/Forte.pdf. Acesso em: 17 mar. 2025.

FROST, M. "The role of physical, occupational and speech therapy in hospice: patient empowerment". *American Journal of Hospice and Palliative Medicine*, v. 18, n. 6, p. 397-402, nov.-dez. 2001.

GALLO, M. A. O. *et al.* "Caquexia en cáncer avanzado". *Medicina Paliativa*, Madri, v. 8, n. 4, p. 190-197, 2001.

GLAJCHEN M. *et al.* "Family meetings in palliative care — Benefits and Barriers". Current Treatment Options in Oncology, v. 23, n. 5, p. 658-667, mar. 2022. https://doi.org/10.1007/s11864-022-00957-1.

GONÇALVES, M; CAPELAS, M. "Anorexia-caquexia, nutrição e qualidade de vida no doente com cancro em cuidados paliativos". *Onco.News*, v. 3, n. 2, p. 8-16, 2016. Disponível em: https://www.researchgate.net/publication/326942827_Anorexia-caquexia_nutricao_e_qualidade_de_vida_no_doente_com_cancro_em_Cuidados_Paliativos. Acesso em: 16 abr. 2025.

HALL, C. C. *et al.* "A randomized, feasibility trial of an exercise and nutrition-based rehabilitation programme (ENeRgy) in people with cancer". *Journal of Cachexia, Sarcopenia and Muscle*, v. 12, n. 6, p. 2034-2044, 2021. Disponível em: https://doi.org/10.1002/jcsm.12806.

HAWKSLEY, R. *et al.* "Communication disorders in palliative care — Investigating the views, attitudes and beliefs of speech and language therapists". *International Journal of Palliative Nursing*, v. 23, n. 11, p. 543-551. Disponível em: https://doi.org/10.12968/ijpn.2017.23.11.543.

INCA (Instituto Nacional de Câncer). *A avaliação do paciente em cuidados paliativos*. Rio de Janeiro: INCA, 2022. (Cuidados paliativos na prática clínica, v. 1). Disponível em: https://ninho.inca.gov.br/jspui/handle/123456789/11605. Acesso em: 19 mar. 2025.

MIURA, S. *et al.* "A randomized phase II study of nutritional and exercise treatment for elderly patients with advanced non-small cell lung or pancreatic cancer — The Nextac-Two study protocol". *BMC Cancer*, v. 19, art. 528, 31 maio 2019. Disponível em: https://doi.org/10.1186/s12885-019-5762-6.

O'REILLY, A. C.; WALSHE, M. "Perspectives on the role of the speech and language therapist in palliative care — An international survey". *Palliative Medicine*, v. 29, n. 8, p. 756-761, 2015. Disponível em: https://doi.org/10.1177/0269216315575678.

Pollens, R. "Role of the speech-language pathologist in palliative hospice care". *Journal of Palliative Medicine*, v. 7, n. 5, p. 694-702, 2004. Disponível em: https://doi.org/10.1089/jpm.2004.7.694.

_______. "Integrating speech-language pathology services in palliative end-of-life care". *Topics in Language Disorders*, v. 32, n. 2, p. 137-148, 2012.

Pollens, R.; Lynn, M. C. "Social work and speech pathology — Supporting communication in palliative care". *In:* Altilio, T.; Otis-Green, S.; Cagle, J. G. (orgs.). *The Oxford textbook of palliative social work*. Oxford: Oxford University Press, 2011. p. 615-625.

Raijmakers N. J. *et al. Bereaved relatives' perspectives of the patient's oral intake towards the end of life — A qualitative study. Palliative Medicine*, v. 27, n. 7, p. 665-72, jul. 2013. Disponível em: https://doi.org/10.1177/0269216313477178.

Rodrigues, D. B.; Coelho, C. B. T. "Tomada de decisão quanto à via de alimentação e hidratação do paciente crítico elegível aos cuidados paliativos". *In:* Ribeiro, S. C. da C. *Cuidados paliativos no paciente crítico*. Barueri: Manole, 2023. p. 321-329.

Roe, J. W.; Leslie, P. "Beginning of the end? Ending the therapeutic relationship in palliative care". *International Journal of Speech-Language Pathology*, v. 12, n. 4, p. 304-308, 2010.

Royal College of Speech and Language Therapists (RCSLT). *Eating and drinking with acknowledged risks (EDAR) — Multidisciplinary team guidance for the shared decision-making process (adults)*. Londres: RCSLT, 2021. Disponível em: https://www.rcslt.org/wp-content/uploads/2021/09/EDAR-multidisciplinary-guidance-2021.pdf. Acesso em: 16 abr. 2025.

Tennison, J. M. *et al.* "Palliative rehabilitation in acute inpatient rehabilitation — Prognostic factors and functional outcomes in patients with cancer". *The Oncologist*, v. 28, n. 2, p. 180-186, 2023. Disponível em: https://doi.org/10.1093/oncolo/oyac229.

Tiberini, R.; Turner, K.; Talbot-Rice, H. "Rehabilitation in palliative care". *In:* MacLeod, R.; Van den Block, L. (orgs.). *Textbook of palliative care*. Cham: Springer, 2018. p. 1-16. Disponível em: https://doi.org/10.1007/978-3-319-31738-0_34-1.

Uster, A. *et al.* "Effects of nutrition and physical exercise intervention in palliative cancer patients — A randomized controlled trial". *Clinical Nutrition*, v. 37, n. 4, p. 1202-1209, ago. 2018. Disponível em: https://doi.org/10.1016/j.clnu.2017.05.027.

19. TECNOLOGIAS INOVADORAS E SUA APLICAÇÃO EM REABILITAÇÃO PALIATIVA

Aristela de Freitas Zanona

O uso de tecnologias na assistência médica, inclusive nos cuidados paliativos, tem o potencial de revolucionar a maneira como os pacientes são diagnosticados e tratados. Os cuidados paliativos se concentram em melhorar a qualidade de vida das pessoas que enfrentam uma doença com prognóstico de óbito ou incurabilidade (Ott *et al.*, 2023).

Nos cuidados paliativos, o objetivo principal do tratamento é a paliação, não a cura. Tais cuidados podem ser fornecidos em todos os estágios da doença em paralelo a um tratamento curativo. No entanto, são aplicados sobretudo após o diagnóstico da incurabilidade da doença subjacente. Por muitos séculos, os cuidados para pessoas em fase terminal eram fornecidos apenas por familiares, em casa. No entanto, os cuidados paliativos estão cada vez mais inseridos em instituições públicas e privadas, em casas de repouso e hospitais (Hudson *et al.*, 2021). Embora o número de instituições tenha aumentado, uma pesquisa feita nos Estados Unidos revelou que o número de pessoas que prefere os cuidados especializados terminais em casa aumentou 30,7% entre 2003 e 2017 (Cross e Warraich, 2019).

Com o surgimento das tecnologias digitais na saúde, os serviços anunciam cada vez mais a combinação do padrão de atendimento clínico com o conforto da própria casa, estabelecendo "centros de assistência médica domiciliar" (Cross e Warraich, 2019).

Além de todos os aspectos relacionados a uma doença incurável ou ao momento de finalização da vida, um dos aspectos mais marcantes é a presença da dor total (dor física, psíquica, emocional etc.). Essa fase de fim de vida requer, como resposta, um cuidado multidimensional e abrangente, denominado princípio do cuidado total (CT) (Ott *et al.*, 2023).

O CT, como princípio de cuidados paliativos, fornece um paradigma para explicar a capacidade de resposta de um indivíduo, incluindo sua subjetividade, complexidade e mutabilidade. O CT descreve a dor não apenas como um sintoma físico, mas como um fenômeno complexo que implica sofrimento mental, social e espiritual (Saunders, 1964; De Castro *et al.*, 2023). Em particular, quatro dimensões são abordadas pelo paradigma da dor total e o derivado princípio de cuidado total: física, psicológica, social e espiritual (Diagrama 1). Essas dimensões não são distintas uma da outra, estando complexamente interligadas (Castro *et al.*, 2021).

Diagrama 1. Princípios do cuidado total

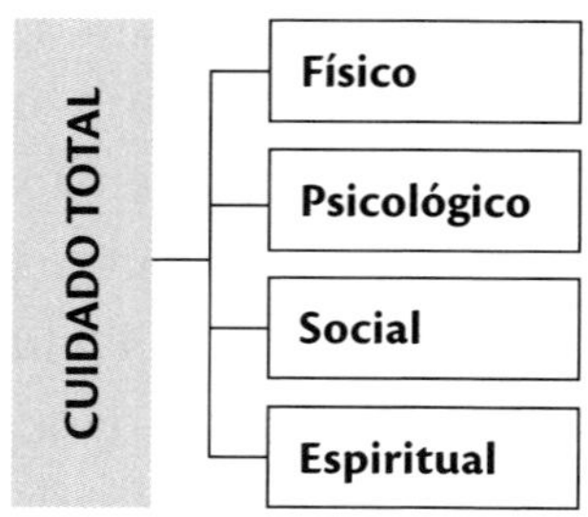

Fonte: adaptado de Ott (2023).

Paralelamente, uma quantidade crescente de trabalhos alavancou as tecnologias da informação para ajudar os pacientes a conduzir o processo de cuidados paliativos em casa ou em ambiente hospitalar/casa de cuidados para o final da vida. Essas tecnologias têm a vantagem de fornecer flexibilidade de local e tempo na terapia, facilitar o engajamento, diminuir estresse, percepção de dor e/ou ansiedade, além de receber, remotamente, o *feedback* dos terapeutas.

A seguir discutiremos alguns recursos tecnológicos que podem facilitar os cuidados paliativos.

JOGOS SÉRIOS (*SERIOUS GAMES*)

O uso de jogos sérios na saúde aumentou vertiginosamente na última década. Pesquisadores têm usado jogos para fornecer novas intervenções autônomas e complementares e para envolver pacientes e cuidadores no planejamento de cuidados avançados e em conversas sobre doenças graves. No campo da saúde, os jogos sérios têm objetivos terapêuticos e se concentram na mudança de comportamento para melhorar os resultados clínicos, usando para isso princípios básicos de reforço ou mudança comportamental. As tecnologias de jogos sérios motivam os usuários a interagir e aprender com o jogo usando designs de mídia visualmente interativos baseados em algoritmos (Azizoddin e Thomas, 2022).

Os jogos sérios podem se concentrar no desenvolvimento de habilidades ou na resolução de problemas, mas devem sempre ser construídos por meio de experiências envolventes e agradáveis, em que atingir os objetivos no jogo reforça os objetivos do tratamento (relaxamento, redução de estresse, ansiedade ou melhora da tomada de decisão ou o pensamento reflexivo sobre uma conduta a ser tomada) (Zaslavsky, Roopsawang e Chen, 2020).

Os jogos mais utilizados em cuidados paliativos são Hello, Go Wish e MyPal. Ao contrário de muitas percepções errôneas, pessoas de todos os gêneros e idades podem utilizá-los, sobretudo se estiverem disponíveis em mídias sociais e *smartphones* (Koivisto e Malik, 2021).

As intervenções projetadas como jogos demonstram ter cada vez mais um impacto positivo na saúde e no bem-estar dos pacientes. Alguns dos jogos sérios mais eficazes têm como alvo o autogerenciamento do indivíduo que precisa lidar com doenças crônicas, dor ou comportamentos de saúde relevantes. Com sua acessibilidade, os jogos podem transformar a complexidade do gerenciamento de doenças graves em etapas de ação "palatáveis". Assim, fornecem aos pacientes uma estrutura representativa de sua experiência pessoal, mas voltada para atingir objetivos relacionados à saúde (Koivisto e Malik, 2021).

O estudo de Azizoddin e Thomas (2022) desenvolveu um jogo sério baseado no *feedback* de mulheres em tratamento de quimioterapia. Os usuários são apresentados a personagens que também são mulheres com câncer avançado e são instruídos a manter os personagens saudáveis e fortes até mesmo em situações difíceis. Conforme os usuários seguem esses personagens, eles selecionam comportamentos para decidir como tais personagens devem responder a situações comuns e difíceis (por exemplo, gerenciar efeitos colaterais do tratamento, conversar com oncologistas etc.).

A maioria dos jogos comercializados não está relacionada à saúde, muito menos para os cuidados paliativos — por isso é interessante desenvolver jogos que atendam essa população de forma mais assertiva.

Os jogos sérios são uma modalidade promissora, baseada em evidências e acessível para oferecer intervenções de cuidados paliativos a pacientes com câncer avançado ou outras doenças incuráveis, bem como apoio aos cuidadores.

TELESSAÚDE E TELERREABILITAÇÃO

O local de atendimento preferido da maioria dos pacientes que precisam de cuidados paliativos é sua casa (Sandsdalen *et al.*, 2015). Para manter sua autonomia e seu senso de significado, pacientes em cuidados domiciliares valorizam o acesso direto a profissionais de saúde. No entanto, a literatura aponta desafios significativos na comunicação, incluindo a falta de contato regular com médicos e enfermeiros, e falhas na coordenação entre profissionais de saúde primários e secundários (Ventura *et al.*, 2014). Adicionalmente, pacientes podem sentir insegurança em relação à urgência de seus problemas, quem contatar em caso de necessidade, qual a resposta esperada e a legitimidade de suas demandas. Nesse contexto, torna-se imprescindível o desenvolvimento de um sistema de comunicação eficaz e seguro para pacientes e suas famílias.

A telessaúde — definida como "assistência médica prestada remotamente por meio de uma variedade de ferramentas de telecomunicação" (Dorsey e Topol, 2016) — é um recurso eficaz em cuidados paliativos no ambiente domiciliar. Pode ser fornecida de modo interativo, que convida a uma troca de informações ou mensagens entre pacientes e profissionais de saúde, ou de modo passivo, forma de comunicação que não requer uma resposta imediata do destinatário (Dorsey e Topol, 2016).

O teleatendimento pode ser útil para quadros que exigem monitoramento próximo, avaliação clínica e intervenção precoce para prevenir intercorrências, como a hospitalização indesejada. Entre os benefícios potenciais da telessaúde estão:

- aumento da qualidade de vida, ao melhorar a independência do paciente e de seus cuidadores;
- autogestão da situação de saúde do paciente;
- melhor acesso a serviços comunitários de cuidados paliativos para aqueles que desejam morrer em casa;
- redução de admissões hospitalares desnecessárias.

Além disso, a telessaúde pode ser usada para reduzir os encargos de deslocamento dos pacientes e fornecer acesso aos serviços em horários diferentes do horário comercial (Steindal *et al.*, 2020).

Segundo Steindal *et al.* (2020), os aplicativos de telessaúde mostraram-se viáveis para uso em cuidados paliativos: aumentaram e melhoraram o acesso a profissionais de saúde em casa e ampliaram os sentimentos de segurança e proteção. Os recursos visuais da telessaúde permitiram uma conexão próxima com profissionais de saúde. No entanto, o estudo também mostrou que alguns pacientes tiveram dificuldade de usar os aplicativos. Problemas de design aumentam a dependência de ajuda externa e, por vezes, funcionam como um lembrete da morte iminente.

A fim de reabilitar as funções e estruturas corporais dos pacientes, a telerreabilitação se vale de recursos tecnológicos, notadamente a videoconferência. Essa ferramenta permite aos terapeutas acompanhar os movimentos dos pacientes durante a execução de exercícios e tarefas de reabilitação. A ferramenta tem um potencial significativo para diminuir o tempo de internação hospitalar, uma vez que permite aos pacientes realizar as atividades em casa, o que resulta na redução de custos

O recurso de telerreabilitação é particularmente útil para pacientes que não dispõem de uma boa cobertura de saúde, apresentam dificuldades com transporte, dependem de cuidadores, não contam com serviços de reabilitação por perto ou estão em cuidados paliativos residenciais (Steindal *et al.*, 2020).

DISPOSITIVOS ROBÓTICOS, INTELIGÊNCIA ARTIFICIAL E SENSORES

A terapia assistida por robôs ou que utiliza a inteligência artificial ganhou destaque na reabilitação nas últimas décadas, e pode ser utilizada também nos cuidados paliativos. Porém, por vezes os dispositivos robóticos demandam muito espaço, o que pode ser problemático tanto em hospitais quanto em residências (Chen *et al.*, 2019).

Já os sensores inteligentes, minimamente invasivos, coletam dados como pressão arterial e frequência cardíaca/respiratória. Eles são assim chamados porque, ao contrário dos algoritmos convencionais, o aprendizado de máquina é usado para avaliar os dados. O objetivo do sensor é que o paciente possa avaliar as próprias emoções por meio de informações externas (Ott *et al.*, 2023).

Enquanto com os profissionais de saúde o monitoramento não é constante, os sensores inteligentes realizam-no de forma perene, fornecendo dados de longo prazo sem sobrecarregar o paciente. Isso vai ao encontro dos cuidados paliativos, que têm uma abordagem centrada na pessoa e são menos invasivos e desconfortáveis. Esse tipo de tecnologia — possivelmente em combinação com outros aplicativos digitais — moldará a saúde futura e os cuidados paliativos (Shi *et al.*, 2021).

Sensores que, por exemplo, medem os batimentos cardíacos com precisão, permitem calcular as variações da frequência cardíaca e ajudam a determinar se o estresse é oriundo da dor ou de outros sintomas. Além disso, esses parâmetros podem ser usados como marcadores indiretos para a eficácia das medidas de gerenciamento de sintomas (Shi *et al.*, 2021).

Porém, é preciso levar em conta que a experiência dos sintomas (por exemplo, dor, falta de ar, náusea) é profundamente individual e complexa. A interpretação dos dados produzidos com o sensor não pode ser considerada de forma isolada. Para salvaguardar a autonomia do paciente, devem ser consideradas outras fontes de garantia de autonomia, ou melhor, de "liberdade assistida" — como a comunicação direta com ele. O sensor não pode gerar solidão ou isolamento nem reduzir interações sociais relevantes (Ott *et al.*, 2023).

DISPOSITIVOS DE REALIDADE VIRTUAL

A realidade virtual (RV) é definida como simulação da realidade. Os usuários são imersos em um ambiente virtual que lembra o real. Tal ambiente é gerado tecnologicamente com imagens, processamento e sons para criar um mundo interativo. Podem-se utilizar também outros estímulos sensoriais (Martin *et al.*, 2022).

A literatura comprova que a RV tem efeito positivo no controle da dor e de sintomas como depressão e ansiedade. Evidências mostram que intervenções de RV podem aliviar a dor e distrair os pacientes durante procedimentos médicos (Spiegel *et al.*, 2019; Indovina *et al.*, 2018; Georgescu *et al.*, 2019). Assim, trata-se de uma opção interessante para realizar intervenções psicológicas em um ambiente de cuidados paliativos.

Foi demonstrado que os pacientes em cuidados paliativos querem se envolver em atividades significativas (Costa e Othero, 2012), o que os ajuda a manter a dignidade e a qualidade de vida. No entanto, barreiras como falta de tempo e de recursos financeiros, estado de saúde e fadiga por vezes dificultam o processo. A RV pode ajudar a superar tais barreiras e fornecer intervenções psicológicas significativas (Martin *et al.*, 2022).

Embora a RV seja uma intervenção promissora em uma variedade de contextos terapêuticos, seu uso também foi associado a efeitos colaterais negativos. O conjunto de efeitos colaterais comumente observados durante o uso da RV foi rotulado de "enjoo cibernético", e entre os sintomas estão náusea, tontura, desorientação, vertigem e dores de cabeça (Moloney *et al.*, 2023). A prevalência de náusea em pacientes com câncer em cuidados paliativos é altíssima, chegando a 68% (Leach, 2019). Portanto, ao utilizar a RV com esses indivíduos, é preciso cuidado para não exacerbar quaisquer sintomas.

NEUROMODULAÇÃO E CUIDADOS PALIATIVOS

A neuromodulação é um campo da ciência, da medicina e da bioengenharia que abrange tecnologias implantáveis e/ou não implantáveis, elétricas, magnéticas, ópticas ou químicas. Seu objetivo é melhorar a qualidade de vida do paciente e o funcionamento do seu sistema nervoso. A técnica utiliza neuroestimulação cortical e subcortical para aliviar problemas que prejudicam o comportamento humano e o funcionamento ideal (Smith e Pilitsis, 2014).

As técnicas de neuromodulação representam uma opção terapêutica promissora para pacientes em cuidados paliativos e visa aliviar sintomas intensos e persistentes. Essa abordagem é benéfica para essa população, que em geral inclui idosos com função orgânica reduzida e pacientes em polifarmácia, ou seja, indivíduos mais vulneráveis a interações medicamentosas e efeitos adversos (Knotkova *et al.*, 2021).

NEUROMODULAÇÃO E DOR

A cada ano, quase 75% dos 9 milhões de pessoas com dor relacionada ao câncer têm dor moderada a grave em estágios avançados; destes, 10% a 15% não conseguem tratamento adequado com opiáceos e/ou analgésicos convencionais. A neuroestimulação pode ajudar a combater a dor de origem neuropática (Knotkova *et al.*, 2021).

A dor relacionada ao câncer, que facilita a progressão da doença metastática, é um importante fator preditivo de sobrevivência; portanto, o alívio adequado da dor não apenas melhora a qualidade de vida, mas também a prolonga. Em pacientes com câncer, a dor resulta de progressão ou invasão do tumor, cirurgias, tratamentos sistêmicos, infecções, inatividade e fadiga generalizada. Mecanismos inflamatórios, neuropáticos, isquêmicos e de compressão em múltiplos locais também contribuem para a dor. Em geral, os tratamentos farmacológicos para a dor relacionada ao câncer causam uma miríade de efeitos colaterais, inclusive consciência alterada e estados emocionais negativos, e contribuem para a sensação de perda de controle dos pacientes sobre seu corpo e sobre a doença. Além disso, eles podem desenvolver tolerância e dependência desses tratamentos (Knotkova *et al.*, 2021).

A dor crônica costuma ter consequências catastróficas: no mínimo, diminui a qualidade de vida; no pior dos casos, pode levar ao suicídio. Nos casos em que é impossível eliminar a dor, o sucesso do tratamento depende, em grande parte, da capacidade do paciente de se adaptar aos sintomas e autogerenciar a dor (Knotkova *et al.*, 2021).

O processamento da dor no sistema nervoso central é um fenômeno complexo e multifacetado, influenciado por diversos fatores. Contrariando a visão simplista de modelos tradicionais, a intensidade da dor percebida não se correlaciona diretamente com a atividade cerebral.

Do ponto de vista neurobiológico, a dor se manifesta através de vias que conectam diretamente a medula espinhal ao tronco cerebral inferior e às estruturas límbicas, áreas responsáveis pelo processamento das emoções. As vias espinotalâmicas, por sua vez, modulam a dor em regiões cerebrais associadas à percepção do estado corporal (córtex insular) e ao direcionamento da atenção e das prioridades de resposta (córtex cingulado anterior).

Estudos de neuroimagem revelam a ativação de diversas áreas cerebrais durante episódios de dor, incluindo o córtex somatossensorial, a ínsula, a amígdala e o córtex cingulado anterior. O aumento da atividade na ínsula e no córtex cingulado anterior pode indicar uma fase inicial na transição da dor aguda para a crônica. Além disso, a exposição prolongada à dor crônica, um estressor persistente, pode levar a danos neuronais no hipocampo e inibir a neurogênese (Knotkova *et al.*, 2021).

O uso de eletricidade e/ou pulsos magnéticos para distúrbios dolorosos tem sido empregado há algum tempo. Duas técnicas não invasivas, estimulação magnética transcraniana repetitiva (EMTr) e estimulação transcraniana por corrente contínua (ETCC), surgiram como modalidades potencialmente eficazes e promissoras para o alívio da dor. Uma metanálise realizada por Zaghi e colaboradores (que incluiu 18 estudos) demonstrou que a estimulação cerebral não invasiva está associada a uma redução significativa da dor. Essa redução foi medida em uma escala de dor padrão, que varia de 0 (sem dor) a 10 (pior dor possível), e apresentou um tamanho de efeito de -0,86, com um intervalo de confiança de 95% (-1,54 a -0,19) (Zaghi *et al.*, 2011).

Indicada para depressão grave, a EMTr é um tratamento seguro e bem tolerado, e mostra-se promissora em outros transtornos de humor nos quais a medicação tem sido ineficaz (Lefaucheur *et al.*, 2020). Relatórios recentes usando regimes acelerados de até dez estimulações diárias alcançaram efeito terapêutico completo em apenas cinco dias, até mesmo em pacientes gravemente enfermos. Tais observações levam à seguinte pergunta: a EMTr acelerada pode beneficiar pacientes com doença terminal e expectativa de vida limitada (Watt *et al.*, 2022)?

O córtex pré-frontal dorsolateral esquerdo (CPDL) (técnica Beam F3) ou a área do córtex motor primário são as principais regiões de estimulação quando se objetiva a melhora da percepção da dor. Na ETCC, para o tratamento da dor, o ânodo é colocado sobre o córtex motor primário (M1) ou (CPDL) no lado contralateral à dor ou no lado esquerdo em pacientes com dor difusa. O cátodo é posicionado sobre uma zona cortical supostamente neutra, geralmente o córtex supraorbital contralateral. A intensidade da estimulação é de 2 mA, usando eletrodos de 3 cm × 5 cm de diâmetro, revestidos por uma esponja embebida em solução salina (Nguyen *et al.*, 2023). Na EMTr, uma bobina em formato de oito ou circular é posicionada nas mesmas áreas-alvo (M1 ou CPDL), utilizando, na maioria das vezes, altas frequências (10 Hz) (Watt *et al.*, 2022). M1 é considerada área-alvo de estimulação quando se pretende diminuir a dor devido às conexões entre o córtex motor e inúmeras estruturas situadas próximas dessa região envolvidas na modulação da dor, sobretudo córtex cingulado, tálamo e medula ventromedial rostral. Alguns estudos sugeriram que o efeito analgésico da estimulação do córtex motor se dá devido à estimulação de suas conexões com várias estruturas envolvidas na modulação da dor em geral, incluindo dor nociceptiva (cancerosa ou não cancerosa) (Nguyen *et al.*, 2023; Watt *et al.*, 2022).

Esse mecanismo poderia explicar a eficácia da neuromodulação na dor do câncer no cenário de cuidados paliativos, no qual a dor nociceptiva e a dor neuropática são frequentemente associadas. A ativação de conexões entre o córtex motor e o córtex pré-frontal dorsolateral também seria responsável pela melhora do humor — efeito desejado nesse contexto, no qual uma alta porcentagem de pacientes está deprimida (Porche *et al.*, 2014).

No estudo de Nguyen *et al.* (2016), que dizia respeito a pacientes no fim da vida, os medicamentos analgésicos foram significativamente reduzidos, permitindo a retomada de certas atividades da vida diária e uma melhora acentuada da qualidade de vida. Knotkova, Malamud e Cruciani (2014) revelaram que a ETCC também melhorou os distúrbios cognitivos induzidos por quimioterapia paliativa, mas esses pacientes aparentemente não sentiram nenhuma dor. Ao facilitar as atividades da vida diária, o tratamento permite que o paciente volte para casa em boas condições e continue o acompanhamento em domicílio.

Está comprovado que técnicas de estimulação não invasivas (EMTr e ETCC) precisam ser repetidas para garantir a manutenção do resultado clínico em longo prazo (Pommier *et al.*, 2016; Lefaucheur *et al.*, 2020). A ETCC pode gerar efeitos indiretos, como o alívio prolongado da dor. Esse efeito é atribuído à plasticidade cerebral, fenômeno induzido pela repetição de sessões de ETCC em um curto período. Em um estudo de caso relatado por Ibrahim *et al.* (2018), observou-se que o alívio da dor se intensificou após a quinta sessão e se manteve, em média, por 30 dias após o término da estimulação.

REFERÊNCIAS

Azizoddin, D. R.; Thomas, T. H. "Game changer — Is palliative care ready for games?" *JCO Clinical Cancer Informatics*, v. 6, abr. 2022. Disponível em: https://doi.org/10.1200/CCI.22.00003.

Castro, M. C. F. de *et al.* "Dor total e teoria do conforto — Implicações no cuidado ao paciente em cuidados paliativos oncológico". *Revista Gaúcha de Enfermagem*, v. 42, p. 1-8, 2021. Disponível em: https://www.scielo.br/j/rgenf/a/TSsc3FTFp8Wf4zgJ37bKnPs/?lang=pt#. Acesso em: 9 abr. 2025.

Chen, Y. *et al.* "Home-based technologies for stroke rehabilitation — A systematic review". *International Journal of Medical Informatics*, v. 123, p. 11-22, 2019. Disponível em: https://doi.org/10.1016/j.ijmedinf.2018.12.001.

Costa, A.; Othero, M. "Palliative care, terminal illness, and the model of human occupation". *Physical and Occupational Therapy in Geriatrics*, v. 30, n. 4, p. 316-327, 2012.

Cross, S. H.; Warraich, H. J. "Changes in the place of death in the United States". *The New England Journal of Medicine*, v. 381, p. 2369-2370, 2019. Disponível em: https://doi.org/10.1056/NEJMc1911892.

Dorsey, E. R.; Topol, E. J. "State of telehealth". *New England Journal of Medicine*, v. 375, n. 14, p. 154-161, 2016.

Georgescu, R. *et al.* "Psychological interventions using virtual reality for pain associated with medical procedures — A systematic review and meta-analysis". *Psychological Medicine*, v. 50, n. 11, p. 1795-1807, 2019.

Hudson, P. *et al.* "Reframing palliative care to improve the quality of life of people diagnosed with a serious illness". *The Medical Journal of Australia*, v. 222, n. 5, p. 262-268, 2021.

Ibrahim, N. M. *et al.* "Effect of transcranial direct current stimulation of the motor cortex on visceral pain in patients with hepatocellular carcinoma". *Pain Medicine*, v. 19, n. 3, p. 550-560, 2018.

Indovina, P. *et al.* "Virtual reality as a distraction intervention to relieve pain and distress during medical procedures — A comprehensive literature review". *The Clinical Journal of Pain*, v. 34, n. 9, p. 858-877, 2018.

Knotkova, H.; Malamud, S. C.; Cruciani, R. A. "Transcranial direct current stimulation (TDCS) improved cognitive outcomes in a cancer survivor with chemotherapy-induced cognitive difficulties". *Brain Stimulation*, v. 7, n. 5, p. 767-768, 2014.

Knotkova, H. *et al.* "Neuromodulation for chronic pain". *Lancet*, v. 397, n. 10289. p. 2111-2124, maio 2021. Disponível em: https://doi.org/10.1016/s0140-6736(21)00794-7.

Koivisto, J.; Malik, A. "Gamification for older adults — A systematic literature review". *The Gerontologist*, v. 61, n. 7, e360-e372, 2021.

Leach, C. "Nausea and vomiting in palliative care". *Clinical Medicine* (Londres), v. 19, n. 4, p. 299-301, 2019.

Lefaucheur, J.-P. *et al.* "Evidence-based guidelines on the therapeutic use of repetitive transcranial magnetic stimulation (rTMS) — An update (2014-2018)". *Clinical Neurophysiology*, v. 131, n. 2, p. 474-528, 2020.

Lefaucheur, J. P. *et al.* "Neuropathic pain controlled for more than a year by monthly sessions of repetitive transcranial magnetic stimulation of the motor cortex". *Neurophysiologie Clinique*, v. 34, n. 2, p. 91-95, 2004.

Martin, J. L. *et al.* "Virtual reality in palliative care — A systematic review". *Healthcare* (Basel), v. 10, n. 7, 2022. Disponível em: https://doi.org/10.3390/healthcare10071222.

Moloney, M. *et al.* "Virtual reality use and patient outcomes in palliative care — A scoping review". *Digital Health*, v. 9, 2023. Disponível em: https://doi.org/10.1177/20552076231207574.

Nguyen, J. P. *et al.* "Value of transcranial direct-current stimulation of the motor cortex for the management of refractory cancer pain in the palliative care setting — A case report". *Clinical Neurophysiology*, v. 127, n. 8, p. 2773-2774, 2016.

______. "Bicentre, randomized, parallel-arm, sham-controlled trial of transcranial direct-current stimulation (tDCS) in the treatment of palliative care patients with refractory cancer pain". *BMC Palliative Care*, v. 22, n. 1, 2023. Disponível em: https://doi.org/10.3390/medicina59111957.

OTT, T. *et al.* "Palliative care and new technologies — The use of smart sensor technologies and its impact on the total care principle. *BMC Palliative Care*, v. 22, n. 1, p. 50, 2023. Disponível em: https://doi.org/10.1186/s12904-023-01174-9.

POMMIER, B. *et al.* "Robot-guided neuronavigated rTMS as an alternative therapy for central (neuropathic) pain — Clinical experience and long-term follow-up". *European Journal of Pain* (Londres), v. 20, n. 6, p. 907-916, 2016.

PORCHE, K. *et al.* "Depression in palliative care patients — A survey of assessment and treatment practices of Australian and New Zealand palliative care specialists". *Australian Health Review*, v. 38, p. 44-50, 2014.

SANDSDALEN, T. *et al.* "Patients' preferences in palliative care — A systematic mixed studies review". *Palliative Medicine*, v. 29, n. 5, p. 399-419, 2015. Disponível em: https://doi.org/10.1177/0269216314557882.

SHI, K. *et al.* "Contactless analysis of heart rate variability during cold pressor test using radar interferometry and bidirectional LSTM networks". *Scientific Report*, v. 11, n. 1, fev. 2021. Disponível em: https://doi.org/10.1038/s41598-021-81101-1.

SMITH, H. S.; PILITSIS, J. G. "Neuromodulation and palliative medicine". *The American Journal of Hospice & Palliative Care*, v. 31, n. 2, p. 211-219, 2014.

SPIEGEL, B. *et al.* "Virtual reality for management of pain in hospitalized patients — A randomized comparative effectiveness trial". *PLOS One*, 14 ago. 2019. Disponível em: https://doi.org/10.1371/journal.pone.0219115.

STEINDAL, S. A. *et al.* "Patients' experiences of telehealth in palliative home care — Scoping review". *Journal of Medical Internet Research*, v. 22, n. 5, p. e16218, 2020.

VENTURA, A. D. *et al.* "Home-based palliative care — A systematic literature review of the self-reported unmet needs of patients and carers". *Palliative Medicine*, v. 28, n. 5, p. 391-402, 2014. Disponível em: https://doi.org/10.1177/0269216313511141.

WATT, C. L. *et al.* "Accelerated rTMS for existential distress in palliative care — A report of two cases". *Brain Stimulation*, v. 15, n. 1, p. 197-200, 2022.

WITTRY, S. A.; LAM, N.-Y.; MCNALLEY, T. "The value of rehabilitation medicine for patients receiving palliative care. *American Journal of Hospice and Palliative Medicine*, v. 35, n. 6, p. 889-896, 2017. Disponível em: https://doi.org/10.1177/1049909117742896.

ZAGHI, S. *et al.* "Assessment and treatment of pain with non-invasive cortical stimulation". *Restorative Neurology and Neuroscience*, v. 29, n. 6, p. 439-451, 2011.

ZASLAVSKY, O.; ROOPSAWANG, I.; CHEN, A. T. "Promoting behavioral change in mobile health interventions for older adults — A scoping review". *Research in Gerontological Nursing*, v. 13, n. 2, p. 102-116, 2020.

20. TERAPIA OCUPACIONAL E TECNOLOGIA ASSISTIVA NA REABILITAÇÃO PALIATIVA

Gabriel Morais Xavier dos Santos
Muriel Fantinatti

Para as pessoas sem deficiência, a tecnologia torna as coisas mais fáceis. Para as pessoas com deficiência, a tecnologia torna as coisas possíveis.

— Radabaugh, 1993

TECNOLOGIA ASSISTIVA

A Organização Mundial da Saúde (WHO, 2024) define a tecnologia assistiva (TA) como um conceito amplo que engloba produtos, sistemas e serviços. Esses recursos visam promover a inclusão, a participação e o engajamento de pessoas que enfrentam diferentes condições de saúde, beneficiando também suas famílias, comunidades e todas as áreas da sociedade, incluindo os âmbitos político, econômico e social.

A classificação mais utilizada pelos acadêmicos sugere um sistema com itens e serviços em 12 categorias didáticas, com definições claras e objetivas (Diagrama 1, p. 270).

TERAPIA OCUPACIONAL, REABILITAÇÃO PALIATIVA E TA

A terapia ocupacional tem o objetivo de auxiliar o paciente a obter saúde, bem-estar, participação e qualidade de vida com a maior independência possível nas ocupações que lhe são significativas. Assim, trata-se de uma profissão essencial para o acompanhamento de pessoas em reabilitação e cuidados paliativos, em que a perda de função é muito comum e uma das maiores causas de sofrimento (Phipps e Cooper, 2014; Gomes, Teixeira e Ribeiro, 2021).

Diagrama 1. Classificação de tecnologias assistivas

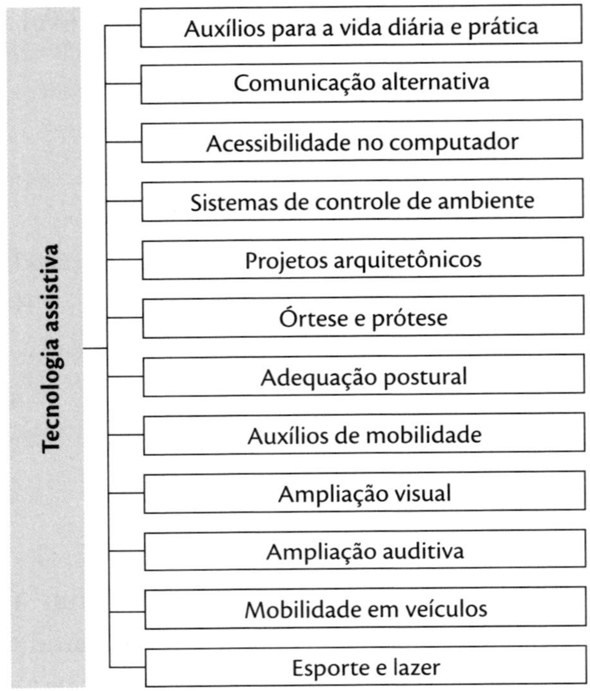
Tecnologia assistiva
Auxílios para a vida diária e prática
Comunicação alternativa
Acessibilidade no computador
Sistemas de controle de ambiente
Projetos arquitetônicos
Órtese e prótese
Adequação postural
Auxílios de mobilidade
Ampliação visual
Ampliação auditiva
Mobilidade em veículos
Esporte e lazer

Fonte: adaptado de Bersch (2017).

Tanto a reabilitação quanto os cuidados paliativos são reconhecidos por sua abordagem holística, multiprofissional e centrada no paciente e na família, garantindo que a colaboração da equipe seja personalizada para atender e apoiar suas necessidades. Nesse contexto, os terapeutas ocupacionais são um componente fundamental da equipe (Tiberini e Richardson, 2015).

Em resumo, a reabilitação paliativa pode ser entendida como um processo educacional focado na resolução de problemas relacionados às limitações impostas pela doença. O objetivo principal é otimizar a participação social e o bem-estar do paciente, além de reduzir o estresse enfrentado pelos cuidadores e pela família diante de uma doença progressiva que ameaça a vida (Rezende *et al.*, 2023).

A reabilitação paliativa tem quatro fases (Dietz, 1981), e em cada uma delas o terapeuta ocupacional (TO) deve buscar estratégias para assegurar a qualidade de vida do paciente nas esferas física, mental, social e espiritual (Tiberini e Richardson, 2015; Josephine *et al.*, 2021).

Tabela 1. Áreas de atuação do TO considerando as fases da reabilitação paliativa

Áreas de atuação do TO	Reabilitação paliativa			
	Preventiva	**Restaurativa**	**Suportiva**	**Cuidados paliativos**
Funções físicas e reabilitação	Promover melhor funcionamento físico com atividade física na rotina.	Restaurar a função e/ou prevenir o declínio físico.	Identificar e maximizar a função e a tolerância e prevenir a deterioração física.	Prevenir contraturas e lesões por pressão.
Engajamento em atividades	Restaurar ocupações significativas e hábitos saudáveis de vida.	Verificar a possibilidade de retorno ao trabalho de forma adaptada.	Indicar uso de tecnologias assistivas para autocuidado e mobilidade.	Incentivar o bem-estar e a qualidade de vida por meio das atividades.
Educação em saúde	Compreender a doença, os sintomas, o tratamento e as possíveis deficiências.	Capacitar a pessoa para identificar precocemente sinais e sintomas.	Treinar cuidadores e pacientes sobre sintomas, uso de tecnologias e mobilidade.	Treinar com cuidadores, suporte com dispositivos e oferta de apoio emocional.
Suporte psicossocial	Ser suporte considerando as mudanças de autoimagem advindas da doença e do tratamento.	Ser suporte considerando as mudanças de autoimagem com estratégias visando à participação.	Identificar sinais de sofrimento psicológico (depressão e ansiedade).	Prover suporte psicológico aos pacientes e à família.

Fonte: adaptado de Josephine *et al.* (2021).

Nesse sentido, a literatura afirma que a atuação do terapeuta ocupacional é fundamental na equipe de reabilitação paliativa e ressalta que a prescrição de tecnologia assistiva (TA) e adaptações é uma das maiores demandas do profissional (Phipps e Cooper, 2014; Eva e Morgan, 2018; Yamasaki e Bombarda, 2022).

A utilização da tecnologia assistiva em pacientes com doenças potencialmente fatais ainda gera controvérsias. Acredita-se, erroneamente, que investir em TA para indivíduos em fase terminal seja um desperdício ou uma prioridade secundária. Essa visão contraria os princípios do Sistema Único de Saúde (SUS) e da Constituição brasileira, prejudicando a qualidade de vida desses pacientes.

Assim, o enfoque da discussão deveria ser a oferta de conforto, dignidade e manutenção de capacidades. Ao ampliar o debate sobre o processo de indicação, prescrição e contraindicação de TA, seria possível consolidar um *continuum* de cuidados previsto nas fases da reabilitação paliativa, independentemente da condição de saúde do paciente e da fase do seu ciclo de vida.

INDICAÇÃO E CONTRAINDICAÇÃO DE TECNOLOGIA ASSISTIVA

Alguns princípios norteiam a compreensão do terapeuta ocupacional que prescreve a tecnologia assistiva (Diagrama 2).

Diagrama 2. Princípios da prática com terapia assistiva

Princípios

1. O processo deve ser centrado na pessoa e não na TA.
2. O resultado deve ser a participação ou facilitação nas atividades desejadas.
3. O processo deve ser baseado em evidências.
4. A prestação de serviços de TA deve ser realizada de forma ética.
5. Os serviços de TA devem ser oferecidos de forma sustentável.

Fonte: Cook e Polgar (2014).

A recomendação deve ser feita, sempre que possível, por uma equipe multiprofissional. Isso ocorre quando se identifica um déficit estrutural e funcional que comprometa o desempenho nas atividades, podendo ser uma condição temporária ou permanente (Diagrama 3, p. 273). Vale destacar que esses déficits podem ser consequência tanto do diagnóstico em si quanto do tratamento realizado.

Por outro lado, quando pensamos no declínio funcional, o dispositivo indicado inicialmente pode não contribuir para o desempenho das atividades (Terra, Andrade e Aguiar, 2014). Nesse caso, a continuação de seu uso é contraindicada (Diagrama 4) e se faz necessária uma reavaliação.

Diagrama 3. Indicações da terapia assistiva

Indicações

- Lesões na estrutura e na função corporal advindas do quadro clínico e do tratamento (polineuropatias, linfedema e alterações neuromusculoesqueléticas, entre outras).
- Manejo da dor e de outros sintomas (fadiga e dispneia).
- Manutenção das habilidades funcionais remanescentes.
- Facilitação para terceiros no cuidado da pessoa em todas as fases da reabilitação paliativa.

Fonte: Terra, Andrade e Aguiar (2014).

Diagrama 4. Contraindicações da terapia assistiva

Contraindicações

- Progressão da doença.
- Dispositivo não supre mais as necessidades como antigamente.
- Abandono do dispositivo.
- Conflitos emocionais relacionados ao uso do dispositivo.
- Não adesão ou rejeição do cuidador e/ou da equipe de saúde.

Fonte: Terra, Andrade e Aguiar (2014).

Aquisição e financiamento

No Brasil, a aquisição de TA enfrenta limitações e precariedade. Grande parte da população depende exclusivamente dos recursos oferecidos pelo governo, que seguem as recomendações da Tabela SUS. Essa tabela, defasada e desatualizada, compromete a qualidade e a disponibilidade da TA. Diante dessa situação, a Lei n. 14.820, de 16 de janeiro de 2024, que altera a Lei n. 8.080, estabelece a obrigatoriedade da revisão anual dos valores de remuneração dos serviços presentes na Tabela SUS, visando garantir a qualidade e o equilíbrio financeiro do sistema (Brasil, 2024).

Embora em nosso país as políticas públicas garantam acesso à tecnologia assistiva (Bastos *et al.*, 2023), as pessoas em reabilitação paliativa enfrentam uma situação diferente. Não existem políticas que priorizem as necessidades urgentes de dispositivos de TA. A progressão rápida da doença, somada à burocracia de financiamento e aquisição e à alta demanda, gera longas filas e impede o acesso oportuno à tecnologia (Caro *et al.*, 2014).

Raciocínio para a prescrição de tecnologia assistiva

Para estruturar o processo de prescrição da tecnologia assistiva em reabilitação paliativa, sugerimos o protocolo a seguir (Diagrama 5, p. 275).

AVALIAÇÃO DE TERAPIA OCUPACIONAL

A avaliação para a indicação de terapia ocupacional deve considerar tanto os aspectos físicos e funcionais do paciente quanto seus impactos nas atividades diárias. É crucial investigar, junto com o paciente, seus familiares e a equipe multidisciplinar, o problema a ser solucionado, correlacionando-o com os fatores ambientais, sociais e emocionais. Nessa etapa, as expectativas e os desejos do paciente devem ser levados em conta, a fim de compreender sua percepção da TA e seu prognóstico, possibilitando a seleção da tecnologia mais adequada. (National End of Life Care Programme, 2011; Terra, Andrade e Aguiar, 2014).

AVALIAÇÃO DA TECNOLOGIA ASSISTIVA

A TA causa um impacto psicossocial que muitas vezes é negligenciado pela equipe, o que não o torna menos influente no processo de adesão. É necessário considerar como o indivíduo se sente sobre o dispositivo e se este causaria impactos negativos em sua autoestima e/ou participação social.

A compreensão e a aceitação do diagnóstico e do prognóstico também devem ser consideradas, por dificultarem o processo de aceitação da tecnologia. Muitas vezes, quando esses aspectos são analisados previamente, a prescrição de TA pode até mesmo ser contraindicada (Luzo, Mello e Capanema, 2004).

Diagrama 5. Protocolo de prescrição de tecnologia assistiva em reabilitação paliativa

Avaliação da terapia ocupacional
- Histórico ocupacional
- Contextos e ambientes
- Rede de suporte
- Análise das atividades
- Interesses e motivações
- Avaliação funcional (identificação das capacidades físicas, cognitivas e psicológicas remanescentes e impactos do desempenho)
- Identificação da fase de reabilitação paliativa

↓

Avaliação da tecnologia assistiva
- Possibilidade da melhora da capacidade funcional e do desempenho
- Compreensão de uso
- Aspectos socioeconômicos para aquisição
- Compreensão diagnóstica

↓

Escolha da tecnologia assistiva
- Treinamento
- Adaptação ao dispositivo
- Acompanhamento + reavaliação

↓

Reavaliação → **Melhora funcional**
- Manter o uso do dispositivo e pensar em desmame, se possível.
- Verificar segurança e forma de uso.
- Acompanhamento + reavaliação

↓

Piora funcional
- Suspender o uso.
- Pensar na adaptação do dispositivo ou na sua substituição. Necessidade de novos treinamentos e orientações.
- Respeitar as vontades dos clientes e o processo natural do declínio funcional até a morte.
- Pensar em dispositivos que auxiliem os cuidados de profissionais e da família, visando ao conforto.

Fonte: elaborado pelos autores.

Escolha da TA

Ao prescrever a TA, o profissional deve integrar os dados da avaliação com os desejos e expectativas do paciente, de seus familiares e da equipe, considerando o contexto de saúde e domiciliar. Nessa etapa, as características da TA são analisadas, levando em conta os recursos financeiros disponíveis para aquisição, confecção, suporte técnico e manutenção. O objetivo é garantir que a TA selecionada atenda às necessidades do paciente em todos os contextos. Veja a seguir as características dos dispositivos de TA.

- *De alta tecnologia* — com múltiplas funções, exigem maior domínio de uso, são elétricos e mais difíceis de adquirir, devido ao alto custo.
- *De baixa tecnologia* — simples de operar e construir, muitas vezes são acionados manualmente, de fácil acesso e baixo custo.
- *Hard* — dispositivos físicos tangíveis manipuláveis.
- *Soft* — menos tangíveis, facilitando o seu uso.

Fonte: Cook e Polgar (2014).

Com base em nossa experiência profissional, apresentamos alguns exemplos de dispositivos de TA.

De baixa tecnologia

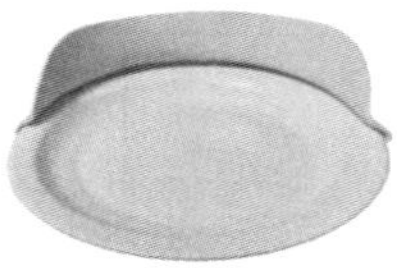

Borda de prato

Abotoador

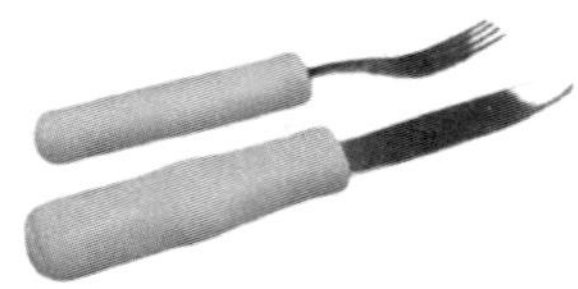

Engrossador de talheres

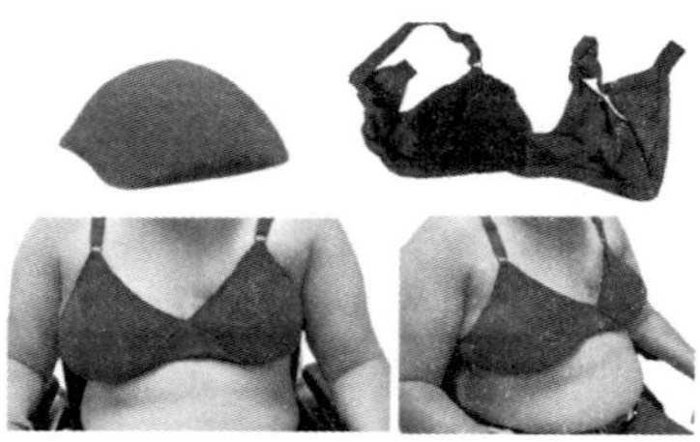

Prótese de mama confeccionada sob medida

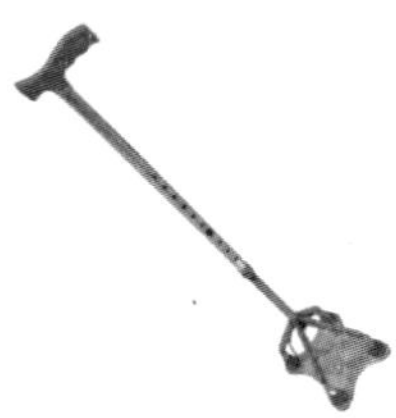

Adaptação de bengala de quatro apoios para uso na areia

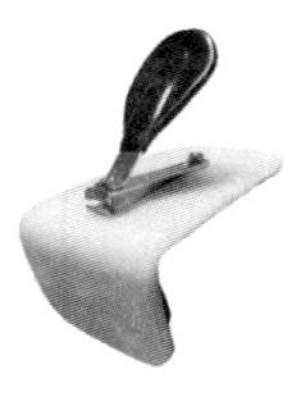

Adaptador para cortador de unhas

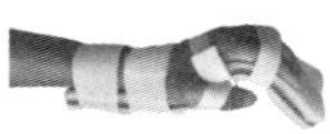

Apoio de punho e dedos em tala aramada moldável

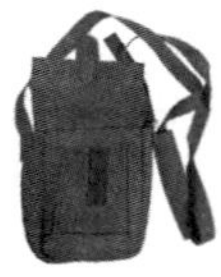

Bolsa para carregar o coletor de urina

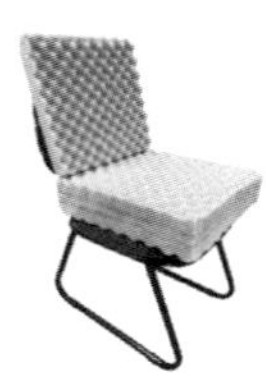

Assento para aliviar pressão

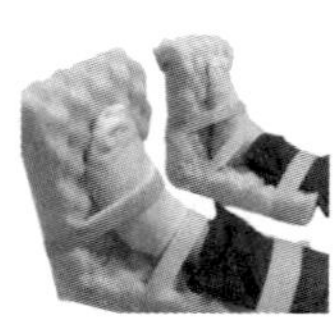

Posicionadores de membros inferiores

De alta tecnologia

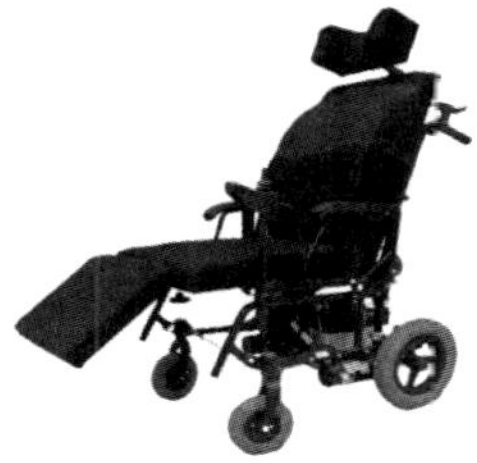

Cadeira de rodas motorizada com encosto reclinável
e assento, encosto e apoio dos pés adaptados

Imagens: arquivo pessoal dos autores.

REAVALIAÇÃO

Nessa fase, é necessário que o profissional esteja atento à satisfação do usuário e de seus familiares e à frequência de uso, verificando se as necessidades atuais da pessoa são sanadas pelo dispositivo em uso.

Diagrama 2. Aspectos da reavaliação considerando melhora e/ou piora funcional

MELHORA FUNCIONAL

É indicado que o profissional se certifique de que o dispositivo está sendo utilizado com segurança, além de sanar dúvidas do cuidador e verificar a necessidade de manutenção/orientação. Caso seja determinado que a pessoa apresenta capacidade de realizar a atividade com segurança e efetivamente sem a TA, deve ser analisada a suspensão do equipamento ou o desmame.

≠

Caso se determine que o dispositivo já não contempla as necessidades da pessoa devido à progressão da doença, poderão ser realizados novos treinamentos, adaptações ou até a suspensão do equipamento. Talvez se indique recomeçar o processo para verificar se outro tipo de TA seria mais adequado às necessidades da fase atual, mas sempre tendo em vista as limitações e o desejo da pessoa.

PIORA FUNCIONAL

Vale mencionar que o abandono da tecnologia assistiva é um dos grandes desafios da área, configurando prejuízo funcional e financeiro. Cruz e Emmel (2015) definiram por amostragem que as TAs com maior índice de abandono são as bengalas (26%) e as cadeiras de rodas (20%). Entre os motivos para tanto estão falta de adaptação aos dispositivos, inadequação, má utilização e falta de treinamento e acompanhamento por um profissional capacitado. A pesquisa mostra ainda que o principal fator de abandono é a falta de escuta do usuário final durante todas as fases do processo de prescrição da TA.

CONSIDERAÇÕES FINAIS

Os avanços técnico-científicos têm proporcionado novas modalidades de tratamento para pacientes em reabilitação paliativa, o que contribui para o aumento do tempo de sobrevida e a melhora da qualidade de vida. A terapia ocupacional desempenha papel fundamental na equipe multidisciplinar, atuando na avaliação, no tratamento e no acompanhamento desses pacientes e de suas famílias. O objetivo é oferecer cuidados que promovam funcionalidade, qualidade de vida e conforto.

Este capítulo procurou apresentar conceitos básicos e um protocolo de prescrição de tecnologia assistiva centrado no paciente. O objetivo é capacitar terapeutas ocupacionais a promover a recuperação da função e facilitar o cuidado por meio do uso de TA, independentemente da fase da doença em que o paciente se encontre.

REFERÊNCIAS

Bastos, P. A. L. S. *et al.* "Tecnologia assistiva e políticas públicas no Brasil". *Cadernos Brasileiros de Terapia Ocupacional*, v. 31, p. e3401, 2023. Disponível em: https://doi.org/10.1590/2526-8910.ctoAO260434011.

Bersch, R. *Introdução à tecnologia assistiva*. Porto Alegre: Assistiva Tecnologia e Educação, 2017. Disponível em: https://www.assistiva.com.br/Introducao_Tecnologia_Assistiva.pdf. Acesso em: 25 mar. 2025.

Brasil. Lei n. 14.820, de 16 de janeiro de 2024. Altera a Lei n. 8.080, de 19 de setembro de 1990 (Lei Orgânica da Saúde), para estabelecer a revisão periódica dos valores de remuneração dos serviços prestados ao Sistema Único de Saúde (SUS), com garantia da qualidade e do equilíbrio econômico-financeiro. Disponível em: https://normas.leg.br/?urn=urn:lex:br:federal:lei:2024-01-16;14820!ementa. Acesso em: 25 mar. 2025.

Caro, C. C. *et al.* "A dispensação de órteses, próteses e meios auxiliares de locomoção (OPM) no Departamento Regional de Saúde da 3ª Região do Estado de São Paulo". *Cadernos Brasileiros de Terapia Ocupacional*, v. 22, n. 3, p. 521-529, 12 nov. 2014. Disponível em: https://doi.org/10.4322/cto.2014.073.

Cook, A. M ; Polgar, J. M. *Assistive technologies — Principles and practice*. St. Louis: Mosby Elsevier, 2014.

Cruz, D. M. C. da.; Emmel, M. L. G. "Políticas públicas de tecnologia assistiva no Brasil — Um estudo sobre a usabilidade e abandono por pessoas com deficiência física". *Revista FSA*, v. 12, n. 1, p. 79-106, 1 jan. 2015.

Dietz, J. H. *Rehabilitation oncology*. Nova York: John Wiley & Sons, 1981.

Eva, G.; Morgan, D. "Mapping the scope of occupational therapy practice in palliative care — A European Association for Palliative Care cross-sectional survey". *Palliative Medicine*, v. 32, n. 5, p. 960-968, 24 abr. 2018. Disponível em: https://doi.org/10.1177/0269216318758928.

Gomes, M. D.; Teixeira, L.; Ribeiro, J. *Enquadramento da prática da terapia ocupacional — Domínio & processo*. 4. ed. Leiria: Instituto Politécnico de Leiria, 2021. Disponível em: https://doi.org/10.25766/671r-0c18.

Josephine, N. C. F. *et al.* (orgs.). *Rehabilitation in palliative care — A reference guide for occupational therapists*. Singapura: Singapore Association of Occupational Therapists, 2021.

Luzo, M. C. M.; Mello, M. A. F.; Capanema, V. M. "Recursos tecnológicos em terapia ocupacional — Órteses e tecnologia assistiva". *In:* De Carlo, M. M. R. P.; Luzo, M. C. M. (orgs.). *Terapia ocupacional — Reabilitação física e contextos hospitalares*. São Paulo: Roca, 2004. p. 99-126.

National End of Life Care Programme. *The route to success — Achieving quality for occupational therapy*. Londres: NHS, 2011. Disponível em: https://www.england.nhs.uk/improvement-hub/wp-content/uploads/sites/44/2017/11/End-of-Life-Care-Route-to-Success-Occupational-Therapy.pdf. Acesso em: 25 mar. 2025.

Phipps, K.; Cooper, J. "A service evaluation of a specialist community palliative care occupational therapy service". *Progress in Palliative Care*, v. 22, n. 6, p. 347-351, 2014. Disponível em: https://doi.org/10.1179/1743291X14Y.0000000104.

Radabaugh, M. P. *Study on the financing of assistive technology devices of services for individuals with disabilities — A report to the president and the Congress of the United States*. National Council on Disability, mar. 1993. Disponível em: https://www.ncd.gov/report/study-on-the-financing-of-assistive-technology-devices-and-services-for-individuals-with-disabilities. Acesso em: 25 mar. 2025.

Rezende, G *et al.* "The importance of a *continuum* of rehabilitation from diagnosis of advanced cancer to palliative care". *Disability and Rehabilitation*, v. 45, n. 24, p. 3978-3988, 2023. Disponível em: https://doi.org/10.1080/09638288.2022.2140456.

Terra, L. N.; Andrade, L. C. O.; Aguiar, T. G. "Tecnologia assistiva". *In:* Brito, C. M. M. *et al.* (orgs.). *Manual de reabilitação em oncologia do Icesp*. Barueri: Manole, 2014. p. 533-540.

Tiberini, R.; Richardson, H. *Rehabilitative palliative care — Enabling people to live fully until they die a challenge for the 21st century*. Hospice UK, 2015. Disponível em: https://www.hospiceuk.org/publications-and-resources/rehabilitative-palliative-care-enabling-people-live-fully-until-they-die. Acesso em: 25 mar. 2025.

WHO (World Health Organization). *Assistive technology*. 2 jan. 2024. Disponível em: https://www.who.int/news-room/fact-sheets/detail/assistive-technology. Acesso em: 25 mar. 2025.

Yamasaki, V. S.; Bombarda, T. B. "A atuação da terapia ocupacional nos cuidados paliativos — Revisão integrativa". *Refacs*, v. 10, n. 3, p. 608-625, 30 set. 2022. Disponível em: https://doi.org/10.18554/refacs.v10i3.6443.

21. TECNOLOGIAS DE COMUNICAÇÃO ALTERNATIVA OU AMPLIADA EM REABILITAÇÃO PALIATIVA

Miryam Bonadiu Pelosi
Janaína Santos Nascimento

O comprometimento da comunicação de um paciente pode ser uma barreira significativa para que a equipe implemente efetivamente os cuidados paliativos. Nesse contexto, há uma gama de condições capazes de impedir e/ou dificultar que o paciente se comunique por meio da fala/ou escrita durante o seu processo de cuidado.

Entre essas condições, destacam-se as dificuldades advindas de doenças ameaçadoras da vida (com ou sem cura) — como insuficiência cardiorrespiratória, enfermidades neuromusculares, tumores laríngeos — relacionadas ao tratamento — como o uso de sedativo, tubos e contenção dos braços — ou oriundas de sintomas — como declínio cognitivo, fraqueza muscular, fadiga, sonolência e dispneia (Pollens, 2020; WHO, 2020).

A comunicação aberta e contínua é um elemento-chave em todas as etapas do cuidado e deve incluir o paciente, seus familiares e a equipe. Vejamos a seguir um caso que ilustra como a ausência da comunicação dificulta a manutenção da autonomia e do bem-estar.

O senhor B., de 42 anos, tinha uma doença neurológica grave. Em virtude dos aparelhos para respirar e da limitação motora, não conseguia se comunicar por meio da fala e da escrita. Apesar de tais limitações, estava lúcido. O paciente demonstrou dificuldade para: participar do planejamento do seu cuidado; informar aos profissionais sintomas físicos (falta de ar e dor), emocionais (ansiedade, medo e terror noturno), sociais (presença de conflitos familiares) e espirituais (práticas espirituais cotidianas interrompidas); sinalizar mudanças ocorridas; participar de atividades desejadas e necessárias para sua vida; e relatar desejos e sonhos.

O sentimento de angústia e frustração também foi compartilhado pelos familiares, por não saberem lidar com as restrições comunicativas, e pela equipe. Embora a comunicação seja um aspecto essencial em cuidados paliativos, os próprios profissionais não sabem como auxiliar pacientes que não conseguem se comunicar pela via oral e/ou escrita (Aguilera, Oliveira e Bombarda, 2022), o que reforça a importância deste capítulo.

COMO AMENIZAR ESSE PROBLEMA?

A implementação oportuna de intervenções para facilitar a comunicação do paciente corrobora elementos norteadores da reabilitação paliativa (Pollens, 2020; WHO Europe, 2023). Entre as intervenções, destacam-se os recursos e serviços de comunicação alternativa e ampliada (CAA). Como exemplos podemos citar um quadro branco com caneta para escrever, pranchas de comunicação impressas e plastificadas ou organizadas em vocalizadores, *tablets*, *smartphones* ou computadores (Pelosi *et al.*, 2016).

Além da comunicação com recursos tangíveis, outras estratégias podem ser utilizadas, como a de ensinar o paciente a movimentar os lábios de maneira lenta para facilitar a compreensão do interlocutor, além de iniciar a comunicação com o assunto que deseja abordar. O interlocutor pode complementar essa estratégia fazendo perguntas do tipo "sim" e "não" sobre o tema indicado pelo paciente.

A busca de sintomas é fundamental quando se tem um paciente sem comunicação oral. Algumas perguntas auxiliam esse processo, como: "Está com algum desconforto?" "Está com dor?" "Está com sede?" "Está triste?"

É preciso também observar as reações do paciente, como alterações na respiração, resmungos, presença de choro e/ou expressões faciais que denotem desconforto (como careta e testa franzida), corpo rígido ou trêmulo e inquietação. Tais reações são observadas em instrumentos validados para avaliar desconfortos em pacientes sem comunicação oral ou com dificuldade cognitiva (Dunford, West e Sampson, 2022).

Diversos estudos (Farias, 2015; Gomes *et al.*, 2016; Pelosi e Nascimento, 2018; Pollens, 2020) consideraram as pranchas ou cartões de comunicação recursos essenciais para ampliar as habilidades comunicativas dos pacientes hospitalizados e favorecer a interação com os familiares e a equipe de saúde.

Este capítulo abordará os recursos, estratégias e técnicas aplicáveis a pacientes com dificuldades de comunicação em reabilitação paliativa, além de discutir o papel do terapeuta ocupacional nesse contexto.

O QUE É E PARA QUE SERVE A COMUNICAÇÃO ALTERNATIVA E AMPLIADA

O gerenciamento da comunicação é uma atividade instrumental de vida diária que implica enviar, receber e interpretar informações utilizando equipamentos como os sistemas de CAA (Aota, 2020). A limitação ou ausência da comunicação causa uma disfunção ocupacional que necessita de suporte de um terapeuta ocupacional (Gomes *et al.*, 2016).

A avaliação se torna fundamental no processo de implementação da CAA. O profissional deve considerar:

1. a história de vida do paciente;
2. seu histórico médico;
3. suas necessidades físicas, inclusive o posicionamento no leito e fora dele, sua capacidade de movimentar os membros superiores, segurar objetos, apontar, escrever e falar;
4. suas habilidades cognitivas, considerando sua capacidade de resposta e suas reações, capacidade para responder perguntas simples sobre sua história de vida, tempo, espaço e percepção sobre o que está acontecendo, assim como para reconhecer objetos, fotografias e pictogramas;
5. sua capacidade visual e auditiva;
6. preferências e valores pessoais;
7. seu estado psicológico e emocional e sua orientação espiritual e cultural;
8. a situação familiar e as redes de suporte;

9 se o paciente tem testamento vital;
10 se há quaisquer questões financeiras ou legais pendentes que demandem atenção;
11 o melhor modo de transmitir informações ao paciente e aos familiares, inclusive a maneira como desejam receber más notícias ou como preferem discutir questões delicadas (Coelho *et al.*, 2020; Othero, 2023).

Como vimos, a CAA compreende um conjunto de símbolos, recursos, estratégias e técnicas para favorecer a comunicação de uma pessoa que esteja com dificuldade ou impossibilitada de se comunicar oralmente e/ou por meio da escrita.

As estratégias de comunicação podem variar de abordagens não assistidas por recursos tangíveis — como o uso de movimentos labiais, gestos, apontamentos e direcionamento do olhar para o item desejado — àquelas que se baseiam em recursos tangíveis de CAA — quadros brancos, blocos de papel, símbolos ou fotografias, tanto soltos quanto organizados em pranchas de comunicação impressas, em formato de livro ou em dispositivos eletrônicos como celulares, *tablets* e computadores (Pelosi e Gomes, 2018).

Os símbolos também podem variar. É possível utilizar símbolos concretos, como o copo com gaze para simbolizar o desejo de umedecer os lábios, ou fotografias, pictogramas, letras e palavras.

Finalmente, a técnica é a forma como o paciente vai demonstrar a sua escolha. Ela implica as expressões faciais, o olhar, o apontar, os gestos ou a produção de som, quando uma palavra ou opção é ofertada pelo parceiro de comunicação. A forma de acesso pode ser potencializada por dispositivos tecnológicos como mouse ocular, *eyegaze*[1] ou sistemas de varredura dos dispositivos eletrônicos (Pelosi, 2023).

A solução deve ser personalizada e individualizada, levando em conta que os aspectos físicos e cognitivos podem se modificar diariamente — e

1. Tecnologia assistiva que permite o controle de dispositivos eletrônicos por meio do movimento ocular. [N. E.]

até mesmo ao longo de um mesmo dia —, o que torna o uso generalizado de técnicas e dispositivos de CAA um desafio (Coelho *et al.*, 2020).

Considerando as especificidades do paciente em cuidados paliativos, é fundamental selecionar e utilizar um vocabulário apropriado para as diferentes situações de cuidado. As dimensões físicas, sociais, emocionais e espirituais devem ser contempladas nesse vocabulário.

Com base nessa necessidade, terapeutas ocupacionais da Universidade Federal do Rio de Janeiro lançaram dois cadernos, com *download* gratuito, contendo diferentes opções de prancha que podem ser utilizadas para apoiar diálogos sobre o estado geral do paciente e suas necessidades físicas, espirituais, sociais e emocionais, assim como permitir a tomada de decisão, o contato com a família e a participação em atividades importantes (Nascimento *et al.*, 2020).

Estudo realizado por Pelosi, Nascimento e Souza (2015) com pacientes hospitalizados com dificuldades comunicativas identificou que as quatro pranchas mais importantes para eles foram: alfabeto (62%); necessidades básicas (54,5%); atividades e conversas (47%); dúvidas e perguntas (39,5%). Acrescenta-se a necessidade de estratégias mais factíveis para esse público em relação ao número de símbolos, ao tamanho da fonte, às imagens, às cores e ao número necessário de pranchas para uma comunicação efetiva.

Embora não seja possível esgotar todas as possibilidades comunicativas utilizando pranchas com vocabulário preestabelecido, elas são fundamentais no cuidado, sobretudo porque muitos pacientes apresentarão dificuldade de escrever e/ou de utilizar uma prancha com as letras do alfabeto.

Outro aspecto importante para que a CAA seja implementada é que os profissionais estejam habilitados para utilizá-la, ou seja, familiarizados com os símbolos, recursos, estratégias e técnicas que podem ser utilizados nessa área, a fim de evitar frustrações e repercussões negativas na comunicação do paciente.

A fim de aprofundar o tema, relataremos a seguir histórias vividas por terapeutas ocupacionais.

CASO 1

HOMEM, 85 ANOS, CAA COM RECURSOS DE BAIXA TECNOLOGIA

O paciente foi internado na unidade de terapia intensiva (UTI) após infarto provocado pelo deslocamento de um dispositivo colocado na válvula mitral. Ao ser extubado, não conseguiu se manter sem suporte ventilatório e foi necessário fazer uma traqueostomia. As primeiras estratégias de interação utilizadas pelo paciente foram olhar na direção do objeto que queria, sinalizar com um sorriso quando a resposta era afirmativa e se comunicar com o movimento dos lábios.

De início, o tempo de atenção era curto, e ele se cansava rapidamente. Como os filhos moravam em cidades diferentes, foi utilizado o recurso da conversa por vídeo, em grupo, no WhatsApp. Os filhos e netos participavam e contavam suas histórias, o que o deixava extremamente feliz.

O passo seguinte foi introduzir uma prancha impressa e plastificada com o alfabeto, uma com a escala de dor e outra com pictogramas com as necessidades básicas de uma pessoa que está na UTI (preciso aspirar, estou com sede, estou com fome, preciso trocar de posição, trocar a fralda, preciso de oxigênio, entre outros), como mostram as Figuras 1, 2 e 3 (p. 287-288).

No começo do processo, o paciente apontava o que queria. O alfabeto era seu recurso preferido. Soletrava perguntas e comentários, mas com o agravamento do caso surgiram episódios de *delirium*, e os membros superiores perderam a amplitude de movimento e ficaram muito inchados. Com a diminuição da atenção, deixou de ter interesse pela prancha, voltando a se comunicar pelo movimento labial. Proferia textos enormes, sem pausa, e se mostrava desmotivado quando a equipe ou os familiares não o entendiam.

A estratégia utilizada foi a de ensiná-lo a falar, inicialmente, só o assunto. Depois, com base no tema, os interlocutores faziam perguntas que podiam ser respondidas com "sim" e "não". Apesar de limitada, essa possibilidade de comunicação trouxe conforto ao paciente — que conseguiu comunicar que queria se manter vivo, entendia que não poderia voltar para casa naquele momento, não estava sentindo dor e tinha esperança de se recuperar.

Figura 1. Prancha de alfabeto

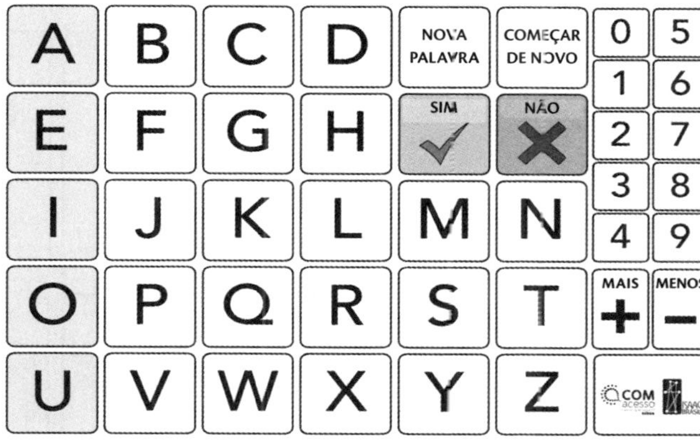

Fonte: Cardoso *et al.* (2020).

Figura 2. Prancha com escala de dor

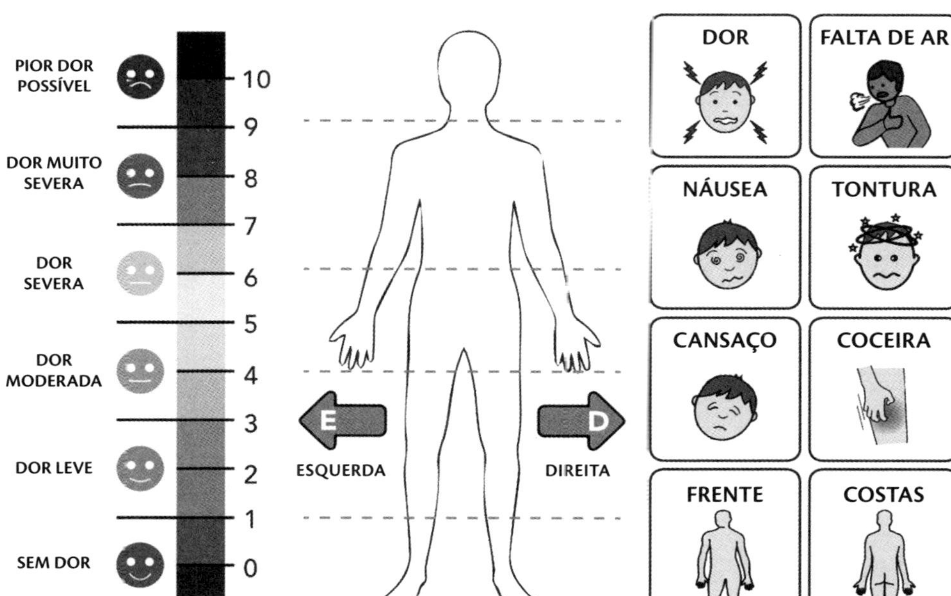

Fonte: Cardoso *et al.* (2020).

Figura 3. Prancha de necessidades básicas

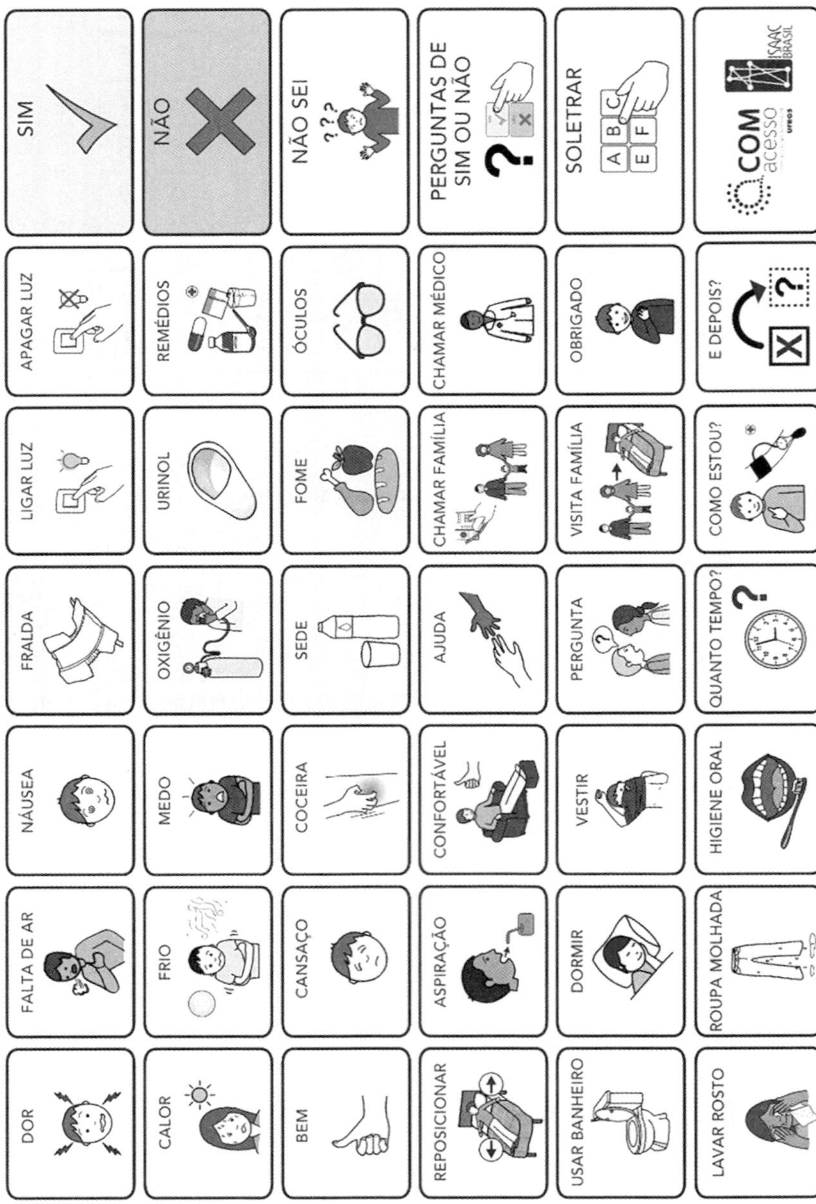

Fonte: Cardoso *et al.* (2020)

CASO 2

HOMEM DE 33 ANOS, CAA COM RECURSOS DE ALTA TECNOLOGIA

O paciente tinha um quadro de tetraplegia e afasia, fruto da síndrome da imunodeficiência humana adquirida associada a transtornos neurológicos. Ele recebeu alta após um mês de internação e seguiu em reabilitação paliativa domiciliar. Apesar da tentativa da equipe, no período de internação, de implementar estratégias mais efetivas, o paciente só conseguia se comunicar respondendo a perguntas do tipo "sim" e "não".

No acompanhamento domiciliar, a terapeuta ocupacional identificou que ele era capaz de responder perguntas simples por meio do piscar dos olhos e de movimentos da cabeça, o que possibilitou a realização de uma avaliação composta por 22 perguntas (Pelosi *et al.*, 2019). Para tanto, utilizaram-se pranchas de comunicação construídas no *software* Prancha Fácil[2], cujas questões foram respondidas com a técnica de varredura (quando o profissional aponta as opções disponíveis e o paciente indica a reposta correta).

A avaliação englobou áreas como atenção, compreensão, percepção visual e auditiva, memória, linguagem, orientação temporal e espacial, reconhecimento de fotografias e pictogramas, com base no registro do protocolo ilustrado pela Figura 4 (p. 290).

Com a avaliação, verificou-se que o paciente era capaz de manter a atenção, compreender mensagens faladas e escritas e responder a perguntas apoiadas por pranchas de comunicação com vocabulário preestabelecido. Reconheceu fotografias e pictogramas, mas demonstrou dificuldade de formar frases e construir o próprio nome utilizando a prancha com o alfabeto.

Após essa etapa, o paciente estabeleceu, com o apoio das pranchas de comunicação, duas prioridades: ampliar a participação em seu tratamento e a interação com as pessoas; retomar a utilização de recursos, como o computador e o celular; e aumentar o seu repertório ocupacional.

2. Disponível em: https://intervox.nce.ufrj.br/pranchafacil. Acesso em: 25 mar. 2025.

Figura 4. Extrato do protocolo de avaliação

<table>
<tr><th>ASPECTO AVALIADO</th><th>COMANDO</th><th>PRANCHA</th></tr>
<tr><td>Atenção básica</td><td>Pisque os olhos quando escutar a letra A.</td><td>Comando do avaliador
S-A-V-E-A-H-A-A-R-T</td></tr>
<tr><td>Rastreamento visual, compreensão e velocidade de resposta</td><td>Forme o número 51.</td><td><table><tr><td>0</td><td>1</td><td>2</td><td>3</td></tr><tr><td>4</td><td>5</td><td>6</td><td>7</td></tr><tr><td></td><td>8</td><td>9</td><td></td></tr></table></td></tr>
<tr><td>Linguagem: escrita</td><td>Quais são as letras que formam o seu nome?</td><td><table><tr><td>A</td><td>G</td><td>L</td><td>Q</td><td>V</td></tr><tr><td>B</td><td>H</td><td>M</td><td>R</td><td>W</td></tr><tr><td>C</td><td>I</td><td>N</td><td>S</td><td>X</td></tr><tr><td>D</td><td>J</td><td>O</td><td>T</td><td>Y</td></tr><tr><td>E</td><td>K</td><td>P</td><td>U</td><td>Z</td></tr><tr><td>F</td><td>ERREI</td><td>ESPAÇO</td><td>FIM</td><td>CANSADO</td></tr></table></td></tr>
<tr><td>Reconhecimento de pictogramas abstratos</td><td>Mostre-me a expressão de felicidade.</td><td>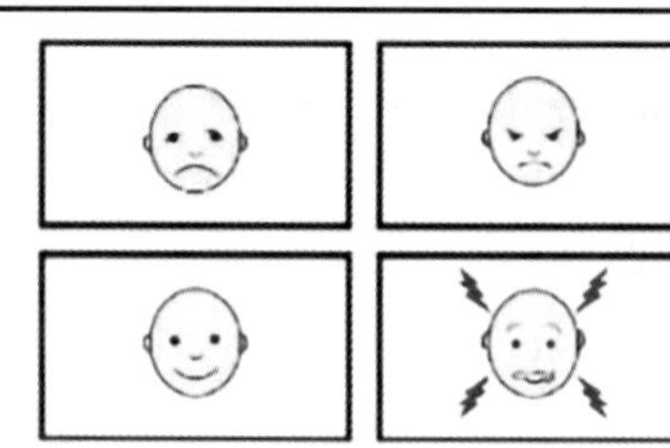</td></tr>
</table>

Fonte: Pelosi *et al.* (2019).

Nos atendimentos que se seguiram, treinou o uso do celular e do computador realizando o acesso com o apoio do *mouse* de cabeça Colibri[3]. Com o auxílio do recurso, foi capaz de controlar o cursor do mouse com movimentos de cabeça e de clicar no local desejado com o piscar dos olhos.

Para facilitar a comunicação do paciente, um computador foi posicionado em uma mesa e utilizou-se o Prancha Fácil, que permitiu a criação de pranchas de comunicação com vocabulário predefinido, conforme ilustrado nas Figura 5 (a seguir) e na Figura 6 (p. 292). Entre as funcionalidades do *software* estavam: acesso a uma biblioteca de símbolos pictográficos, a possibilidade de inserir imagens personalizadas e a síntese ou gravação de textos para reprodução em áudio (Pelosi *et al.*, 2016).

Figura 5. Como vestou me sentindo

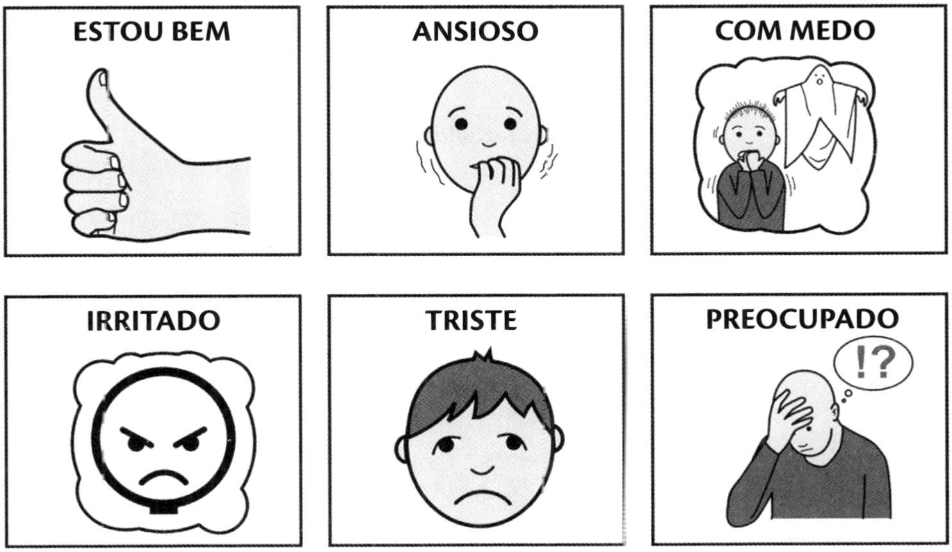

Fonte: Nascimento *et al.* (2020).

3. Disponível em: https://voacolibri.com.br. Acesso em: 25 mar. 2025.

Figura 6. Estratégias de enfrentamento

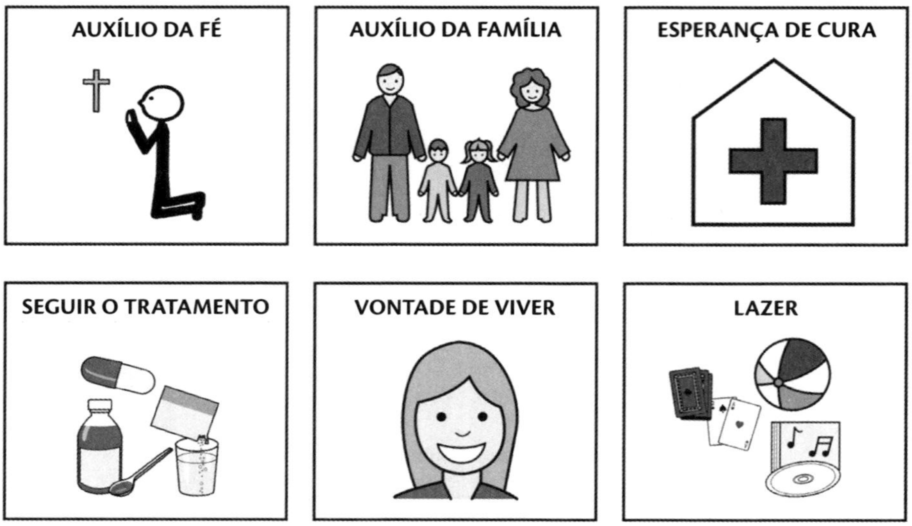
AUXÍLIO DA FÉ
AUXÍLIO DA FAMÍLIA
ESPERANÇA DE CURA
SEGUIR O TRATAMENTO
VONTADE DE VIVER
LAZER

Fonte: Nascimento *et al.* (2020).

Figura 7. Tecnologia Colibri

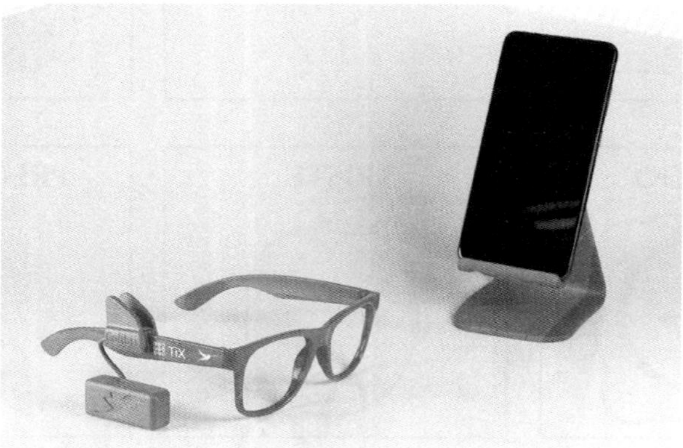

Fonte: www.voacolibri.com.br.

O uso do computador também permitiu que o paciente voltasse a jogar. No celular, apoiado em um suporte para facilitar seu uso, o Colibri (Figura 7) permitiu a escolha de vídeos no YouTube, a leitura de mensagens, o envio de mensagens pelo WhatsApp com textos predefinidos e o acesso ao Instagram.

Durante o trabalho terapêutico ocupacional, em conjunto com o paciente, a equipe e a família, construíram-se pranchas com diferentes assuntos para beneficiar diálogos sobre questões clínicas e funcionais, assim como outros assuntos de seu interesse — como jogos, comidas, bebidas, filmes e músicas preferidas.

Esses recursos permitiram que o paciente participasse do seu plano de cuidado, retornasse gradualmente às atividades significativas para ele e compartilhasse seus anseios e dúvidas.

CONSIDERAÇÕES FINAIS

A crescente população em cuidados paliativos constitui um desafio imediato e uma demanda para que os profissionais forneçam intervenções baseadas em evidências que apoiem a independência e a autonomia, apesar das consequências provocadas por uma doença ameaçadora da continuidade da vida. Assim, a introdução da comunicação aumentativa e alternativa pelo terapeuta ocupacional em tempo hábil é crucial para pacientes em cuidados paliativos que apresentam dificuldades na comunicação oral e/ou escrita.

REFERÊNCIAS

Aguilera, G. B.; Oliveira, H. T. de; Bombarda, T. B. "Augmentative and alternative communication from the perspective of professionals working in palliative care in the hospital context". *Research, Society and Development*, v. 11, n. 13, 2022. Disponível em: https://doi.org/10.33448/rsd-v11i13.35532.

Aota (American Occupational Therapy Association). *Occupational therapy practice framework — Domain and process*. 4. ed. *American Journal of Occupational Therapy*, v. 74, suppl. 2, p. 1-87, ago. 2020.

Cardoso, E. *et al*. "Pranchas de comunicação para o contexto hospitalar". 2020. Disponível em: https://www.ufrgs.br/comacesso/isaac. Acesso em: 25 mar. 2025.

Coelho, P. S. de O. *et al*. "Sistematização dos procedimentos para a implementação da comunicação alternativa e ampliada em uma UTI geral". *Cadernos Brasileiros de Terapia Ocupacional*, v. 28, n. 3, p. 829-854, 2020. Disponível em: https://doi.org/10.4322/2526-8910.ctoAO1930.

Dunford, E.; West, E.; Sampson, E. L. "Psychometric evaluation of the Pain Assessment in Advanced *Dementia* scale in an acute general hospital setting". *International Jour-*

nal of Geriatric Psychiatry, v. 37, n. 12, p. 1-10, 2022. Disponível em: https://doi.org/10.1002/gps.5830.

Farias, L. P. "A comunicação vulnerável do paciente na unidade de terapia intensiva e a comunicação suplementar e alternativa". *In:* Chun, R. Y. S.; Reily, L.; Moreira, E. C. (orgs.). *Comunicação alternativa — Ocupando territórios*. São Carlos: Marquezine & Manzini: ABPEE, 2015. p. 171-195.

Gomes, R. H. S. *et al.* "A comunicação do paciente traqueostomizado — Uma revisão integrativa". *Revista Cefac*, v. 18, n. 5, p. 1251-59, set/out. 2016. Disponível em: https://doi.org/10.1590/1982-021620161851916.

Nascimento, J. S. *et al.* "Caderno de comunicação alternativa para pacientes com covid-19 contribuições da terapia ocupacional da UFRJ". 2020. Disponível em: http://www.portalassistiva.com.br/pranchas/temp/5429. Acesso em: 25 mar. 2025.

Othero, M. B. "Cuidados paliativos". *In:* Cavalcanti, A.; Galvão, C. (orgs.). *Terapia ocupacional — Fundamentação teórica & prática*. Rio de Janeiro: Guanabara Koogan, 2023. p. 790-797.

Pelosi, M. B. "Comunicação alternativa e suplementar". *In:* Cavalcanti, A.; Galvão, C. (orgs.). *Terapia ocupacional — Fundamentação teórica & prática*. Rio de Janeiro: Guanabara Koogan, 2023. p. 843- 848.

Pelosi, M. B; Gomes, C. A. "Tecnologia assistiva e terapia ocupacional no contexto hospitalar". *In:* De Carlo, M. M. R. P.; Kudo, A. M (orgs.). *Terapia ocupacional em contextos hospitalares e cuidados paliativos*. São Paulo: Payá, 2018. p. 103-126.

Pelosi, M. B.; Nascimento, J. S. "Uso de recursos de comunicação alternativa para internação hospitalar — Percepção de pacientes e de terapeutas ocupacionais". *Cadernos Brasileiros de Terapia Ocupacional*, v. 26, n. 1, p. 53-61, 2018. Disponível em: https://doi.org/10.4322/2526-8910.ctoAO1157.

Pelosi, M. B.; Nascimento, J.; Souza, V. L.V. "Pacientes hospitalizados e a comunicação alternativa". *In:* Chun, R. Y. S.; Reily, L.; Moreira, E. C. (orgs.). *Comunicação alternativa — Ocupando territórios*. São Carlos: Marquezine & Manzini: ABPEE, 2015. p. 195-209.

Pelosi, M. B. *et al.* "Easy Board — A new approach to the production of alternative communication boards". *In:* 17th Biennial Conference of International Society for Augmentative and Alternative Communication (Isaac). Toronto: Isaac, 2016. (Congresso.)

______. "A comunicação alternativa no contexto hospitalar". *In:* Manzini, M. G.; Martinez, C. M. S. (orgs.). *Terapia ocupacional e comunicação alternativa em contextos de desenvolvimento humano*. São Carlos: EdUFSCar, 2019. p. 77-102.

Pollens, R. "Facilitating client ability to communicate in palliative end-of-life care — Impact of speech-language pathologists". *Topics in Language Disorders*, v. 40, n. 3, p. 264-277, 2020. Disponível em: https://www.researchgate.net/publication/343289444. Acesso em: 25 mar. 2025.

WHO (World Health Organization). *Worldwide Palliative Care Alliance. Global atlas of palliative care at the end of life*. 2. ed. Londres: WHO, 2020. Disponível em: https://cdn.who.int/media/docs/default-source/integrated-health-services-(ihs)/csy/palliative-care/whpca_global_atlas_p5_digital_final.pdf?sfvrsn=1b54423a_3. Acesso em: 25 mar. 2025.

WHO Europe (World Health Organization Regional Office for Europe). *Policy brief on integrating rehabilitation into palliative care services*. Copenhague: WHO Europe, 2023. Disponível em: https://www.who.int/europe/publications/i/item/WHO-EURO-2023-5825-45590-68173. Acesso em: 25 mar. 2025.

22. TERAPIA OCUPACIONAL E CONSTRUÇÃO DE PROJETOS DE VIDA EM REABILITAÇÃO PALIATIVA

Claudinéa Dizaró Arantes
Larissa Bombarda Dias
Manoela Gianini Luiz

"Não tenho medo de morrer; tenho medo de não viver" — Tulipa, 20 anos.

Mesmo sabendo da possibilidade breve da finitude da vida e apresentando diversas complicações clínicas em decorrência de um câncer avançado, a paciente ainda expressava o desejo de realizar aquilo que lhe era significativo.

Em um hospital onde os corredores ecoavam os suspiros da vida e os sussurros da morte, ela expressou o desejo de selar sua fé por meio da crisma — importante sacramento do catolicismo, visto que complementa e confirma o batismo. Com a participação da terapeuta ocupacional e de outros profissionais da equipe multiprofissional, juntamente com o serviço de capelania hospitalar, foi possível organizar essa celebração. Para olhos desatentos, se trataria tão somente de um ato religioso; porém, para Tulipa, significava a reconstrução do sentido da vida.

Além disso, por compreender a gravidade e a morte como parte inerente de sua trajetória, ela ainda tecia planos e organizava os últimos momentos, como quem arruma a casa antes de partir numa longa viagem.

Por intermédio do trabalho articulado entre diversos profissionais e da aplicação de adaptações (para promover alívio dos sintomas, favorecendo autonomia e independência, considerando as limitações existentes), a paciente concretizou seu desejo de ficar em sua casa, cercada pelo afeto das pessoas que amava. Nesse processo, conseguiu aproveitar momentos valiosos e escrever cartas para sua família, expressando seu eterno amor e gratidão.

E assim, apesar das lágrimas e da tristeza que embalaram sua despedida, deixou a certeza de ter recebido conforto e dignidade até seus últimos dias de vida, erguendo um refúgio de serenidade para seus entes queridos — que, mesmo em um momento de dor, foram capazes de agradecer os cuidados ofertados.

* * *

"Me falam que preciso comer, mas não consigo. Queria mesmo era a minha comida" — Margarida, 73 anos.

A paciente, diagnosticada com câncer metastático, necessitava de cuidados paliativos e cirurgia para aliviar sintomas. No entanto, sua condição clínica a impedia de ser submetida ao procedimento cirúrgico. A internação em hospital terciário impactou negativamente sua rotina, seus hábitos e o desempenho de ocupações e papéis ocupacionais, devido aos procedimentos médicos e à mudança de ambiente.

Durante o atendimento terapêutico ocupacional, Margarida relatou que gostava de cozinhar e aos domingos sempre preparava o almoço em sua casa para receber toda a família. Contou a respeito das suas receitas favoritas e expressou o desejo de ingerir sua comida preferida, embora soubesse não ser possível se alimentar com alimentos preparados fora do hospital.

Em reunião clínica, após questionamentos da terapeuta ocupacional acerca do quadro clínico da paciente e do seu pedido, a equipe médica autorizou a família a providenciar a referida refeição. No domingo seguinte, na companhia de familiares, Margarida realizou seu desejo. Dias depois, ela foi submetida ao procedimento cirúrgico, apresentou complicações no pós-operatório e faleceu.

Em atendimento de terapia ocupacional ocorrido após a realização do desejo da paciente, ela relatou sua satisfação em ter seu pedido atendido. Em seu relato, carregado de afeto, percebeu-se que, além de ser seu prato preferido, era também uma receita de família, que havia aprendido com a mãe e ensinado a uma nora, por quem demonstrava grande carinho. Era evidente que não se tratava apenas de comer sua carne preferida, mas de reviver lembranças de momentos felizes em família e ter a certeza de que sua história e seus ensinamentos permaneceriam vivos e poderiam ser compartilhados com as próximas gerações.

* * *

"Um sonho? Não consegui ir para a praia... Eu ainda quero conhecer ela" — Girassol, 30 anos.

Paciente jovem, com diagnóstico de câncer de testículo metastático, internado na enfermaria de oncologia clínica devido à progressão de doença e a complicações clínicas. Como ele estava acometido de sintomas como fadiga, caquexia, dor e perda de funcionalidade, a equipe identificou a necessidade de oferecer cuidados de fim de vida. Ao ser atendido pela terapeuta ocupacional, revelou o desejo de conhecer a praia.

Após o atendimento, realizou-se uma discussão multiprofissional e decidiu-se levá-lo até a praia utilizando óculos de realidade virtual. Montou-se uma força-tarefa: a fisioterapeuta providenciou os óculos, a equipe médica ajustou os medicamentos prescritos para aliviar os sintomas do paciente, a enfermagem realizou a administração dos remédios e a nutricionista disponibilizou água de coco e picolé para a vivência.

Inicialmente, a terapeuta ocupacional antecipou cada detalhe para o paciente, explicando como seria o uso do dispositivo. Na primeira tentativa da vivência, a náusea se intensificou e foi necessário ajustar a medicação. Após uma hora, a terapeuta ocupacional retornou e o paciente quis continuar a tentativa, animado e um tanto desconfiado. Ele foi posicionado adequadamente no leito, colocou os óculos de realidade virtual e começou a assistir ao vídeo da praia.

O sorriso agora era de intensa satisfação, junto com a verbalização de cada detalhe observado no cenário virtual. De modo tranquilo, bebia com contemplação sua água de coco e não deixava de narrar cada novidade que via. Ao fim do vídeo, ao retirar os óculos de realidade virtual, Girassol comentou: "Tinha até esquecido que estava aqui no hospital, foi muito bom ir para a praia! Você poderia me levar agora para uma luta do UFC?"

No dia seguinte, não foi possível realizar esse último desejo, devido ao rebaixamento do seu nível de consciência. Dois dias depois, ele faleceu em nossa enfermaria aos cuidados da equipe.

Com uma intervenção integrada e o uso da realidade virtual, a equipe conseguiu validar o desejo desse paciente e realizar seu sonho, mesmo diante de limitações impostas pelo ambiente e pelo agravamento da doença.

REABILITAÇÃO PALIATIVA

Com o passar dos anos, avanços científicos e tecnológicos ampliaram as possibilidades de investigação diagnóstica e de diferentes modalidades de tratamento. Doenças diagnosticadas precocemente têm mais chances de ser curadas. Porém, apesar de tantos progressos, diversas enfermidades não respondem aos tratamentos disponíveis, necessitando de cuidados continuados. Nesses casos, já não se fala de cura, mas de um quadro crônico que poderá se agravar em algum momento, apresentando um cenário de ameaça à vida (Souza *et al.*, 2022).

Associados a essa condição de adoecimento, sintomas como dor, fadiga, dispneia e astenia, entre outros, geram desconforto, limitações e sofrimento, o que exige um cuidado impecável, tanto por meio de manejo farmacológico quanto não farmacológico. Além disso, o sofrimento pode extrapolar a dimensão física e atingir as esferas sociofamiliar, emocional e espiritual.

Ao analisar o contexto dos pacientes em cuidados paliativos, observam-se alterações em suas ocupações, que influenciam atividades de vida diária, atividades instrumentais de vida diária, sono e descanso, gestão de saúde, educação, trabalho, lazer e participação social. Em síntese, devido ao declínio funcional e à alteração do cotidiano e dos papéis ocupacionais, há um impacto negativo na qualidade de vida, o que pode gerar perda de autonomia e dignidade. Considerando tais necessidades, a abordagem dos cuidados paliativos é essencial.

De acordo com a Organização Mundial da Saúde (WHO, 2021), os cuidados paliativos adotam uma abordagem abrangente, oferecendo assistência ativa em todas as fases da vida. Por meio de uma equipe multidisciplinar, busca-se aprimorar os aspectos físicos, psicossociais e espirituais de indivíduos que enfrentam sofrimento significativo decorrente de doenças graves. Essa assistência se estende ao longo de todo o processo de cuidado, abrangendo inclusive os cuidados de fim de vida e o luto vivenciado pela família.

Nesse sentido, a reabilitação paliativa vem sendo mais estudada nos últimos anos e tem se tornado uma prioridade devido às necessidades crescentes identificadas nos pacientes em cuidados paliativos. Seu objetivo é melhorar a qualidade de vida dos pacientes, otimizando a função, diminuindo a carga de sintomas, prevenindo complicações induzidas pela imobilidade e melhorando o bem-estar (Rezende *et al.*, 2023).

A reabilitação paliativa configura-se como um processo educativo centrado na resolução de problemas relacionados às limitações de desempenho nas atividades cotidianas, impostas pela doença. Seu objetivo primordial é otimizar a participação social e o bem-estar do paciente, além de minimizar o estresse enfrentado pelo cuidador e pela família diante de uma doença progressiva que ameaça a continuidade da vida (Payne *et al.*, 2018).

Assim, é possível afirmar que a reabilitação paliativa integra reabilitação, empoderamento, autogestão e autocuidado no modelo holístico de cuidados paliativos, capacitando as pessoas a se adaptar ao seu novo estado de ser com dignidade e a lidar de forma construtiva com as perdas resultantes da deterioração da saúde causada por uma doença grave (Tennison *et al.*, 2023).

PROJETOS DE VIDA

A elaboração de projetos de vida é inerente à natureza humana, representando a necessidade intrínseca de definir e alcançar metas, assim como a vontade de encarar a própria existência como um empreendimento em constante evolução. Isso implica preparação e planejamento em relação ao futuro enquanto se mantém aberto às novas experiências (França e Soares, 2009).

Marcelino, Catão e Lima (2009) defendem que a construção do projeto de vida começa ainda na infância e toma forma na adolescência, quando o indivíduo inicia seu processo de adentrar a vida adulta, reafirmando a importância do convívio com a família e a comunidade. Nesse processo, as vivências e os valores aprendidos durante a infância e a adolescência influenciarão a construção do projeto de vida. O projeto de vida se constrói com base nas vivências do indivíduo e se trata de uma reflexão sobre seu tempo futuro. Assim, o ambiente influencia esse processo, uma vez que o indivíduo faz parte de um contexto sociocultural no qual lhe apresentam valores, normas e responsabilidades (Alves, 2023).

O adoecimento é um marco importante na vida dos pacientes, que costumam colocar em dúvida suas perspectivas sobre o futuro e a continuidade de seus projetos de vida. Estes representam planos, objetivos e aspirações que a pessoa espera alcançar ao longo da vida e dão sentido e direção à sua existência. Devido aos impactos físicos, emocionais e sociais da doença, os projetos de vida de pacientes com doenças que ameaçam a vida precisam ser reavaliados e, com frequência, ressignificados.

O diagnóstico ameaçador da vida pode desencadear uma sensação de urgência e uma necessidade de reavaliação de prioridades e valores. Para muitos pacientes, existe uma mudança substancial na forma como percebem a vida e no que consideram importante. Antes do adoecimento, os projetos de vida se concentram em aspectos como carreira, conquistas pessoais e planejamento em longo prazo. Após um diagnóstico, a tendência é focar em questões mais imediatas, de valor afetivo, e buscar experiências significativas no presente.

No contexto de cuidados paliativos, os projetos de vida assumem relevância singular, proporcionando uma fonte de significado e qualidade de vida em meio a desafios existenciais. Eles não se restringem apenas aos aspectos práticos, mas consideram a preparação para o fim da vida, o planejamento de tratamentos e cuidados desejados, a redação de testamentos vitais e a resolução de questões emocionais ou espirituais pendentes.

Os projetos de vida em cuidados paliativos também são extremamente adaptáveis, ajustando-se às necessidades e preferências do paciente ao longo do tempo. Seu objetivo central é proporcionar conforto e dignidade durante a jornada do paciente, permitindo que viva até seus últimos dias de maneira significativa e satisfatória.

TERAPIA OCUPACIONAL

O processo de hospitalização ocasiona alterações na rotina, em hábitos, rituais, no desempenho das ocupações e nos papéis ocupacionais dos sujeitos — sejam elas devido ao quadro clínico ou ao tratamento proposto. Tais alterações podem ser transitórias ou permanentes, configurando-se em quadros de *interrupção ocupacional* ou de *privação ocupacional*. Considerando que o envolvimento nas ocupações é um direito e uma necessidade do ser humano (De Carlo *et al.*, 2020), é notável relevância da atuação do terapeuta ocupacional no contexto hospitalar.

Cabe ao profissional de terapia ocupacional identificar as ocupações significativas para as pessoas e definir seu potencial terapêutico diante do adoecimento (Pereira *et al.*, 2023). Segundo Larivière e Quintin (2021), as atividades ocupacionais conferem significado à existência humana e, por isso, têm potencial terapêutico para auxiliar na recuperação após uma ruptura ocupacional. Essa recuperação visa restabelecer a autonomia do paciente, promover o gerenciamento funcional e melhorar a qualidade de vida, adaptando-se à sua condição clínica.

Na prática clínica hospitalar, pode-se utilizar o método da terapia ocupacional hospitalar. Este propõe uma assistência pautada nos princípios do engajamento ocupacional, da multidimensionalidade, da integralidade, da prática centrada no cliente e baseada em evidências (De Carlo, Gomes-Ferraz e Rezende, 2023).

A escolha do protocolo assistencial ocorre por meio de uma avaliação terapêutico-ocupacional integral, que contempla aspectos funcionais, emocionais, sociais, familiares e espirituais. As obras *Enquadramento da prática da terapia ocupacional — Domínio & processo* (Gomes, Teixeira e Ribeiro, 2021) e “Diagrama de abordagem multidimensional (DAM)” (Lima e Barbosa, 2023) podem embasar a elaboração dessa avaliação e ajudar a definir a necessidade da aplicação de escalas ou instrumentos padronizados.

A atuação do terapeuta ocupacional em hospital inclui a promoção de saúde mental, cuidados com os aspectos relativos à funcionalidade e a criação de estratégias e recursos adaptativos à condição clínica: “[...] o terapeuta ocupacional deve pautar suas ações [pela] promoção do engajamento em ocupações significativas e [pela] contribuição para o bem-estar e a qualidade de vida da pessoa adoecida e seus familiares e cuidadores, de acordo com o contexto no qual se insere" (De Carlo, Gomes-Ferraz e Rezende, 2023, p. 767).

Hoje, graças ao contínuo avanço e à evolução das tecnologias, sobretudo as relacionadas à computação, o terapeuta ocupacional tem mais recursos para sua prática. Isso permite que as pessoas experimentem diversas situações sem estar diretamente expostas a elas, podendo realizar atividades reais em ambientes virtuais. A realidade virtual utiliza como ferramentas jogos de videogame, óculos de realidade virtual e computadores (Adamovich *et al.*, 2009). A utilização da realidade virtual pela terapia ocupacional por vezes extrapola os treinos e exercícios, configurando um importante recurso para realizar sonhos e desejos e proporcionar qualidade de vida.

Nesse contexto de possibilidades, a prática da terapia ocupacional e seu olhar para o fazer humano se aliam ao constructo de projeto de vida, uma vez que este é apontado como fundamental no desenvolvimento humano durante os diferentes momentos do ciclo de vida (Alves, 2023).

Ao falar sobre os projetos de vida, Tiveron (2008) aponta as contribuições da terapia ocupacional na construção ou reconstrução deles, defendendo que devem ser construídos com base nas vivências do sujeito, as quais são influenciadas pelo meio e pela cultura nos quais está inserido.

Assim, pelo envolvimento em ocupações significativas, sejam estas realizadas com recursos adaptativos ou não, busca-se favorecer a autonomia e a independência possíveis, bem como o engajamento ocupacional, a fim de tornar o indivíduo adoecido um ser de intenções e não apenas de atenção.

CONSIDERAÇÕES FINAIS

A maioria das doenças que ameaçam a vida traz consigo a perda gradual da funcionalidade, que se junta a profundas transformações físicas, emocionais, sociais e espirituais experimentadas pelos pacientes do momento do diagnóstico à finitude da vida. Nesse sentido, os terapeutas ocupacionais desempenham papel fundamental no apoio à elaboração e execução de projetos de vida significativos para os indivíduos, além de trabalhar em colaboração para identificar suas metas e seus interesses pessoais, adaptando as atividades de acordo com suas habilidades e limitações.

No caso de pacientes que enfrentam doenças graves, os projetos de vida muitas vezes necessitam ser redefinidos. Esse processo de ressignificação possibilita que eles identifiquem novas metas e aspirações, adaptadas à sua nova realidade. Estabelecer objetivos em curto prazo e alcançar pequenas conquistas diárias pode proporcionar bem-estar. A colaboração entre terapeutas ocupacionais, paciente, família e demais profissionais da equipe multiprofissional se torna essencial para a criação de planos de cuidado personalizados, que reflitam os valores e desejos individuais de cada paciente.

Na reabilitação paliativa, o plano de tratamento terapêutico ocupacional deve incluir a criação de estratégias que visem ao engajamento ocupacional de seus clientes, considerando o quadro clínico e a sintomatologia apresentados por eles. É preciso que tais programas permitam ao paciente manter seus direitos ocupacionais e sua participação social, realizar escolhas e tomar decisões acerca de sua vida e do tratamento, bem como do seu processo de finitude, mantendo-se, assim, o mais ativo e produtivo possível.

A prática da terapia ocupacional em reabilitação paliativa oferece uma abordagem holística e centrada no paciente, reconhecendo a dignidade e o valor intrínseco de cada indivíduo, independentemente de suas circunstâncias. Ao capacitar os pacientes a viver da melhor maneira possível, apesar das limitações impostas pela doença, é possível promover o conforto, a dignidade e a qualidade de vida até o último momento.

Dessa forma, considerando a importância dos projetos de vida na reabilitação paliativa, é importante destacar que, mesmo em meio às adversidades, os pacientes podem encontrar significado e propósito no cotidiano, valorizando o tempo presente e as experiências cotidianas que lhes trazem felicidade, sentido e satisfação.

REFERÊNCIAS

ADAMOVICH, S. V. *et al.* "Sensorimotor training in virtual reality — A review". *NeuroRehabilitation*, v. 25, n. 1, p. 29-44, 2009.

ALVES, A. C. S. *O uso do constructo projeto de vida nas produções da terapia ocupacional — Uma revisão de literatura*. Trabalho de conclusão de curso (graduação em Terapia Ocupacional) — Universidade Federal de São Carlos, São Carlos, 2023.

DE CARLO, M. M. R. P.; GOMES-FERRAZ, C. A.; REZENDE, G. "Fundamentos para a prática da terapia ocupacional em contextos hospitalares". *In:* CAVALCANTI, A.; GALVÃO, C. (orgs.). *Terapia ocupacional — Fundamentação e prática*. Rio de Janeiro: Guanabara Koogan, 2023. p. 765-773.

DE CARLO, M. M. R. P. *et al.* "Diretrizes para a assistência da terapia ocupacional na pandemia da covid-19 e perspectivas pós-pandemia". *Medicina*, Ribeirão Preto, v. 53, n. 3, p. 332-369, 2020.

FRANÇA, L. H. F. P.; SOARES, D. H. P. "Preparação para a aposentadoria como parte da educação ao longo da vida". *Psicologia: Ciência e Profissão*, v. 29, n. 4, p. 738-751, 2009.

GOMES, M. D.; TEIXEIRA, L.; RIBEIRO, J. *Enquadramento da prática da terapia ocupacional — Domínio & processo*. 4. ed. Leiria: Instituto Politécnico de Leiria, 2021. Disponível em: https://doi.org/10.25766/671r-0c18.

LARIVIÈRE, N.; QUINTIN, J. "Heidegger and human occupation — An existential perspective". *Journal of Occupational Science*, v. 30, n. 2), p. 251-261, 2021.

LIMA, L. M. C.; BARBOSA, L. C. "Diagrama de abordagem multidimensional (DAM) — Instrumento de avaliação do sofrimento". *In:* D'ALESSANDRO, M. P. S. *et al.* (orgs.). *Manual de cuidados paliativos*. 2. ed. São Paulo: Hospital Sírio-Libanês: Ministério da Saúde, 2023. p. 131-136.

MARCELINO, M. Q. S.; CATÃO, M. F. F. M.; LIMA, C. M. P. "Representações sociais do projeto de vida entre adolescentes do ensino médio". *Psicologia: Ciência e Profissão*, v. 29, n. 3, p. 544-557, 2009.

PAYNE, C. *et al.* "A qualitative exploration of patient and healthcare professionals' views and experiences of palliative rehabilitation during advanced lung cancer treatment". *Palliative Medicine*, v. 32, n. 10, p. 1624-1632, 2018.

PEREIRA, W. K. S. *et al.* "A percepção das ocupações de pessoas sob cuidados paliativos oncológicos diante das dimensões de ser e fazer de Wilcock". *Cadernos Brasileiros de Terapia Ocupacional*, v. 31, e3523, 2023.

REZENDE, G. *et al.* "The importance of a *continuum* of rehabilitation from diagnosis of advanced cancer to palliative care". *Disability and Rehabilitation*, v. 45, n. 24, p. 3978-3988, 2023.

SOUZA, L. C. *et al.* "Análise da evolução histórica do conceito de cuidados paliativos — Revisão de escopo". *Acta Paulista de Enfermagem*, v. 35, 2022.

TENNISON, J. M. *et al.* "Palliative rehabilitation in acute inpatient rehabilitation — Prognostic factors and functional outcomes in patients with cancer". *The Oncologist*, v. 28, n. 2, p. 180-186, 2023.

Tiveron, R. M. *A terapia ocupacional no campo da gerontologia — Uma contribuição para revisão de projetos de vida*. 190 f. Dissertação (Mestrado em Gerontologia) — Pontifícia Universidade Católica de São Paulo, São Paulo, 2008.

WHO (World Health Organization). *Quality health services and palliative care — Practical approaches and resources to support policy, strategy and practice*. [*S. l.*]: WHO, 2021.

23. A INTEGRALIDADE DO CUIDADO: INTERFACES ENTRE SAÚDE INTEGRATIVA E REABILITAÇÃO PALIATIVA

Mariana Lopes Borges
Caio Fábio Schlechta Portella

BREVE HISTÓRICO DA SAÚDE INTEGRATIVA

A Organização Mundial da Saúde (OMS) e o Fundo das Nações Unidas para a Infância (Unicef) realizaram a Primeira Conferência Internacional sobre Cuidados Primários em Saúde em 1978, no Cazaquistão. Nessa conferência, originou-se a "Declaração de Alma-Ata" (hoje Almati), cujo lema era "Saúde para todos nos anos 2000". O documento estipulava metas relacionadas à saúde e reconhecia o direito fundamental do ser humano de ser cuidado integralmente, de maneira universal e equânime. Além disso, destacou que os povos têm o direito de participar do planejamento e da execução das ações direcionadas à sua saúde, seja individual ou coletivamente (WHO e Unicef, 1978).

Nesse mesmo documento, e nas cartas e declarações das conferências posteriores sobre o cuidado primário em saúde, a OMS reconheceu as práticas tradicionais e populares em saúde e levantou a seguinte questão: "Qual é o melhor modelo de saúde para todos os seres humanos?" Um dos pilares para contemplar esse modelo de atenção à saúde é a integração interprofissional e de saberes — inclusive as práticas tradicionais — para atender às necessidades primárias e prioritárias de saúde, bem como para a prevenção, o tratamento, a cura e a reabilitação nos processos do adoecimento humano.

Em 1998, a OMS lançou a primeira estratégia global sobre medicina tradicional, com atualizações subsequentes em 2002 e 2014. Depois, a nomenclatura mudou para medicinas tradicionais, complementares e integrativas (MTCI), abrangendo limites conceituais ampliados, que dialogavam com a realidade dos países e mostravam como essas medicinas estavam implementadas em cada um deles.

Em 1999, destacados centros universitários de saúde nos Estados Unidos, com o apoio do National Center of Complementary and Integrative Health (NCCIH) e dos National Institutes of Health (NIH), fundaram o Academic Consortium for Integrative Medicine & Health (ACIMH). Esse consórcio agrupou diversas instituições dedicadas à medicina integrativa, visando fomentar a ciência nessa área por meio da colaboração e da organização científica. Foi um marco significativo para o fortalecimento científico das práticas integrativas.

Uma das primeiras delimitações conceituais da área foi elaborada pelo ACIMH:

> A medicina e a saúde integrativas reafirmam a importância da relação entre o profissional e o paciente, concentram-se na pessoa como um todo, são informadas por evidências e fazem uso de todas as abordagens terapêuticas e de estilo de vida, profissionais de saúde e disciplinas apropriadas para obter a saúde e a cura da melhor forma possível. (Witt *et al.*, 2017)

Entretanto, a saúde integrativa não é apenas a combinação entre biomedicina e práticas e abordagens das MTCI. Representa uma síntese de sistemas de cuidado que enfatizam o bem-estar e a recuperação integral da saúde de uma pessoa — nas dimensões biológica, psicossocial e espiritual —, utilizando tanto abordagens convencionais como recursos e terapias complementares, sempre no contexto de uma relação de suporte e corresponsabilidade com o paciente.

Essas estratégias visam promover a segurança, a eficácia e a qualidade das MTCI por meio de regulamentação, pesquisa e integração das práticas convencionais nos sistemas de saúde. Um dos marcos mais significativos do processo foi a inclusão de um capítulo sobre medicina tradicional na Classificação Internacional de Doenças (CID-11), lançada em 2018. Trata-se de um reconhecimento sem precedentes da relevância das MTCI no contexto global de saúde.

A demanda mundial de MTCI é alta, refletindo a busca de cuidados de saúde mais abrangentes. Na Europa, até 75% da população em países como a França já utilizou a abordagem, enquanto nos Estados Unidos um terço dos adultos recorreu a ela. Na China, a medicina tradicional encontra-se incorporada ao sistema de saúde, e na Índia existe um ministério dedicado exclusivamente a essas práticas. Países como o Canadá e a Suíça também as adotam, integrando-as aos seus sistemas de saúde (Sousa *et al.*, 2012).

Até 2018, 170 Estados membros da OMS reconheceram o uso da medicina tradicional e complementar, e 50% dos 194 Estados-membros tinham políticas nacionais relacionadas à medicina tradicional e complementar, o que mostra amplo reconhecimento e regulamentação (WHO, 2013).

No Brasil, essas práticas são conhecidas como práticas integrativas e complementares em saúde (Pics), institucionalizadas no Sistema Único de Saúde (SUS) por meio da Política Nacional de Práticas Integrativas e Complementares (PNPIC) em 2006 (OMS, 2013; Brasil, 2006).

A PNPIC abrange diversas abordagens terapêuticas, que incluem sistemas médicos complexos ou racionalidades médicas, o uso de produtos naturais e terapias não farmacológicas. Tais abordagens buscam complementar a medicina convencional, valorizando a tradição e outros saberes, ao mesmo tempo que não descartam os avanços científicos, mantendo o foco na segurança e na eficácia das técnicas empregadas.

Quadro 1. Inclusão de abordagens na PNPIC

2006	2017	2018
• Acupuntura • Homeopatia • Fitoterapia • Antroposofia • Termalismo	• Arteterapia • Aiurveda • Biodança • Dança circular • Ioga • Meditação • Musicoterapia • Naturopatia • Osteopatia • Quiropraxia	• Apiterapia • Aromaterapia • Bionergética • Constelação familiar • Cromoterapia • Geoterapia • Hipnoterapia • Imposição de mãos • Ozonioterapia • Terapia de florais

Fonte: Brasil (2018).

Entre as modalidades terapêuticas destacam-se a medicina tradicional chinesa/acupuntura, a homeopatia, a medicina antroposófica, a naturopatia (conhecida no Brasil como naturologia) e a aiurveda. Além disso, práticas que utilizam produtos naturais, como fitoterápicos e óleos essenciais, e terapias não farmacológicas, como ioga, meditação e musicoterapia, são reconhecidas e estão sendo progressivamente integradas ao SUS para os cuidados paliativos e a promoção multidimensional da saúde.

Apesar da diversidade de técnicas incluídas na PNPIC, algumas delas ainda não atendem a critérios científicos de segurança e eficácia para ser integradas ao SUS, o que demonstra a necessidade de mais pesquisa na área. Apesar das lacunas, algumas das Pics contam com um conjunto bastante significativo de evidências, demonstradas em projetos como o "Mapa de evidências da efetividade clínica das práticas integrativas e complementares em saúde", feito pelo Consórcio Acadêmico Brasileiro de Saúde Integrativa (Cabsin) em parceria com o Centro Latino-Americano e do Caribe de Informação em Ciências da Saúde (Bireme) (Schveitzer *et al.*, 2021). Essa iniciativa compilou mais de 2 mil revisões sistemáticas em 26 mapas de evidências, abrangendo um grande conjunto de resultados relevantes para a saúde pública.

Segundo a última atualização do Ministério da Saúde, as Pics estão distribuídas no SUS de acordo com a complexidade dos serviços, estando presentes em 78% dos serviços na atenção primária/básica. São dois milhões de atendimentos nas unidades de saúde, 18% em ambulatórios e 4% em hospitais. Em 2023, foi instituída a Câmara Técnica Assessora da Política Nacional de Práticas Integrativas e Complementares no SUS (CTA-PNPIC), a fim de aprimorar, ampliar e desenvolver as competências técnicas e científicas das Pics integradas à saúde pública (Brasil, 2018, 2023).

Um exemplo de experiência exitosa é a implantação do Centro de Referência em Práticas Integrativas e Complementares em Saúde de São Paulo, que vem beneficiando amplamente a população com tratamento, reabilitação e promoção da saúde e do bem-estar, contemplando um princípio do SUS: o da integralidade da assistência do direito humano (SMSP, 2019).

No contexto da saúde pública, o modelo de cuidado vigente, com seus critérios de validação e reconhecimento dos fenômenos relacionados à saúde humana, necessita de reflexão, adaptação e transformação. Luz e Barros (2012) nos convidam a considerar a complexidade das dimensões do cuidado e, assim, superar os obstáculos epistemológicos que limitam a integração de diferentes sistemas terapêuticos. É preciso também buscar a validação institucional de diversas formas de cuidado, desafiando a hegemonia terapêutica que privilegia como legítimo um único caminho: o modelo biomédico.

Assim, ao incluir as MTCI na assistência em saúde, estimula-se um novo modelo de cuidado, que inclui abordagens e intervenções terapêuticas inéditas, congrega diferentes saberes e respeita valores e crenças socioculturais com a melhor evidência científica disponível possível. Vejamos como as MCTI se aplicam aos cuidados paliativos.

A CONTRIBUIÇÃO DA SAÚDE INTEGRATIVA PARA A REABILITAÇÃO PALIATIVA

As MTCI são fundamentais para prevenir agravos, reabilitar a saúde e manter a funcionalidade diante das limitações do adoecimento. Os cuidados paliativos têm ampliado seu escopo, passando do foco exclusivo no fim da vida para uma abordagem integral, que considera o bem-estar físico, psicológico, social e espiritual do paciente (WHO, 2018). Os cuidados paliativos se fundamentam em princípios como controle rigoroso dos sintomas, suporte psicossocial e espiritual, criação de planos de cuidado personalizados, foco no suporte à família e coordenação dos serviços (Billings, 2000).

Os princípios e os pilares dos cuidados paliativos se alinham com as medicinas tradicionais, complementares e integrativas ao considerar o indivíduo em sua totalidade, com múltiplas dimensões e necessidades. A experiência de uma doença grave e avançada afeta diversas dimensões humanas, que são interdependentes e se influenciam de forma mútua.

Os cuidados paliativos (CP) e as MTCI não subtraem nem excluem a abordagem biomédica; contudo, contemplam amplamente as necessidades do indivíduo, pois validam os aspectos imateriais do sujeito e têm impacto positivo no resgate ou na manutenção da saúde. O quadro a seguir apresenta a sinergia entre valores e princípios de ambas as abordagens do cuidado, evidenciando uma inter-relação positiva que tende a beneficiar quem necessita de cuidados paliativos, independentemente da fase da doença.

Quadro 2. Semelhanças entre CP e MTCI

Premissas dos CP	Premissas das MTCI
• Prevenção e alívio do sofrimento • Prevenção e controle da dor e dos sintomas • Promoção da qualidade de vida • Promoção de conforto, dignidade, autonomia e respeito aos valores pessoais	• Prevenção de agravos, recuperação e manutenção da saúde • Alívio do sofrimento e de sintomas do adoecimento e escuta acolhedora • Integração do indivíduo consigo, com a família e com o ambiente

Fonte: elaborada pelas autoras.

No contexto da reabilitação paliativa, as MTCI são fundamentais para fortalecer a autonomia do paciente, promover a corresponsabilidade no cuidado e estimular a emancipação do autocuidado, contribuindo para a manutenção da funcionalidade. Elas possibilitam a inclusão de estratégias de enfrentamento no planejamento terapêutico, abrangendo as dimensões física, emocional, mental e espiritual dos pacientes, respeitando seus valores, hábitos de vida e crenças individuais.

As MTCI facilitam o processo de reabilitação, proporcionando maior bem-estar, alívio de sintomas limitantes e melhora da qualidade de vida. A integração dessas práticas visa capacitar o indivíduo para alcançar o máximo de independência possível nas atividades de vida diária. Quanto mais cedo a reabilitação e as MTCI forem incluídas no plano terapêutico, maiores serão as chances de uma abordagem abrangente e multidimensional ao tratamento.

Os aspectos emocional, mental e espiritual têm impacto significativo nas respostas orgânicas dos indivíduos. Nesse contexto, cuidar de desequilíbrios nessas áreas contribui para o controle de repercussões negativas, influenciando positivamente o enfrentamento da doença. Assim como a reabilitação paliativa busca atenuar as incapacidades decorrentes do avanço da doença, as MTCI auxiliam na adaptação e na ressignificação multidimensional do processo de adoecimento e do sentido da vida. Elas promovem a aceitação da situação presente, minimizando o impacto negativo de mecanismos de enfrentamento inadequados ("*coping* negativo"). Isso beneficia tanto o paciente quanto a família, facilitando a convivência com a doença e suas limitações.

Portanto, é essencial que os profissionais de saúde — paliativistas ou não — incluam abordagens integrativas em sua prática clínica. Isso deve ser feito por meio de formação específica baseada em evidências científicas e parcerias com profissionais de saúde integrativa, a fim de oferecer um cuidado mais amplo. Essa integração melhora a qualidade da reabilitação paliativa, beneficiando tanto os pacientes quanto a equipe assistencial.

A abordagem integrativa é fundamentada em uma proposta centrada na salutogênese — o estudo da promoção da saúde e do desenvolvimento da resiliência (Eriksson, 2017). Essa abordagem transcende o simples controle dos sintomas, buscando regular os fatores endógenos e exógenos que influenciam o bem-estar do indivíduo. A terapêutica que se concentra exclusivamente em sintomas externos pode, inadvertidamente, comprometer a autonomia do paciente em longo prazo, não abordando as raízes do problema e as condições que perpetuam o estado de doença. A educação para a mudança de hábitos e a utilização de terapias não farmacológicas são essenciais para um manejo efetivo do paciente (Portella e Ghelman, 2024).

Além disso, a melhoria dos sintomas em pacientes com dor crônica não é sinônimo de um processo terapêutico eficaz em todas as dimensões da saúde. É crucial promover fatores endógenos, como resiliência e autoconsciência, por meio de uma abordagem terapêutica multidimensional, que visa restaurar a vitalidade, a qualidade de vida e o bem-estar geral. A capacidade de adaptação, tanto biológica quanto psicológica, é construída ao longo do tempo e está diretamente relacionada ao sofrimento do indivíduo (Portella e Ghelman, 2024).

EVIDÊNCIAS DA SAÚDE INTEGRATIVA APLICADA AOS CUIDADOS PALIATIVOS

A confluência entre a saúde integrativa e os cuidados paliativos um terreno promissor para inovações terapêuticas, sobretudo no manejo da dor crônica — uma das questões mais desafiadoras da medicina paliativa. Pesquisas detalhadas sobre o impacto de práticas como meditação, acupuntura, ioga e a utilização de fitoterápicos desdobram-se em um cenário esperançoso, delineando um caminho para atenuar a dor e aprimorar significativamente a qualidade de vida dos pacientes (SMSP, 2023). Reconhece-se, cada vez mais, que essas modalidades não apenas complementam o tratamento convencional, mas também potencializam o cuidado integral com o indivíduo.

As evidências científicas apontam que a abordagem integrativa de saúde é benéfica para pessoas com doenças crônicas, pois alivia sintomas como estresse, ansiedade, insônia, dor e sintomas psicológicos (Dacal e Silva, 2018). Também são apontadas como estratégias importantes de autocuidado no enfrentamento e alívio da sobrecarga emocional dos familiares envolvidos no adoecimento, fortalecendo uma rede de cuidado focada nos atores principais e em suas necessidades prioritárias.

Estudos recentes enfatizam a conexão entre o estresse crônico e a persistência da dor crônica e, inversamente, a resiliência como um fator na diminuição da percepção da dor (McEwen, 2020; Shalev e Amir, 2011). Melhorias na qualidade do sono, na postura, na nutrição e na conscientização sobre hábitos que necessitam de mudança são resultado desse processo (Walker, 2017), ainda que seu impacto imediato na dor possa não ser evidente.

Um estudo britânico (Hilton *et al.*, 2017) trouxe luz à complexa relação entre fatores psicológicos e dor crônica, identificando a meditação não só como ferramenta de alívio para o sofrimento físico, mas também como impulsionadora da saúde mental. As descobertas indicaram que a prática da meditação pode resultar em melhorias significativas na depressão e na qualidade de vida, solidificando-a como uma intervenção terapêutica de inestimável valor. Paralelamente, estudos divulgados pela *JAMA Internal Medicine* em 2018 ressaltaram a eficácia de intervenções cognitivas e práticas mente-corpo como acupuntura e ioga, realçando a eficiência de uma abordagem integrativa para o alívio da dor e o aperfeiçoamento da função corporal, sobretudo em casos de dor crônica lombar e cervical. A ioga, em particular, tem sido destacada por sua capacidade de diminuir a dependência de analgésicos e promover melhorias significativas no manejo da dor. Assim, ressalta-se a viabilidade desta prática ancestral como opção terapêutica eficiente e segura.

Essas intervenções são mencionadas no Protocolo Clínico e Diretrizes Terapêuticas da Dor Crônica nos Centros de Referência em Dor Crônica do Município de São Paulo, elaborado por um grupo técnico de especialistas com base em mapas de evidência elaborados pelo Consórcio Acadêmico Brasileiro de Saúde Integrativa (Cabsin) (PMSP, 2023).

O Cabsin tem desempenhado papel fundamental na integração das MTCI ao contexto dos cuidados paliativos, especialmente ao abordar quadros complexos como dor, câncer e doenças crônicas. Por meio de mapas de evidência detalhados, a organização fornece uma base científica para a aplicação de práticas integrativas em cuidados paliativos, contribuindo para uma abordagem de saúde mais holística e centrada no paciente.

O "Mapa de evidências da efetividade clínica das MTCI para dor e discapacidades" (Ghelman *et al.*, 2022) evidencia a aplicabilidade de práticas integrativas, compilando 142 estudos de revisão sistemática. O mapa ressalta a eficácia de diversas modalidades, como acupuntura e meditação, na redução da dor crônica e na melhoria da qualidade de vida dos pacientes. Trata-se de fortes evidências que apontam para a relevância dessas práticas não apenas na gestão da dor, mas também na capacidade de abordar as dimensões psicoemocionais associadas, cruciais nos cuidados paliativos.

No domínio dos fitoterápicos, esse mapeamento cita plantas como *Allium sativum* (alho), *Aloe vera* (babosa) e *Camellia sinensis* (chá-da-índia ou chá verde), estudadas por suas propriedades analgésicas — sobretudo em doenças inflamatórias como a artrite reumatoide —, indicando um caminho inovador para a terapia natural da dor. Além disso, a reflexologia, ao aplicar pressão em pontos específicos dos pés, mãos e orelhas, demonstrou melhorias notáveis na qualidade do sono.

No contexto oncológico, em que a melhoria da qualidade de vida é prioritária, pesquisas indicam que tratamentos como a medicina herbária chinesa, em particular o uso do *ginseng*, podem ter efeitos positivos sobre a fadiga relacionada ao câncer e potencializar a qualidade de vida. Já a terapia com visco (*Viscum album*) tem resultado em melhorias na qualidade de vida dos pacientes, embora sua eficácia no sistema imunológico e na remissão do câncer ainda seja um campo a ser mais bem explorado. Essas intervenções das MTCI são listadas no "Mapa de evidências terapias complementares e integrativas para câncer do útero", que mostra como as MTCI podem ser aplicadas a sintomas do câncer e a efeitos adversos do tratamento convencional.

Esses mapas de evidência enfatizam a importância de uma saúde integrativa, que combine o melhor das abordagens convencionais e complementares, para oferecer aos pacientes cuidados paliativos mais eficazes, personalizados e humanizados.

A integração de MTCI aos cuidados paliativos tem ganhado reconhecimento no âmbito global, refletindo uma abordagem mais integral e personalizada à saúde. Instituições de prestígio, como os National Institutes of Health (NIH) dos Estados Unidos, destacam-se na promoção e validação dessas práticas por meio da compilação de recursos com base em evidências. Essa iniciativa do NIH reafirma a relevância de técnicas como acupuntura, massagem, meditação e ioga, que emergem como estratégias eficazes no tratamento de pacientes crônicos, indo além da mera atenuação dos sintomas para fomentar um aprimoramento substancial na qualidade de vida.

A base de evidências científicas que respalda a eficácia dessas práticas complementares vem se fortalecendo significativamente, graças ao rigoroso trabalho de pesquisa e revisão conduzido por instituições como a Cochrane Complementary Medicine. Reconhecida por suas revisões sistemáticas de alta qualidade, a instituição mantém um acervo dedicado à área (disponível em: https://cam.cochrane.org; acesso em: 16 abr. 2025).

Outras bases de dados, como PubMed, Embase e APA PsycInfo, também fornecem um rico acervo de pesquisas que sustentam a aplicação das MTCI em contextos clínicos variados. Esses recursos evidenciam uma tendência crescente na literatura médica e científica que reconhece a importância de abordagens integrativas na promoção da saúde e no tratamento de doenças.

CONSIDERAÇÕES FINAIS

A evolução da pesquisa em MTCI e o crescente acúmulo de evidências empíricas reforçam o papel crucial dessas práticas na medicina paliativa moderna. A abordagem integrativa, que abarca tanto tratamentos convencionais quanto complementares, responde aos desafios da saúde global ao oferecer cuidados mais personalizados, integrais e efetivos, promovendo a melhoria contínua na qualidade de vida dos pacientes.

REFERÊNCIAS

BILLINGS, J. A. "Recent advances — Palliative care". *British Medical Journal*, v. 321, n. 7260, p. 555-558, set. 2000. Disponível em: https://doi org/10.1136/bmj.321.7260.555.

BRASIL. Ministério da Saúde. Portaria n. 971, de 3 de maio de 2006. Aprova a Política Nacional de Práticas Integrativas e Complementares (PNPIC) no Sistema Único de Saúde. Brasília: Ministério da Saúde, 2006. Disponível em: https://bvsms.saude.gov.br/bvs/saudelegis/gm/2006/prt0971_03_05_2006.html. Acesso em: 26 mar 2025.

______. gov.br. "Ministério da Saúde inclui 10 novas práticas integrativas no SUS". Brasília: Governo Federal, Ministério da Saúde, 12 mar. 2018. Disponível em: https://www.gov.br/saude/pt-br/assuntos/noticias/2018/marco/ministerio-da-saude-inclui-10-novas-praticas-integrativas-no-sus. Acesso em: 26 mar. 2025.

______. Secretaria de Atenção Primária à Saúde. Portaria n. 43, de 11 de julho de 2023. Institui a Câmara Técnica Assessora da Política Nacional de Práticas Integrativas e Complementares no SUS (CTA-PNPIC). *Diário Oficial da União*. Brasília Ministério da Saúde, 2023. Disponível em: https://www.in.gov.br/en/web/dou/-/portaria-saps-n-43-de-11-de-julho-de-2023-498842941. Acesso em: 27 mar. 2025.

CHERKIN, D. C.; HERMAN, P. M. "Cognitive and mind-body therapies for chronic low back pain and neck pain — Effectiveness and value". *JAMA Internal Medicine*, v. 178, n. 4, p. 556-557. https://doi.org/10.1001/jamainternmed.2018.0113.

DACAL, M. P. O.; SILVA, I. S. "Impactos das práticas integrativas e complementares na saúde de pacientes crônicos". *Saúde em Debate*, v. 42, n. 118, p. 724-735, 2018.

ERIKSSON, M. "The sense of coherence in the salutogenic model of health". *In:* MITTELMARK, M. B. *et al. The handbook of salutogenesis*. Nova York: Springer, 2017, p. 91-96.

GHELMAN, R. *et al. Mapa de evidências efetividade clínica das medicinas tradicionais, complementares e integrativas para dor crônica — Informe executivo*. São Paulo: Bireme: Opas: OMS, jul. 2022.

GHELMAN, R. *et al. Mapa de evidências efetividade clínica das medicinas tradicionais, complementares e integrativas para câncer do útero — Informe executivo*. São Paulo: Bireme: Opas: OMS, jul. 2023.

HILTON, L. *et al.* "Mindfulness meditation for chronic pain: systematic review and meta-analysis". *Annals of Behavioral Medicine*, v. 1, n. 2, p. 199-213. https://doi.org/10.1007/s12160-016-9844-2.

LUZ, M. T.; BARROS, N. F. (orgs.). *Racionalidades médicas e práticas integrativas em saúde — Estudos teóricos e empíricos*. Rio de Janeiro: Uerj: IMS: Lappis, 2012. Disponível em: https://lappis.org.br/site/wp-content/uploads/2021/07/racionalidades-medicas.pdf. Acesso em: 27 mar. 2025.

MCEWEN, B. S. "The neurobiology of stress — From serendipity to clinical applications". *Brain Research*, v. 15, n. 886, p. 172-189, 2020.

PORTELLA, C.; GHELMAN, R. "Abordagem integrativa da dor". *In:* MINSON, F. P. *et al.* (orgs.). *Dor*. 2. ed. Barueri: Manole, 2024.

SCHVEITZER, M. C. *et al*. Traditional, complementary, and integrative medicine evidence map: a methodology to an overflowing field of data and noise. *Revista Panamericana de Salud Pública*, n. 45, p. e48. Disponível em: https://doi.org/10.26633/RPSP.2021.48.

SMSP (Secretaria Municipal de Saúde de São Paulo). Portaria n. 204, de 27 de fevereiro de 2019. Dispõe sobre o Programa Municipal de Práticas Integrativas e Complementares em Saúde (PMPICS-SP), e dá outras providências. Disponível em: https://www.prefeitura.sp.gov.br/cidade/secretarias/upload/saude/PORTARIA_SMS_204_27_2019_PICS.pdf. Acesso em: 27 mar. 2025.

________. "Protocolo clínico e diretrizes terapêuticas da dor crônica nos centros de referência em dor crônica do município de São Paulo". São Paulo: Secretaria Municipal de Saúde de São Paulo, 2023. Disponível em: https://www.prefeitura.sp.gov.br/cidade/secretarias/upload/saude/protocolo_dor_cronica.pdf. Acesso em: 27 mar. 2025.

SHALEV, I.; AMIR, M. "Resilience to stress — From basic research to clinical applications". *Current Opinion in Psychiatry*, v. 24, n. 6, p. 494-499, 2011. Disponível em: https://doi.org/10.1016/S0006-8993(00)02950-4.

SOUSA, I. M. C. de *et al.* "Práticas integrativas e complementares — Oferta e produção de atendimentos no SUS e em municípios selecionados". *Cadernos de Saúde Pública*, v. 28, n. 11, p. 2143-2154, 2012.

WALKER, M. *Why we sleep — Unlocking the power of sleep and dreams*. Nova York: Scribner, 2017.

WHO (World Health Organization). "Estratégia da OMS para a medicina tradicional — 2014-2023. [*S. l.*]: Organização Mundial da Saúde, 2013. Disponível em: https://www.who.int/publications/i/item/9789241506096. Acesso em: 26 mar. 2025.

WHO (World Health Organization); UNICEF (United Nations Children's Fund). *Alma-Ata 1978 — Primary Health Care*. [*S. l.*]: WHO, 1978. Disponível em: https://www.unicef.org/media/85611/file/Alma-Ata-conference-1978-report.pdf. Acesso em: 26 mar. 2025.

WHO (World Health Organization). *Integrating palliative care and symptom relief into primary health care — A WHO guide for planners, implementers and managers*. [*S. l.*]: WHO, 2018.

WITT, C. M. *et al.* "Defining health in a comprehensive context — A new definition of integrative health". *American Journal of Preventive Medicine*, v. 53, n. 1, p. 134-137, 2017.

OS AUTORES

AIDE MITIE KUDO

Terapeuta ocupacional graduada pela Universidade de São Paulo (USP), com pós-graduação lato sensu em Administração em Serviço de Saúde/ Administração Hospitalar pela Faculdade de Saúde Pública da USP e Terapia de Mão pelo Instituto de Ortopedia e Traumatologia pelo Hospital das Clínicas da Faculdade de Medicina da USP (HCFMUSP). Supervisora de serviço hospitalar e coordenadora do Serviço de Terapia Ocupacional do Instituto da Criança do Hospital das Clínicas da FMUSP. Participou da Multiprofessional Master Class in Children's Palliative Care, organizada pela International Children's Palliative Care Network (ICPCN). Faz parte do Núcleo Técnico e Científico de Terapia Ocupacional do Hospital das Clínicas-FMUSP. Integrante do Núcleo Docente Assistencial Estruturante do Programa de Residência Multiprofissional em Atenção Clínica Especializada em Pediatria, com ênfase em Cardiopulmonar.

ALESSANDRA RISCHITELI BRAGANÇA SILVA

Fonoaudióloga e nutricionista. Doutora e pós-doutoranda em Ciências pela Universidade Federal de São Paulo (Unifesp). Mestre em Gerontologia pela Faculdade de Educação da Universidade Estadual de Campinas (Unicamp). Pós-graduada em Fonoaudiologia Hospitalar pelo Hospital do Servidor Público Estadual de São Paulo (HSPE). Pós-graduada em Cuidados Paliativos pela Casa do Cuidar. Coordenadora do Comitê de Fonoaudiologia e membro do Comitê de Nutrição da Academia Nacional de Cuidados Paliativos (ANCP). Tem experiência em docência e tutoria em cursos de pós-graduação, além de experiência clínica no atendimento em domicílio de adultos e idosos nas áreas de disfagia, risco nutricional, modulação intestinal e cuidados paliativos. CKO da empresa Gastronomia Adaptada.

AMANDA MOTA PACCIULIO SPOSITO

Terapeuta ocupacional. Docente do curso de Terapia Ocupacional da Faculdade de Medicina de Ribeirão Preto (FMRP-USP), com atuação na área de infância e adolescência em contextos clínicos. Mestre e doutora em Ciências pela Escola de Enfermagem de Ribeirão Preto da USP. Especialista em Terapia Ocupacional Hospitalar pela FMRP-USP. Docente tutora do Programa de Residência Multiprofissional de Atenção ao Câncer do Hospital das Clínicas da FMRP-USP. Líder do Laboratório de Pesquisa e Estudo em Desenvolvimento Infantil (Lapedin) da FMRP-USP. Orientadora de pesquisas, autora de artigos e capítulos de livros sobre oncologia pediátrica e cuidados paliativos.

AMIRAH ADNAN SALMAN

Médica e especialista em Fisiatria pela Santa Casa de Misericórdia de São Paulo. Mestre em Saúde Pública na área de políticas e sistemas de saúde pela University of Cape Town. *Fellowship* em manejo interprofissional da dor no departamento de anestesia do Groote Schuur-Cape Town. Coordenadora pedagógica do Instituto Premier e facilitadora do Programa QELCA® (Quality End of Life Care for All) de Treinamento do Facilitador, originado e endossado pelo St. Christopher's Hospice. Ativista e voluntária na comissão executiva do movimento social PaliATIVISTAS — Frente de Cuidados Paliativos pelo Brasil.

ARISTELA DE FREITAS ZANONA

Terapeuta ocupacional graduada pela Universidade Federal do Paraná (UFPR). Especialista em Terapia Ocupacional com Enfoque Dinâmico em Neurologia pelo Centro Universitário Católico Salesiano Auxilium. Mestre em Educação Física pela Universidade Federal de Sergipe (UFS). Doutora em Neurociências pelo Programa de Pós-Graduação em Neuropsiquiatria e Ciências do Comportamento pela Universidade Federal de Pernambuco

(UFPE). Docente do curso de Prevenção e Reabilitação em Fisioterapia da UFPR. Coordenadora do Laboratório de Estudos em Aprendizagem e Reabilitação Neurológica (LEARN). Linha de pesquisa: saúde física e funcionalidade; reabilitação neurológica do adulto e do idoso. Membro efetivo do Núcleo de Assistência e Pesquisa em Neuromodulação (Rede Napen). Organizadora e autora do livro *Reabilitação pós-AVC — Terapia ocupacional e interdisciplinaridade* (Medbook, 2023).

CAIO FÁBIO SCHLECHTA PORTELLA

Graduado em Naturologia com formação específica em Fitoterapia pela Universidade Anhembi Morumbi. Mestre em Ciências pela Faculdade de Saúde Pública da Universidade de São Paulo. Doutorando do Programa de Ginecologia e Obstetrícia da Faculdade de Medicina da Universidade de São Paulo. Diretor do Consórcio Acadêmico Brasileiro de Saúde Integrativa (Cabsin). Primeiro vice-presidente da World Naturopathic Federation, representando a região da América Latina. Diretor da Base de Cooperação Internacional China-Brasil para a Medicina Tradicional Chinesa. Editor associado dos *Cadernos de Naturologia e Terapias Complementares* e colaborador da Sociedade Internacional de Pesquisa em Medicina Tradicional, Complementar e Integrativa (ISCMR). Coordenador técnico do projeto Mapa de Evidências em MTCI (Bireme-Cabsin).

CÁSSIA ADRIANA DALBOSCO

Fisioterapeuta pela Universidade do Vale do Itajaí (Univali). Especialista em Fisioterapia Traumato-Ortopédica pela Universidade de Brasília (UnB). Tem aperfeiçoamento em Fisioterapia Cardiopulmonar pela Inspirar/SC, além de Formação Multiprofissional Avançada em Cuidados Paliativos pela Casa do Cuidar/SP. Idealizadora do Catavento das Dimensões, ferramenta lúdica para abordar a dor total, e do termo "agente compassivo" nas comunidades compassivas. Fisioterapeuta da área clínica e assistência domiciliar pelo serviço multiprofissional da Clínica Amare

— Saúde Centrada na Pessoa. Docente e preceptora de estágio em Fisioterapia da Unidade Central de Educação Faem Faculdade (Uceff-Itapiranga). Membro da PaliATIVISTAS — Frente de Cuidados Paliativos pelo Brasil. Membro do Comitê de Fisioterapia da Academia Nacional de Cuidados Paliativos (ANCP).

CLAUDINÉA DIZARÓ ARANTES

Terapeuta ocupacional pela Pontifícia Universidade Católica de Campinas (PUC-Campinas). Especialista profissional em Terapia Ocupacional em Contextos Hospitalares pela Associação de Terapia Ocupacional em Contextos Hospitalares e Cuidados Paliativos (Atohosp), em parceria com o Conselho Federal de Fisioterapia e Terapia Ocupacional (Coffito). Especialização em Saúde Mental e Psiquiatria pela Universidade Federal de São Paulo (Unifesp). Aperfeiçoamento Multiprofissional de Preceptores para Integração Ensino e Serviço nos Territórios de Saúde (Unasus). Terapeuta ocupacional do Serviço de Interconsulta em Saúde Mental do Hospital das Clínicas da Faculdade de Medicina de Ribeirão Preto (HCFMRP-USP). Preceptora da Residência Multiprofissional em Atenção ao Câncer do HCFMRP-USP. Supervisora de estágios da graduação em Terapia Ocupacional da Faculdade de Medicina de Ribeirão Preto (FMRP-USP).

CRISTIANE APARECIDA GOMES-FERRAZ

Terapeuta ocupacional. Mestre e doutora em Ciências pelo Programa de Pós-Graduação de Enfermagem em Saúde Pública da Escola de Enfermagem de Ribeirão Preto da USP (EERP-USP). Especialista em Dor pela Universidade Federal de São Carlos (UFSCar). Aprimoramento Profissional de Terapia Ocupacional na Saúde Mental pelo Hospital das Clínicas da Faculdade de Medicina de Ribeirão Preto-USP. Atualização em Gerontologia, avaliação e estimulação cognitiva. Membro do Grupo de Pesquisa Laboratório de Investigação sobre a Atividade Humana e Cuidados Paliativos (LIATH-CP) da USP-RP, credenciado no Diretório de Grupos do

CNPq. Membro do Projeto Kurama — Intervenções Assistidas por Animais. Membro fundador do Instituto Lótus de Cuidados Paliativos de Ribeirão Preto (ILCP-RP).

DANIEL CEZAR DA CRUZ

Senior lecturer na Leeds Beckett University, School of Health, nos cursos de graduação e mestrado em Terapia Ocupacional em Leeds, no Reino Unido. *Fellowship in Higher Education* na categoria *Associated Fellow*. Professor visitante na Wrexham Glyndwr University (WGU) associado à Faculty of Social and Life Sciences, em North Wales, Reino Unido. Terapeuta ocupacional qualificado para atuar na Inglaterra pelo Health and Care Professions Council de Londres. Membro do Royal College of Occupational Therapists desde 2018.

DANIELLE BRITO-RODRIGUES

Fonoaudióloga. Doutora em Saúde, Interdisciplinaridade e Reabilitação e mestre em Saúde Coletiva pela Universidade Estadual de Campinas (Unicamp). Fundadora da PaliCare Reabilitação. Especialista no atendimento de adultos e idosos, com foco em distúrbios da deglutição, comunicação, linguagem e cuidados paliativos. Experiência no atendimento clínico domiciliar, hospitalar, ambulatorial e online. Integrante do Comitê de Fonoaudiologia da Academia Nacional de Cuidados Paliativos (ANCP). Facilitadora do curso "Últimos Socorros".

EDGAR IANHEZ JÚNIOR

Médico pela Faculdade de Medicina de Ribeirão Preto (FMRP-USP). Residência em Clínica Médica e Geriatria no Hospital das Clínicas de Ribeirão Preto. Especialização em Cuidados Paliativos pelo Instituto Paliar. Pós-Graduação *lato sensu* em Experiência do Paciente e Cuidado Centrado na Pessoa pelo Instituto Sírio Libanês. Atuou como médico assistente dos cuidados paliativos da Unidade de Emergência do Hospital das FMRP-USP de 2018 a 2024. Atualmente, trabalha na equipe de cuidados paliativos da Unimed Litoral (Santa Catarina).

ERNANI COSTA MENDES

Fisioterapeuta. Doutor em Ciências da Saúde pela Escola Nacional de Saúde Pública Sergio Arouca da Fundação Oswaldo Cruz (ENSP/Fiocruz), com estágio doutoral pelo Centro de Estudos Sociais da Universidade de Coimbra (UC/PT). Mestre em Ciências Biológicas e Doenças Parasitárias pela Universidade Iguaçu (Unig). Especialista em Fisioterapia em Oncologia pela Associação Brasileira de Fisioterapia em Oncologia/Conselho Federal de Fisioterapia e Terapia Ocupacional (ABFO/Coffito). Atualmente, é concursado do Instituto Nacional de Câncer (Inca). Líder do Grupo de Estudos e Pesquisas em Cuidados Paliativos do CNPq. Coordenador dos Cursos de Especialização "Cuidados Paliativos com Ênfase na Atenção Primária à Saúde" e "Direitos Humanos, Relações Étnico-raciais e Saúde" da ENSP/Fiocruz. Pesquisador colaborador do Departamento de Direitos Humanos, Saúde e Diversidade Cultural da Fiocruz). Autor e co-organizador do livro *Cuidados paliativos — Uma questão de direitos humanos, saúde e cidadania* (Appris, 2021).

FERNANDO CESAR IWAMOTO MARCUCCI

Fisioterapeuta. Coordenador técnico no Hospital Dr. Anísio Figueiredo Zona Norte de Londrina (Secretaria de Saúde do Paraná). Mestre em Ciências da Saúde e doutor em Saúde Coletiva pela Universidade Estadual de Londrina (UEL). Estágio doutoral na área de pesquisa em cuidados paliativos na Queensland University of Technology (Austrália). Estágio de pós-doutorado em Bioética na Pontifícia Universidade Católica do Paraná (PUC-PR). Vice-presidente do Instituto Palliare de Cuidados Paliativos de Londrina. Membro associado do Instituto de Estudos em Saúde Coletiva (Inesco). Associado da Academia Nacional de Cuidados Paliativos (ANCP), ex-coordenador (2021-2022) e membro do Comitê de Fisioterapia (2023-2024). Conselheiro de saúde por vários períodos no Conselho Estadual de Saúde do Paraná e Municipal de Londrina. Pesquisador e ativista na área de cuidados paliativos em saúde pública.

GABRIEL MORAIS XAVIER DOS SANTOS

Terapeuta ocupacional pela Faculdade de Medicina de Ribeirão Preto (FMRP-USP). Especialista em Terapia da Mão e do Membro Superior pelo Instituto de Ortopedia e Traumatologia (IOT). Residência Multiprofissional em Reabilitação Física pelo Instituto de Medicina Física e Reabilitação (IMRea), ambos da Faculdade de Medicina da Universidade de São Paulo (FMUSP). Doutorando direto do Programa de Pós-Graduação em Reabilitação e Desempenho Funcional do Departamento de Ciências da Saúde da (FMRP-USP). Membro dos Grupos de Pesquisa "Laboratório de Re(H)abilitação e do Desempenho Ocupacional (Labilita)" e do "LabMão" da FMRP-USP. Atuou como supervisor de estágio da graduação em Terapia Ocupacional da FMRP-USP, preceptor do Programa de Residência Multiprofissional de Atenção ao Câncer e do Programa de Especialização Multiprofissional em Reabilitação Neurológica, ambos do Hospital das Clínicas da Faculdade de Medicina de Ribeirão Preto (HCFMRP-USP), prestando atendimento nas áreas de ortopedia, neurologia e oncologia clínica.

GABRIELA REZENDE

Terapeuta ocupacional. Professora do curso de Terapia Ocupacional da Faculdade de Medicina de Ribeirão Preto (FMRP-USP). Mestre e doutora em Ciências pelo Programa de Pós-Graduação de Enfermagem em Saúde Pública da Escola de Enfermagem de Ribeirão Preto da USP (EERP-USP), com estágio no exterior. Pesquisadora convidada da St. George's University of London e da Kingston University, no Reino Unido. Especialista em Terapia da Mão e Reabilitação Neurológica pela Universidade Federal de São Carlos (UFSCar). Docente tutora do Programa de

Residência Multiprofissional de Atenção ao Câncer do Hospital das Clínicas da FMRP-USP. Líder do Grupo de Pesquisa “Laboratório de Re(H)abilitação e do Desempenho Ocupacional (Labilita)” da USP-RP. Foi membro da Occupational Therapy Task Force da European Association of Palliative Care (EAPC) e atualmente é membro da Rehabilitation in Palliative Care Taskforce da EAPC. Membro fundador do Instituto Lótus de Cuidados Paliativos de Ribeirão Preto (ILCP-RP).

GRAZIELLE KEILE XAVIER

Terapeuta ocupacional. Especialista em Terapia Ocupacional na Reabilitação Neurológica do Adulto pela Faculdade Sudamérica. Mestranda no Programa Mestrado Profissional Terapia Ocupacional e Processos de Inclusão Social da Faculdade de Medicina da Universidade de São Paulo (FMUSP). É terapeuta ocupacional no Centro de Reabilitação do Hospital das Clínicas da Faculdade de Medicina de Ribeirão Preto (HCFMRP-USP), atuando nas áreas de gerontologia e neurologia adulta, com enfoque em reabilitação física e cognitiva. Preceptora de estágios de graduação e pós-graduação. Orientadora de trabalhos de conclusão de curso no Programa de Especialização Multiprofissional em Reabilitação Neurológica do HCFMRP-USP.

INGRID GIOVANNA FERREIRA IMBROINISI BACON

Professora associada de Pesquisa e Prática em Saúde pela Roehampton University, Reino Unido. Doutora e mestre em Psicologia, mestre em Saúde e Estudos Sociais e bacharel em Terapia Ocupacional. Psicóloga credenciada, membro da British Psychological Society (BPS). Terapeuta ocupacional registrado no Healthcare Professional Council (HCPC) e no Royal College of Occupational Therapy (RCOT). Professora convidada da Universidade de São Paulo (USP). Mais de 25 anos de experiência na prática clínica de saúde mental no Reino Unido e internacionalmente. Experiência em atividade de pesquisa, incluindo equipes de pesquisa interdisciplinares e internacionais. Quadro de Excelência em Investigação REF 22, indicador importante da qualidade da pesquisa em universidades do Reino Unido. Impacto da pesquisa: trabalho mencionado no jornal *The New York Times* e nas revistas *Time* e *Forbes*.

JAQUELINE BASILIO LUPI

Terapeuta ocupacional e responsável técnica do Hospital Premier em São Paulo (SP). Mestranda em Terapia Ocupacional e Processos de Inclusão Social pela Faculdade de Medicina da Universidade de São Paulo (FMUSP). Membro da Câmara Técnica de Terapia Ocupacional em Contextos Hospitalares do Conselho Regional de Fisioterapia e Terapia Ocupacional da 3ª Região (SP). Facilitadora do Programa QELCA pelo St. Christopher's Hospice e pelo Instituto Premier. Especialista pelo Programa de Residência Multiprofissional em Promoção da Saúde e Atenção Hospitalar ao Adulto e ao Idoso da FMUSP. Bolsista do St. Christopher's Hospice no curso Multi-Professional Academy.

JANAÍNA SANTOS NASCIMENTO

Terapeuta ocupacional. Especialização/residência em Saúde com ênfase em Clínica Médica Hospital pelo Universitário Clementino Fraga Filho, da Universidade Federal do Rio de Janeiro (HUCFF-UFRJ) em Cuidados Paliativos. Mestrado em Atenção à Saúde pela Universidade Federal do Triângulo Mineiro (UFTM) e doutorado em Ciências Médicas pela Universidade do Estado do Rio de Janeiro (Uerj). Pesquisadora dos Laboratórios de Envelhecimento Humano e de Tecnologia Assistiva. Atualmente, é professora adjunta do Departamento de Terapia Ocupacional da UFRJ e chefe do Serviço de Terapia Ocupacional do HUCFF-UFRJ. Membro do Comitê de Ética em Pesquisa da mesma instituição. Docente tutora da Liga Acadêmica de Cuidados Paliativos da UFRJ e preceptora do Programa de Residência Multiprofissional do HUCFF-UFRJ.

JÉSSICA MORTIMER ANTUNES

Terapeuta ocupacional. Especialista pelo Programa de Residência em Urgência e Emergência da Unidade de Emergência do Hospital das Clínicas da Faculdade de Medicina de Ribeirão Preto (FMRP-USP). Atua como terapeuta ocupacional da Unidade do AVC, Unidade Semi-Intensiva Neurológica e Enfermaria de Neurologia e Neurocirurgia da Unidade de Emergência do Hospital das Clínicas da FMRP-USP. Preceptora e colaboradora de ensino no Programa de Residência em Urgência e Emergência do Hospital das Clínicas da FMRP-USP e participante da Equipe de Cuidados Paliativos e Humanização do Hospital das Clínicas da mesma instituição.

JULIANA CARLA DELSIM

Terapeuta ocupacional formada pela Faculdade de Medicina de Ribeirão Preto (FMRP-USP). Mestre em Ciências pelo Programa Interunidades em Bioengenharia pela Escola de Engenharia de São Carlos (EESC-USP), Faculdade de Medicina de Ribeirão Preto (FMRP-USP) e Instituto de Química de São Carlos (IQSC-USP). Especialista em Terapia da Mão e Reabilitação do Membro Superior pela Universidade Federal de São Carlos (UFSCar). Especialista em Preceptoria Multiprofissional na Área da Saúde pela Faculdade de Ciências da Saúde Moinhos de Vento (FACSMV). Responsável técnica do Serviço de Terapia Ocupacional da Unidade de Emergência do Hospital das Clínicas da FMRP-USP. Terapeuta ocupacional da Unidade de Queimados da Unidade de Emergência do Hospital das Clínicas da FMRP-USP. Tutora e preceptora do Programa de Residência em Urgência e Emergência da Unidade de Emergência da FMRP-USP e supervisora de estágios da graduação em Terapia Ocupacional da mesma instituição. Membro colaboradora dos Grupos de Trabalho de Educação Permanente e Sala Vermelha (Sala de Trauma) da Unidade de Emergência do Hospital das Clínicas da FMRP-USP.

LARISSA BOMBARDA DIAS

Terapeuta ocupacional pela Faculdade de Medicina de Ribeirão Preto (FMRP-USP). Aperfeiçoamento em Terapia Ocupacional pelo Hospital de Base de São José do Rio Preto. Residência Multiprofissional em Reabilitação Física pela Faculdade de Medicina de São José do Rio Preto (Famerp). Especialista em Terapia Ocupacional em Contextos Hospitalares pelo Conselho Federal de Fisioterapia e Terapia Ocupacional (Coffito). Terapeuta ocupacional da Enfermaria de Oncologia Clínica do Hospital das Clínicas da Faculdade de Medicina de Ribeirão Preto (HCFMRP-USP). Supervisora de estágios da graduação em Terapia Ocupacional da FMRP-USP e preceptora da Residência Multiprofissional em Atenção ao Câncer do (HCFMRP-USP).

LUÍS FERNANDO RODRIGUES

Médico formado pela Universidade Estadual de Londrina (UEL). Residência em Clínica Médica e em Gastroenterologia, ambas no Hospital Universitário do Norte do Paraná (HURNP-UEL). Especialização em Cuidados Paliativos pelo Instituto Pallium Latinoamérica. Mestre em Cuidados Paliativos pela Universidade de Lancaster, Inglaterra. Doutorando em Saúde Coletiva pela UEL. Membro fundador e ex-vice-presidente da Academia Nacional de Cuidados Paliativos (ANCP). Secretário do Comitê de Políticas Públicas da ANCP. Membro do Grupo de Pesquisa Place of Death da Universidade de Aachen, Alemanha. Médico titular da equipe de Cuidados Paliativos e responsável técnico do Serviço de Atendimento Domiciliar Paliativo do Hospital de Câncer de Barretos.

MANOELA GIANINI LUIZ

Terapeuta ocupacional pela Faculdade de Medicina de Ribeirão Preto (FMRP-USP). Especialista em Terapia Ocupacional em Contextos Hospitalares pelo Conselho Federal de Fisioterapia e Terapia Ocupacional (Coffito). Residência multiprofissional em Atenção ao Câncer pelo Hospital das Clínicas da Faculdade de Medicina de Ribeirão Preto (HCFMRP-USP). Especialização em Terapia da Mão e Reabilitação do Membro Superior pelo Instituto de Ortopedia e Traumatologia da Universidade de São Paulo (USP). Terapeuta ocupacional da Enfermaria de Oncologia Clínica do HCFMRP-USP. Supervisora de estágios da graduação em Terapia Ocupacional da FMRP-USP e preceptora da Residência Multiprofissional em Atenção ao Câncer do HCFMRP-USP.

MANUELA SAMIR MACIEL SALMAN

Médica especializada em Psiquiatria, pós-graduada em Cuidados Paliativos num Modelo de Atenção Integral à Saúde e em Medicina Paliativa. Ativista de direitos humanos. Atua com educação em saúde, com foco em cuidados paliativos. Facilitadora e coordenadora pedagógica do Instituto Premier de Educação e Cultura e do Programa QELCA® (Quality End of Life Care for All) de Treinamento do Facilitador pelo Instituto Premier, programa originado e endossado no/pelo St. Christopher's Hospice. Atua com *advocacy* em cuidados paliativos como membro da Comissão Executiva do movimento social PaliAtivistas — Frente de Cuidados Paliativos pelo Brasil. Colaboradora do Projeto Atlantes (Universidade de Navarra/OMS para o desenvolvimento dos cuidados paliativos na América Latina. Foi supervisora clínica e membro do Conselho Executivo da equipe interprofissional coordenadora do Departamento de Saúde Mental do Hospital Premier.

MARIA CAROLYNA F. BATISTA ARBEX

Geriatra pela Escola Paulista de Medicina (Unifesp/EPM) e pela Sociedade Brasileira de Geriatria e Gerontologia (SBGG). Mestre em Ciências da Tecnologia e Atenção à Saúde pela Unifesp/EPM. Foi médica assistente do Ambulatório de Dor e Doenças Osteomusculares da Disciplina de Geriatria e Gerontologia na mesma instituição. Professora contratada da Universidade de Araraquara (Uniara). Médica assistente e coordenadora do Ambulatório de Memória e Geriatria Geral da Disciplina de Geriatria da Uniara.

Médica geriatra do Centro de Referência do Idoso (Cria) de Araraquara. Especialista em Cuidados Paliativos Avançados pelo Instituto Pallium Latinoamérica. Médica assistente e coordenadora da equipe de Cuidados Paliativos do Hospital São Paulo-Unimed, Araraquara.

MARIA DAS GRAÇAS MOTA CRUZ DE ASSIS FIGUEIREDO

Psiquiatra pela Escola Paulista de Medicina (Unifesp/EPM) e psicoterapeuta de orientação junguiana. Mestre em Ensino de Ciências pela Universidade Federal de Itajubá (Unifei). Ex-professora titular da disciplina de Tanatologia e Cuidados Paliativos da Faculdade de Medicina de Itajubá (FMIT). Professora de diversos cursos de pós-graduação em Cuidados Paliativos. Autora, coautora, tradutora de artigos, livros e capítulos de livros de psico-oncologia, bioética, luto e cuidados paliativos. Prêmio Marco Tullio de Assis Figueiredo pela Sociedade Mineira de Tanatologia e Cuidados Paliativos (Sotamig). Coordenadora da Comissão de Educação em Cuidados Paliativos da Academia Nacional de Cuidados Paliativos (ANCP). Comenda Vereadora Maria de Lourdes Sanches Coelho outorgada pela Prefeitura Municipal de Itajubá em 2018. Em 2020, foi homenageada pela ANCP no livro *Visionários*, como um dos 30 pioneiros em CP no Brasil. Ex-coordenadora do Projeto de Educação Continuada em Cuidados Paliativos dos Profissionais de Saúde da Prefeitura de Itajubá, 2021. Membro do Projeto Internacional Last Aid Brasil, com sede na Alemanha.

MARIA DENISE PESSOA SILVA

Gerente de terapia ocupacional e líder associada de reabilitação no Royal Marsden Hospital, em Londres, no Reino Unido. Perita médico-legal em oncologia e membro do painel de *experts* da organização não governamental Ovacome. Membro do Royal College of Occupational Therapists (RCOT). Graduação e mestrado pela Universidade Federal de São Carlos (UFSCar) e especialização em Oncologia e Neurologia pela Faculdade Israelita de Ciências de Saúde Albert Einstein (Ficsae).

MARIA FERNANDA BARBIRATO DA MATA TIEZZI

Graduada em Psicologia pela Universidade do Oeste Paulista (Unoeste). Mestre em Ciências Médicas pela Universidade de São Paulo (FMRP). Aperfeiçoamento em Cuidado Paliativo — Abordagens Multiprofissionais pela Fundação de Apoio ao Ensino, Pesquisa e Assistência do Hospital das Clínicas da Faculdade de Medicina de Ribeirão Preto da Universidade de São Paulo (Faepa). Doutora em Ciência Médicas no Programa Medicina Clínica Cirúrgica da Faepa. Psicóloga voluntária da equipe de Cuidados Paliativos do Hospital das Clínicas de Ribeirão Preto (HCRP) desde maio de 2022.

MARIA IZAURA SEDOGUTI SCUDELER AGNOLLITTO

Professora doutora da Divisão de Geriatria do Departamento de Clínica Médica da Faculdade de Medicina de Ribeirão Preto (FMRP-USP). Doutora pelo Programa de Pós-Graduação da Clínica Médica da FMRP-USP. Especialista em Cuidados Paliativos pelo Instituto Pallium Latinoamérica. Especialista em Geriatria pela Sociedade Brasileira de Geriatria e Gerontologia/Associação Médica Brasileira (SBGG/AMB). Membro da SBGG e da Academia Nacional de Cuidados Paliativos (ANCP).

MARIA JÚLIA DA CRUZ SOUZA

Bacharel em Gerontologia formada pela Universidade Federal de São Carlos (UFSCar). Foi estagiária em Gerontologia no Hospital Estadual Américo Brasiliense (HEAB) e membro do Grupo de Pesquisa Abordagem Funcional e Multiprofissional em Gerontologia, certificado pelo Diretório do CNPq. Realizou iniciação científica financiada pela Fundação de Amparo à Pesquisa do Estado de São Paulo (Fapesp) e foi bolsista do Conselho Nacional de Desenvolvimento Científico e Tecnológico (CNPq). É assistente presidencial e membro associado da Associação Brasileira de Gerontologia (ABG), além de membro da Associação Brasileira de Alzheimer (Abraz). Atua sobretudo com avaliação e estimulação cognitiva, gestão do cuidado, cuidado integral ao paciente em cuidados paliativos, gestão de projetos, gestão de serviços, gestão financeira e gestão da qualidade. Atualmente, é gestora e gerontóloga de um Residencial Sênior na cidade de São José dos Campos (SP).

MARIANA LOPES BORGES

Pós-doutoranda pelo programa Interunidades da Escola de Enfermagem de Ribeirão Preto (EERP-USP). Enfermeira e docente da EERP-USP, com atuação nas disciplinas de graduação e pós-graduação na área da espiritualidade em saúde, cuidados paliativos, práticas integrativas e complementares em saúde e saúde da mulher. Mestre e doutora em Ciências pela EERP-USP. Capelã laica hospitalar voluntária do grupo de apoio espiritual e do Serviço de Cuidados Paliativos do Hospital das Clínicas da Faculdade de Medicina de Ribeirão Preto (HCFMRP-USP). Atuou como membro da Academia Nacional de Cuidados Paliativos (ANCP) no Comitê de Ligas Acadêmicas. Preceptora da Liga Interprofissional de Espiritualidade em Saúde e Cuidados Paliativos (LESCP), da Universidade de São Paulo em Ribeirão Preto. Membro do Instituto Lótus de Cuidados Paliativos de Ribeirão Preto (SP). Membro do movimento social PaliATIVISTAS — Frente de Cuidados Paliativos pelo Brasil. Membro do grupo Anima de Reiki do HCFMRP-USP e do Templo Holístico São Francisco de Assis de Ribeirão Preto. Membro colaborador científico da Liga Acadêmica de Práticas Integrativas e Complementares (Laepic), da EERP-USP. Membro do Centro de Mindfulness e Práticas Integrativas (CMPI) da mesma instituição. Membro da Associação Brasileira de Enfermeiros Acupunturistas e de Práticas Integrativas e Complementares (Abenah). Membro do Grupo de Atores Estratégicos em Pics da Secretaria de Estado da Saúde de São Paulo (Gaepis-SES/SP).

MARIANA OLIVEIRA LEITE SILVA

Terapeuta ocupacional formada pela Faculdade de Medicina de Ribeirão Preto (FMRP-USP). Residência Multiprofissional em Saúde da Criança pela Faculdade de Medicina de São José do Rio Preto (Famerp) e em Pediatria

Oncológica pelo Hospital de Amor de Barretos. Especialização em Terapia Ocupacional em Neurologia pelo Hospital Israelita Albert Einstein e em Intervenção Precoce na Infância: Práticas Centradas na Família e nos Contextos Naturais pela Universidade Federal de São Carlos (UFSCar). Mestre em Ciências pela Faculdade de Medicina da Universidade de São Paulo (FMUSP). Especialista em Terapia Ocupacional em Contextos Hospitalares pelo Conselho Federal de Fisioterapia e Terapia Ocupacional (Coffito). Terapeuta ocupacional da Enfermaria de Pediatria do HC Criança (HCFMRP-USP). Preceptora de estágios de graduação e residência multiprofissional.

MARIO LOZANO-LOZANO

Terapeuta ocupacional. Professor titular da licenciatura em Terapia Ocupacional do Departamento de Fisioterapia da Faculdade de Ciências da Saúde da Universidade de Granada (Espanha). Doutor em Medicina Clínica e Saúde Pública pela Universidade de Granada, com menção internacional e prêmio nacional. Completou três estadias internacionais no Instituto de Esporte, Educação Física e Ciências da Saúde da Universidade Napier, em Edimburgo (Escócia), na Faculdade de Medicina da Universidade de Valparaíso (Chile) e na Faculdade de Medicina da Universidade de Florença (Itália). É investigador principal de um projeto financiado pelo Instituto de Saúde Carlos III, em âmbito nacional na Espanha, sobre reabilitação paliativa em metástases ósseas. É membro ativo do Grupo de Trabalho Europeu de Terapia Ocupacional em Cuidados Paliativos e participou na organização de diversas conferências internacionais.

MARYSIA MARA RODRIGUES DO PRADO DE CARLO

Professora associada livre-docente do curso de Terapia Ocupacional do Departamento de Ciências da Saúde da Faculdade de Medicina de Ribeirão Preto (FMRP-USP). Orientadora credenciada do Programa de Pós-Graduação de Enfermagem em Saúde Pública da Escola de Enfermagem de Ribeirão Preto (EERP-USP), ambas da Universidade de São Paulo. Mestre e doutora pela Universidade Estadual de Campinas (Unicamp), fez dois programas de pós-doutorado com estágio no exterior e a especialização em Cuidados Paliativos pela Instituto Pallium Latinoamérica. Autora e organizadora de cinco livros e diversos artigos e capítulos nacionais e internacionais. Associada à Academia Nacional de Cuidados Paliativos (ANCP), foi membro da diretoria em São Paulo (gestão 2022-23) e vice-coordenadora do Comitê de Ligas Acadêmicas. Em 2020, foi homenageada pela ANCP no livro *Visionários*. como um dos 30 pioneiros em cuidados paliativos (CP) no Brasil. Participou da Occupational Therapy Task Force e atualmente é membro da Rehabilitation in Palliative Care Taskforce, ambas da European Association of Palliative Care (EAPC). Docente tutora do Programa de Residência Multiprofissional de Atenção ao Câncer do Hospital das Clínicas da FMRP-USP e da Liga Acadêmica de Espiritualidade em Saúde e Cuidados Paliativos (LESCP-USP). É líder do Grupo de Pesquisa "Laboratório de Investigação sobre a Atividade Humana e Cuidados Paliativos" e atual presidente do Instituto Lótus de Cuidados Paliativos de Ribeirão Preto (ILCP-RP).

MIRYAM BONADIU PELOSI

Terapeuta ocupacional, professora associada do Departamento de Terapia Ocupacional da Faculdade de Medicina da Universidade Federal do Rio de Janeiro (UFRJ) e orientadora no Programa de Pós-Graduação em Ciências da Reabilitação e em Acessibilidade Cultural da mesma universidade. Coordenadora do Laboratório de Tecnologia Assistiva do Departamento de Terapia Ocupacional da Universidade Federal do Rio de Janeiro (LabAssistiva/UFRJ), líder do Grupo de Pesquisa Terapia Ocupacional e Tecnologia Assistiva em Diferentes Contextos (CNPq) e membro dos Grupos de Pesquisa em Ciências da Reabilitação e Terapia Ocupacional e Cultura. Mestre e doutora em Educação pela Universidade do Estado do Rio de Janeiro (Uerj) e certificada em Tecnologia Assistiva pela California State University. Membro da diretoria da Associação Brasileira de Comunicação Alternativa (Isaac-Brasil). Pós-doutoranda no Instituto Politécnico de Leiria, Portugal.

MURIEL FANTINATTI

Terapeuta ocupacional pela Faculdade de Medicina de Ribeirão Preto (FMRP-USP). Especialista em Terapia Ocupacional pela Associação de Assistência à Criança Deficiente (AACD Ibirapuera). Residência Multiprofissional em Reabilitação Física pela Faculdade de Medicina de São José do Rio Preto (Famerp). Terapeuta ocupacional do Centro de Reabilitação do Hospital das Clínicas da Faculdade de Medicina de Ribeirão Preto (CER/HCFMRP), atuando no Ambulatório de Dispositivos de Ajuste Postural e integrante da equipe de prescrição e dispensação de cadeira de rodas e meios auxiliares de locomoção. Supervisora de estágios da graduação em Terapia Ocupacional da FMRP-USP, preceptora e coordenadora da área de Terapia Ocupacional no curso de Especialização Multiprofissional em Reabilitação Neurológica do HCFMRP-USP.

NEREIDA KILZA DA COSTA LIMA

Professora associada livre-docente da Divisão de Geriatria, do Departamento de Clínica Médica e do Programa de Pós-Graduação de Clínica Médica da Faculdade de Medicina de Ribeirão Preto (FMRP-USP). Médica geriatra e especialista em Cuidados Paliativos pelo Instituto Pallium Latinoamérica. Doutora pela Faculdade de Medicina pela Universidade de São Paulo (USP). Pós-doutorado na Stanford University Medical School. Coordena o Grupo de Cuidados Paliativos do Hospital das Clínicas da Faculdade de Medicina de Ribeirão Preto (HCFMRP-USP).

RAFAELLA LOUZADA DE AQUINO

Fisioterapeuta pela Pontifícia Universidade Católica de Minas Gerais (PUC-MG) e pós-graduada em Terapia Manual pela mesma universidade. Formação no Curso Avançado de Tanatologia e Cuidados Paliativos da Fundação Elisabeth Kübler-Ross Brasil. Fisioterapeuta da Equipe de Cuidados Paliativos do Grupo Oncoclínicas. Aconselhadora de luto e terapeuta da dignidade pela Fundação Elisabeth Kübler-Ross Brasil. Docente da disciplina "O papel dos diversos atores: a equipe multiprofissional" na Pós-Graduação em Cuidados Paliativos da Faculdade Unimed. Vice-presidente da Academia Estadual de Cuidados Paliativos de Minas Gerais/Sociedade de Tanatologia e Cuidados Paliativos de Minas Gerais (AECP-MG/Sotamig). Vice-coordenadora do Comitê de Fisioterapia da Academia Nacional de Cuidados Paliativos (ANCP). Experiência clínica no atendimento a pacientes adultos e idosos em reabilitação e cuidados paliativos no âmbito hospitalar, ambulatorial e domiciliar. Cofundadora do Instituto Entrelaçando Vidas. Coordenadora do Projeto Cabana Compassiva — "Comunidade Compassiva: uma proposta de engajamento social para o fortalecimento dos cuidados paliativos" em Belo Horizonte (MG).

REBECCA TIBERINI

Fisioterapeuta especialista, professora clínica e autora teórica de cuidados paliativos para reabilitação, com mais de 17 anos de experiência clínica e liderança estratégica sênior nos *hospices* de St. Christopher, St. Joseph e St. Michael, no Reino Unido. Reside na Suíça e oferece treinamento e mentoria internacional para profissionais que comandam a implementação de uma abordagem de cuidados paliativos de reabilitação em serviços interdisciplinares de cuidados paliativos, além de ministrar palestras, *webinars* e *master classes* sobre cuidados paliativos reabilitativos. É presidente da Força-Tarefa de Reabilitação em Cuidados Paliativos da Associação Europeia de Cuidados Paliativos (EAPC) e membro eminente do Grupo de Referência de Especialistas da EAPC em Envelhecimento, Cuidados Paliativos e Reabilitação. É a autora principal de diversas obras, entre elas *Rehabilitative palliative care — A challenge for the 21st century*, publicada em *Hospice UK*, e o capítulo sobre reabilitação no *Textbook of palliative care*.

RITA DE CÁSSIA QUAGLIO

Tem bacharelado e licenciatura em Enfermagem (2010) e mestrado em Ciências da Tecnologia, ambos pela Escola de Enfermagem de Ribeirão Preto da Universidade de São Paulo (EERP-USP). Formação avançada/especialização em Cuidados Paliativos pelo Instituto Pallium Latinoamérica (2013). Especialização em Gestão em Enfermagem, Universidade Federal de São Paulo (Unifesp). Docente convidada do Curso de Especialização em Cuidados Paliativos pela Universidade Federal de São Carlos (UFSCar). Integrante da equipe de interconsultas em cuidados paliativos da Unidade de Emergência do HCRP-USP. Docente da Disciplina de Cuidados Paliativos na Unidade de Emergência do HCRP-USP. Enfermeira da equipe gestora de neurologia/UAVC com certificação em Escala NIHSS.

RODOLFO MORAES SILVA

Médico graduado pela Universidade Federal do Triângulo Mineiro (UFTM), onde foi titulado especialista em Clínica Médica e Medicina Paliativa. Fundador do Serviço de Cuidados Paliativos do Hospital do Câncer, da Santa Casa e do Hospital São Joaquim, todos em Franca (SP). Professor em cursos de especialização em Cuidados Paliativos.

TAMYRIS DOS SANTOS GONÇALVES

Nutricionista. Especialista em Envelhecimento na forma de Residência Multiprofissional pela Universidade Federal de São Paulo (Unifesp). Doula da Morte pelo Amortser. Pós-graduada em Cuidados Paliativos pelo Instituto Pallium Latinoamérica. Coordenadora do Comitê de Nutrição da Academia Nacional de Cuidados Paliativos (ANCP). Experiência clínica no atendimento ao idoso em reabilitação e cuidados paliativos no âmbito hospitalar, clínica de transição, instituição de longa permanência para idosos (Ilpi) e domiciliar. Nutricionista do Programa 80+ Omint.

TATIANA BARBIERI BOMBARDA

Terapeuta ocupacional graduada pela Universidade do Sagrado Coração (UniSagrado). Mestre e doutora em Terapia Ocupacional pela Universidade Federal de São Carlos (UFSCar). Docente no Departamento de Terapia Ocupacional e no Programa de Pós-Graduação em Terapia Ocupacional da UFSCar. Docente tutora no Programa de Residência Multiprofissional em Saúde do Adulto e da Pessoa Idosa na Atenção às Doenças Crônicas da mesma instituição, onde também é coordenadora do Curso de Especialização em Cuidados Paliativos. Coordenadora do Coletivo Cuidados Paliativos de São Carlos. Ex-vice-coordenadora do Comitê de Terapia Ocupacional da Academia Nacional de Cuidados Paliativos (ANCP). Vice-líder do grupo de pesquisa Terapia Ocupacional, Contexto Hospitalar e Cuidados Paliativos (CNPq).

WALKYRIA DE ALMEIDA SANTOS

Terapeuta ocupacional pela Pontifícia Universidade Católica de Campinas (PUC-Campinas). Especialista em Terapia Ocupacional em Contextos Hospitalares pelo Conselho Federal de Fisioterapia e Terapia Ocupacional (Coffito). Aprimoramento Profissional em Terapia Ocupacional na Infância na Alemanha. Visita técnica ao Serviço de Reabilitação Oncológica no Orlando Health Arnold Palmer Hospital for Children (EUA). Estágio profissional em Oncologia e Hematologia Pediátrica no St. Jude Children's Research Hospital (EUA). Diretora conselheira da Associação Científica de Terapia Ocupacional em Contextos Hospitalares e Cuidados Paliativos (ATOHosP). Membro da Câmara Técnica de Terapia Ocupacional em Contextos Hospitalares do Conselho Regional de Fisioterapia e Terapia Ocupacional da 3ª Região (SP).

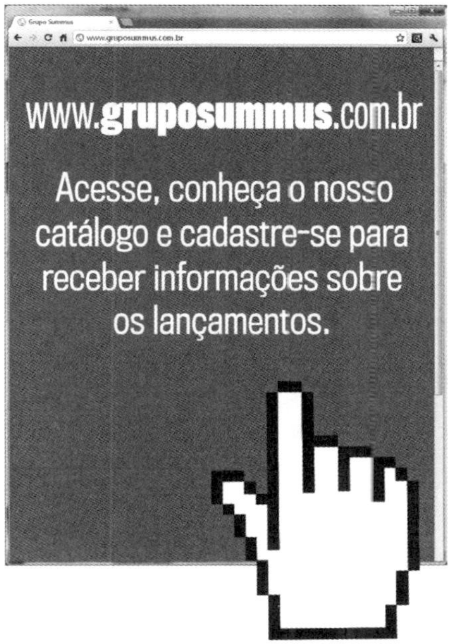
Grupo Summus
www.gruposummus.com.br
www.gruposummus.com.br
Acesse, conheça o nosso catálogo e cadastre-se para receber informações sobre os lançamentos.